BUSCANDO A PLENITUDE NO
EMAGRECIMENTO

Instituto Phorte Educação
Phorte Editora

Diretor-Presidente
Fabio Mazzonetto

Diretora Administrativa
Elizabeth Toscanelli

Editor-Executivo
Fabio Mazzonetto

BUSCANDO A PLENITUDE NO
EMAGRECIMENTO

Paulo Muzy
Renato Augusto Santos
(Organizadores)

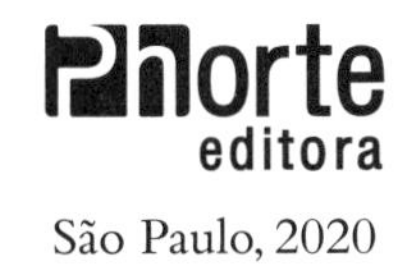

São Paulo, 2020

Buscando a plenitude no emagrecimento

Rua Rui Barbosa, 408
CEP: 01326-010
Bela Vista – São Paulo – SP
Tel.: (11) 3141-1033
Site: www.phorte.com.br
E-mail: phorte@phorte.com.br

CIP-BRASIL. CATALOGAÇÃO NA PUBLICAÇÃO
SINDICATO NACIONAL DOS EDITORES DE LIVROS, RJ

B982

Buscando a plenitude no emagrecimento / organização Paulo Muzy, Renato Augusto Santos. - 1. ed. - São Paulo : Phorte, 2020.
296 p. : il. ; 28 cm.

Inclui bibliografia
ISBN 978-85-7655-750-0

1. Nutrição. 2. Hábitos da saúde. 3. Dieta de emagrecimento. I. Muzy, Paulo. II. Santos, Renato Augusto.

20-62156 CDD: 613.25
CDU: 613.24

Meri Gleice Rodrigues de Souza - Bibliotecária CRB-7/6439
ph2445.1

Este livro foi avaliado e aprovado pelo Conselho Editorial da Phorte Editora.

Impresso no Brasil
Printed in Brazil

Prefácio

A presente obra tem sua idealização enraizada na etimologia da palavra que adotamos como nossa identidade: *Plenitude*. No latim, *plenitūdo/plenitūdĭnis*, de acordo com o dicionário Houaiss, significa, entre outras coisas, "completo desenvolvimento (do homem); o que preenche", e resultou na palavra *plenitude* em português, cuja acepção é "estado do que é inteiro, completo; totalidade; integridade", representando a nossa missão de levar, por meio de ações educativas, o conhecimento em sua forma mais abrangente.

Nossa proposta não é "entrar na moda" da atual propagação viral de informações, e sim auxiliar na verdadeira promoção da saúde. Nosso propósito é propagar conhecimento de forma consistente, com real embasamento, quebrando paradigmas, compilando e contrapondo o conglomerado de informações dentro dessa temática, por meio de estudos científicos, aprendizados e experiências tanto pessoais quanto profissionais.

Este livro é estruturado para que a temática do *emagrecimento* seja abordada e interpretada de forma integrativa, por meio da coletânea de diferentes assuntos que se complementam, a fim de construir um raciocínio pautado em fundamentações clínico-científicas.

Buscando a plenitude no emagrecimento não pretende ser um manual "passo a passo" de como emagrecer, mas uma forma de tratar a temática com evidências do que é aplicável e factível, ou seja, do que é realmente eficaz. Não espere encontrar uma "receita" pronta para ser reproduzida; prepare-se para uma imersão em complexas interligações de assuntos, pesquisas e desmistificações.

Acreditamos na abordagem multiprofissional e interdisciplinar em prol da saúde e da qualidade de vida, por isso, preocupamo-nos em oferecer conhecimento por quem o valoriza. Os autores que compõem este livro aqui estão por meritocracia intelectual, sem conflitos de interesse.

Em meio a uma panaceia de informações sobre temas como saúde, *fitness* e emagrecimento, pretendemos ampliar a percepção usual de que emagrecer é algo que decorre apenas da ação de ingerir menos ou gastar mais calorias. Hoje em dia, pesquisas afirmam veementemente que o alicerce do processo se encontra na mudança de hábitos e no entendimento, tanto do profissional quanto do indivíduo, de que o tratamento é crônico, ou seja, não existe resultado "da noite para o dia". Acreditando nisso, este livro trata da relação nutrição *versus* mente, discorrendo sobre tópicos como comportamento alimentar, psicologia no manejo clínico da obesidade e estratégias de *coaching* no emagrecimento, entre outros.

Peculiaridades individuais podem favorecer ou prejudicar o sucesso no tratamento, em razão tanto de nossa constituição genética quanto do fato de que a mesma estratégia pode não apresentar resultado semelhante a todas as pessoas. Em virtude disso, compreender as bases fisiológicas do nosso organismo é fundamental ao direcionamento da melhor intervenção. Por esse motivo, neste livro também serão abordados temas como a influência dos nossos genes na nutrição (nutrigenética), as repercussões fisiológicas dos pontos de vista endócrino, intestinal e imunológico no emagrecimento, além de exames laboratoriais como ferramenta de avaliação e de acompanhamento de todo o processo.

Alimentação e exercícios físicos representam as principais variáveis comportamentais passíveis de ajuste no estilo de vida da população, sendo de fundamental importância sua harmoniosa combinação. De forma transdisciplinar, serão discutidos mitos e verdades sobre nutrição e programas de treinamento físico, bem como estratégias e condutas eficazes para tal.

Complementando os tópicos a serem abordados neste livro, acreditamos que a atenção ao emagrecimento não se trata apenas de questões estéticas, mesmo que esse objetivo seja plausível quando a estratégia é bem estruturada. Condições clínico-fisiológicas como gravidez e procedimentos cirúrgicos também serão contempladas, pois merecem cuidados especiais, assim como os aspectos previamente mencionados.

Todos os capítulos deste livro foram cuidadosamente preparados de forma que apresentem linguagem clara, de fácil entendimento, sem perder o rigor intelectual peculiar dos autores aqui reunidos. Seu conteúdo visa complementar as necessidades de estudantes de graduação, pós-graduação e de entusiastas interessados em aprofundar os estudos sobre emagrecimento de forma plena e integrada.

Acreditamos que, por meio desta obra, será possível levar o leitor a uma nova esfera de conhecimento, não por nos considerarmos detentores de "notável saber", mas por proporcionarmos a ampliação dos pontos de vista sobre a presente temática, atingindo, assim, a *plenitude*.

Rodrigo Minoru Manda
Doutor em Patologia pela Faculdade de Medicina da Universidade Estadual Paulista "Júlio de Mesquita Filho" (Unesp – Botucatu)

Renato Augusto Santos
Graduado em Nutrição pelo Centro Universitário São Camilo e em Educação Física pela Escola de Educação Física e Esporte da Universidade de São Paulo (EEFE-USP)

Sumário

PARTE 1 ■

ABRINDO A CONVERSA SOBRE EMAGRECIMENTO

1 Informações em tempos de mídias sociais

Anderson Mulin

Vivemos tempos difíceis. Somos bombardeados por novas informações em uma frequência cada vez maior e em uma instantaneidade sem precedentes. Um fato ocorrido vira um fato divulgado em questão de segundos. Lugares que antes selecionavam informações com curadoria foram dominados por ruídos, por dados irrelevantes. Há quem brinque que, se antes vivíamos em uma seca de informações, hoje vivemos afogados nelas. Se pecávamos pela falta, hoje pecamos pelo excesso. O excesso de informações está em todo lugar: no *offline* e no *online*; nos livros e nos *smartphones*.

No universo da nutrição, esse panorama se repete. Fazemos parte de uma sociedade em que o excesso de peso tem se tornado uma regra. Uma sociedade em que modas pegam. Uma sociedade em que fica extremamente difícil (se é que é possível) chegar a um consenso do que é ser saudável.

Cada vez mais médicos, nutricionistas e demais profissionais da saúde disseminam dietas da moda, tiram patologias de suas cabeças e demonizam certos alimentos ao mesmo tempo que santificam outros. Não é incomum ouvir promessas da fonte da juventude vindas de bocas cotidianamente percebidas como sábias. Quem sofre com isso são os clientes, que chegam perturbados para suas consultas.

Como nutricionista, fico preocupado. Diariamente, eu me pego pensando em possíveis respostas e soluções para esse cenário. Vejo que alguns profissionais saem da faculdade já com público suficiente para encher a agenda do consultório. Tudo isso graças às dicas de alimentação e aos *posts* motivacionais feitos em suas mídias sociais no tempo da graduação.

O meu caso não foi assim. Logo que me formei, percebi que levaria um bom tempo até conseguir reconhecimento. Na pressa para conquistar a tão sonhada independência financeira, comecei, em paralelo com o atendimento dos primeiros pacientes da clínica, a trabalhar como representante propagandista de uma renomada indústria de suplementos.

Na época, eu me sentia incomodado com isso. Eu me sentiria melhor se pudesse ter traçado um só caminho, mas o cenário não me deu essa chance. No entanto, hoje, eu agradeço por ter passado por essa experiência. Vejo com mais clareza como isso contribuiu para a minha carreira.

Nessa época, tive a oportunidade de visitar alguns dos melhores nutricionistas de São Paulo. Nas visitas, eu ia além da apresentação de produtos, buscando conhecer os segredos para o sucesso de cada nutricionista.

Em meio às várias conclusões e aos diversos *insights* que eu tive, um fato, em particular, começou a me incomodar. Entre todos os profissionais da saúde com quem conversei, vi que apenas uma minúscula parcela deles havia saído da Universidade de São Paulo (USP). Isso me incomodou, porque, como eu havia estudado lá e tinha um apreço imenso pela instituição e seu prestígio como uma das melhores do país, perceber que grande parte dos nutricionistas de sucesso tinha saído de outras instituições (muitas menos prestigiadas) foi meio difícil de aceitar.

Fiquei tão intrigado com isso que resolvi fazer um "estudo" e analisar o que os melhores alunos das turmas anteriores à minha estavam fazendo. Eis que veio uma notícia "boa". Vi que a maioria deles havia seguido na vida acadêmica, em busca de mestrado e de doutorado. Isso tinha tudo a ver com o prestígio da USP, mas, conversando com eles, percebi que poucos tinham planos reais de seguir uma carreira científica. Ninguém ali queria ser um grande cientista no futuro. A maioria estava nessa por "falta de opção" ou para enriquecer o currículo para um futuro mais próspero clinicando.

Confesso que, em um primeiro momento, isso me deixou preocupado com o futuro da ciência no país. Eu tinha a impressão de que estavam sendo criados falsos cientistas, mas isso não vem ao caso agora...

Continuando no meu "estudo", reparei também que, dos nutricionistas mais cotados de São Paulo, quase nenhum tinha mestrado ou doutorado. Tinham apenas cursos de especialização, quando muito.

Foi nessa mesma linha que eu recorri à minha memória para conduzir outro "estudo". Trata-se de estudos diferentes, mas com muita semelhança. Esse outro "estudo" busca investigar um fenômeno que podemos observar desde o ensino fundamental. Peço que você tente se lembrar dos tempos de parquinho no recreio e veja se a seguinte situação lhe parece familiar.

Sai da prova de alguma disciplina do ensino fundamental uma leva de alunos tristes que, lamentando seu mau desempenho na avaliação, encontram outra leva de alunos sorridentes e felizes, que haviam saído da prova bem antes, conversando sobre o quão fácil tinha sido a prova. Eis que, na semana seguinte, quando saem as notas da prova, o jogo vira. A leva triste, que ficou mais tempo fazendo a prova, foi surpreendida com um desempenho excelente. Vou chamá-la de "*nerds*", para facilitar a análise do "estudo". A outra leva, confiante e que aproveitou no parquinho o tempo extra que ganhou, sem se preocupar com o amanhã, teve nota vermelha. Novamente, para facilitar a análise, vou chamar esse grupo de "Mulin e seus amigos". Qual era o pano de fundo desse fenômeno? Era uma "trollagem" *nerd*? Uma forma de vingança por termos nos divertido mais? A conclusão demorou a vir.

Eis que, recentemente, um grande amigo me apresentou uma teoria interessante e que poderia ser uma das possíveis respostas para as seguintes questões: (i) Por que os alunos de Nutrição da USP não ocupavam os espaços mais prestigiados do mercado de trabalho, apesar de terem estudado em uma das instituições mais prestigiadas do país?; (ii) O que fazia o grupo dos "*nerds*" e o grupo de "Mulin e seus amigos" serem tão ruins em avaliar os próprios esforços nas provas escolares, pois o primeiro grupo achava que ia mal mas ia bem, e o segundo grupo achava que ia bem mas ia mal?

Justin Kruger e David Dunning realizaram uma série de experimentos na Universidade de Cornell, nos Estados Unidos. Seus resultados foram publicados no *Journal of Personality and Social Psychology*, em dezembro de 1999, o que lhes rendeu o Nobel de Psicologia, em 2000, e acabou dando origem ao efeito que levou o nome de seus autores, o Dunning-Kruger. A teoria diz respeito a um fenômeno no qual indivíduos que têm pouco conhecimento sobre um assunto acreditam saber mais do que realmente sabem, assim como "Mulin e seus amigos". Outros indivíduos, que sabem muito, acham que sabem muito pouco, assim como os "*nerds*" do meu estudo imaginário.

De modo geral, somos muito ruins em avaliar o quanto realmente sabemos sobre uma coisa. Acreditamos saber muito quando sabemos pouco, e acreditamos saber pouco quando sabemos muito. A imagem disso fica mais ou menos assim:

Gráfico 1.1 – Nível de experiência *versus* Nível de confiança em determinado assunto

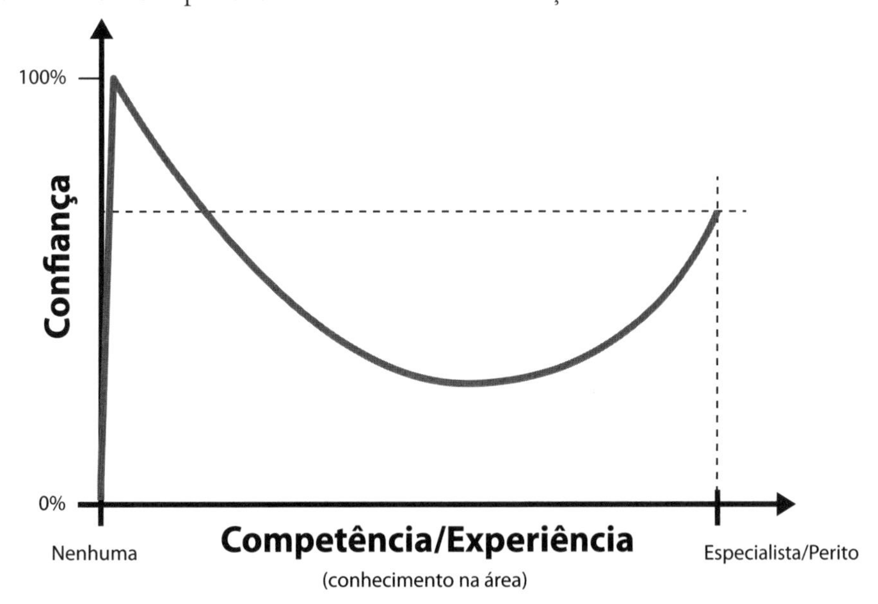

Fonte: adaptado de Kruger e Dunning (1999).

No gráfico, o eixo x indica nosso nível de competência/experiência, e o eixo y indica nosso nível de confiança em determinado assunto ou área.

Na prática, é comum observarmos falsos especialistas na nossa área que, ao entenderem o superficial de determinado assunto, não enxergam que aquilo é apenas parte de um todo e acabam sendo dominados por uma falsa segurança, publicando "textões" ou vídeos em mídias sociais com um discurso em tom convincente, que leva os mais leigos a acreditarem em suas falsas verdades.

Em contrapartida, temos aqueles que são incapazes de internalizar seus casos de sucesso:

> Essas pessoas não se importam com o reconhecimento alcançado em sua área de trabalho, estudo, ou quaisquer outras áreas que demonstrem o êxito de suas competências. Elas se convencem que não merecem o sucesso... acham que foi sorte de terem conseguido e que de fato, são uma fraude. (Gripp, 2016)

Nesse caso, tem-se outro lado da tese de Dunning e Kruger, a então chamada "síndrome do impostor". Esse fenômeno se torna latente

> [...] em momentos de desconforto, transição, ou quando se é confrontado por algo novo, um desafio por exemplo, que traz uma carga muito grande de ansiedade e insegurança. Nesse momento, o inconsciente do impostor adota comportamentos defensivos, que sabotam e limitam a sua imagem [...]. A pessoa faz de tudo para não se expor, não ser lembrada. Fica "escondida" mantendo o seu ritmo, sem querer chamar qualquer tipo de atenção. (Gripp, 2016)

Que fique claro: a mensagem a ser passada aqui não é a de que aqueles nutricionistas "mais cotados" não mereciam estar em seu lugar de destaque. Não, não é isso! Eles estavam calibrados na relação confiança-experiência. A questão é que, muitas vezes, observo bons profissionais com muito conhecimento agindo de forma insegura. Eles não se acham capazes de clinicar ou de publicar bons conteúdos em mídias sociais por uma sensação de insegurança infundada, achando que a solução para isso está em formar uma demasiada base acadêmica antes de se jogar na prática. No fim, acabam não contribuindo de forma efetiva nem com o meio acadêmico, nem com a prática clínica, e vivem frustrados e infelizes. Enquanto isso, outros estão em evidência na mídia, enriquecendo, mesmo que de forma insustentável, pois, muitas vezes, acabam se atrapalhando por falta de humildade ou por baterem de frente com a ciência. Essas pessoas sofrem de uma superioridade ilusória, o que as faz tomar decisões erradas e chegar a resultados indevidos, pelo mau uso que fazem do seu poder de influência.

Referências

GRIPP, A. *Síndrome do Impostor, Efeito Dunning Kruger... Você conhece?* 29 jan. 2016. Disponível em: https://annelisegripp.com.br/sindrome-do-impostor-efeito-dunning-kruger/. Acesso em: 4 out. 2018.

KRUGER, J.; DUNNING, D. Unskilled and unaware of it: how difficulties in recognizing one's own incompetence lead to inflated self-assessments. *J. Pers. Soc. Psychol.*, v. 77, n. 6, p. 1121-34, 1999.

2 Os pilares do emagrecimento: alimentação, treino e descanso

Everton Bottega

Os pilares do emagrecimento abrangem três fatores determinantes para se obter resultados sólidos, duradouros e com o máximo de eficiência (atingir o objetivo com o mínimo de recursos possíveis). Infelizmente, muitas pessoas acreditam que apenas um desses fatores é determinante para atingir o físico desejado ou que irão alcançar resultados em um período curto de tempo (1 mês). Saibam, meus amigos, que uma das principais virtudes que podemos ter na vida é o que costumo chamar de *paciência ativa*.

Paciência ativa é a ação de fazer o que deve ser feito e saber aguardar com calma o tempo certo para obter os resultados, ou seja, colher os frutos. Assim como acontece com uma árvore frutífera, devemos ir por partes: primeiro, arar a terra; em seguida, plantar as sementes; depois, regar o local; na sequência, aguardar o tempo necessário; e, por último, colher os frutos. Como se pode perceber, implica a ação de plantar, a paciência de esperar, para, finalmente, conquistar a colheita dos frutos, sem desistir ou perder o controle no caminho. Comemorar a vitória requer essa *paciência ativa*. O mais importante é a preparação/jornada que acontece até se obter o fruto. O resultado é apenas uma fração de tudo o que fizemos para chegar no topo. Muitas coisas que acontecem à nossa volta podem estar relacionadas à forma como vivemos o cotidiano e ao comportamento que temos no dia a dia. Muitas pessoas não se conhecem, não sabem lidar com suas emoções e sequer observam o que seu físico está sinalizando.

O mais importante não é o final da jornada, e sim toda a sua trajetória até chegar ao final.

Acredito que os três fatores que irei explicar a seguir são fundamentais para atingir resultados rápidos e duradouros e que as mudanças serão permanentes, pois, quando mantemos uma rotina, conseguimos fazê-la se tornar um hábito. Quando temos hábitos saudáveis, por exemplo, dificilmente voltamos a ter hábitos que irão contra a nossa saúde, a não ser que, no meio do caminho, ocorra algum desvio psíquico no indivíduo. Faça o seguinte teste: separe 20 minutos de seu dia para fazer uma atividade física, como caminhar, pedalar, pular corda, fazer flexões etc. Repita uma dessas atividades, no mínimo, 21 dias seguidos, sem falhar um dia sequer. Após esse período, você já estará fazendo essa atividade com maior motivação e, caso deixe de praticá-la algum dia após esses 21 dias, sentirá falta, pois ela já fará parte do seu hábito de vida. Lanço esse desafio para você fazer essa experiência.

Essa descoberta foi feita pelo psicólogo e cirurgião Maxwell Maltz quando descobriu um padrão estranho em seus pacientes amputados. Eles demoravam 21 dias para se acostumar à falta do membro amputado. Mesmo após a amputação, sentiam como se ainda tivessem aquela parte do corpo. Em seu livro *Liberte sua personalidade: uma nova maneira de dar mais vida à sua vida*, o Dr. Maxwell Maltz diz que se leva, no mínimo, 21 dias para aprender um novo hábito (Maltz, 1981).

Lógico que há algumas variáveis sobre esses 21 dias, como a dedicação, a vontade de realmente emplacar aquele novo hábito, o grau de dificuldade, a aquisição de novas habilidades para incluir na rotina e que só são obtidas com a prática. Enfim, o mínimo é de 21 dias para tudo começar a acontecer.

Fazendo uma ligação dessa descoberta com o cotidiano esportivo em academias de ginástica, estudos mostram que a maior parte das pessoas desiste de frequentar a academia logo no primeiro mês. Por isso, reforço: sempre que você buscar uma atividade física orientada, quebre a barreira dos 21 dias e se permita continuar com a mesma dedicação e o mesmo foco, até que esse processo realmente vire um hábito e você atinja um estilo de vida saudável.

2.1 Alimentação: "Você é o que come"

Vamos ao primeiro pilar do emagrecimento: a *alimentação*. É muito comum que as pessoas que não têm um conhecimento tão aprofundado em alimentação se baseiem apenas nas calorias ingeridas (kcal). Quando estão em *regime*, *dieta*, *controle alimentar*, preocupam-se apenas em cuidar das quantidades calóricas que cada alimento apresenta, sem avaliar os nutrientes. Um exemplo clássico é quando a pessoa tem dois alimentos para escolher, um deles contendo 300 kcal, e o outro, 150 kcal, e acaba optando pelo que tem menor quantidade de calorias. Porém, ao se analisar os dois alimentos, nota-se que o de 150 kcal é rico em gordura trans e em açúcar refinado (simples) e o de 300 kcal é rico em fibras e em proteínas, e tem alto valor biológico (AVB). Será que essa pessoa fez a escolha mais adequada para manter a qualidade de sua alimentação? Pensar em calorias nos alimentos é o mesmo que pensar em peso na balança, ou seja, nem sempre o valor é o principal fator que deve ser considerado.

Atendo muitos pacientes preocupados com seu peso corporal, mas é importante ressaltar que, dentro do nosso peso, há vários fatores que influenciam essa medida, como: densidade óssea, massa gorda, massa muscular, retenção de líquido e peso visceral. Todos esses fatores influenciam diretamente no peso. Por isso, é fundamental fazer uma avaliação física, por meio do adipômetro ou da bioimpedância, para avaliar, da melhor forma possível, essa composição corporal. Tenho certeza de que, ao mostrar para a pessoa sua composição física, ela irá entender que, quando seu peso oscilar para cima na balança, nem sempre será gordura adquirida. É nesse viés que sempre ressalto para as mulheres: muita calma quando forem se pesar, principalmente no início de um programa de treino com peso.

Agora, imaginemos a seguinte situação: duas pessoas com o mesmo peso, mesma idade, mesmo sexo, ambas fazem musculação e querem obter o mesmo resultado: hipertrofia (aumento da massa muscular). Contudo, uma delas trabalha sentada (por exemplo, técnico em informática) e a outra trabalha o tempo todo caminhando (por exemplo, carteiro). Será que a ingestão calórica delas será igual? Vamos mais além. Digamos que haja dois irmãos gêmeos, ambos com o mesmo peso, o mesmo trabalho, ou seja, tudo igual. No entanto, um deles tem muita massa muscular, e o outro tem muita gordura corporal (sabemos que a densidade muscular é maior e que o tecido muscular é metabolicamente mais ativo). Será que o metabolismo do irmão cuja estrutura tem mais músculos não precisará de uma composição alimentar diferente, em comparação com o irmão com mais tecido adiposo (gordura)?

Com base nesses exemplos, questiono-me: por que muitas pessoas ainda buscam receitas prontas e dietas mágicas de revista de "saúde" ou "*fitness*"? Meus amigos, se existissem milagres relacionados à estética, certamente a obesidade não teria crescido 60% de 2006 a 2016 em território nacional, e o Brasil não teria 53,8% da sua população com sobrepeso, nem 18,9% em estado de obesidade (Brasil, 2017). A cada dia, a indústria alimentícia lança mais produtos *light*, *diet*, zero lactose, zero glúten, zero tudo, e, no entanto, essa epidemia continua a crescer. O que está acontecendo de errado?

Percebemos que o erro está na falta de hábito, de persistência e de foco no objetivo. As pessoas ainda querem o caminho mais fácil, usando pílulas mágicas, cirurgias radicais, fórmulas e receitas milagrosas. Enquanto não pararem de buscar "o mais fácil", acredito que continuaremos a ter mais pessoas com sobrepeso e obesidade. Com certeza, haverá um aumento absurdo de cirurgias bariátricas. A propósito, estudos como o de Ehrenbrink, Pinto e Prando (2009) têm mostrado que muitos que optaram por essa cirurgia têm voltado a ganhar peso (como mostrado no Capítulo 19), pois não mudaram o principal, seu *mind set* (atitude mental ou modelo mental). Vamos, agora, para o segundo pilar do emagrecimento: o *treino*.

2.2 Treino: "Você é como treina"

Quando um aluno procura um *personal trainer* para começar um treino de musculação, qual será a primeira pergunta que deve ser feita para esse aluno em relação à adequação do seu treino?

- *Opção 1*: Quantos quilos você faz no supino?
- *Opção 2*: Quantos quilos você pesa?
- *Opção 3*: Qual o nome da sua tia?
- *Opção 4*: Como está a sua alimentação?

Se você escolheu a opção 3, seu senso de humor está excelente (criança livre total)! Agora, se você escolheu a opção 4, está de parabéns! A alimentação é fundamental para planejar qualquer tipo de treino, pois, de maneira nenhuma, um bom treinador irá conseguir ajustar uma periodização com máxima precisão se o aluno não estiver com um equilíbrio em macronutrientes para aguentar o treino.

Em minha rotina de consultas, tenho percebido muitas pessoas comendo pouco para emagrecer e, por consequência, sentem-se fracas durante o treino, por falta de nutrientes. Isso repercute diretamente na intensidade do seu treino. Outro grande problema que tenho acompanhado é o excesso de aeróbios. Muitas vezes, a pessoa está com excesso de peso e com a musculatura fraca, e a consequência disso é uma lesão articular.

Vamos refletir: se uma pessoa com sobrepeso ou obesidade nos procura para emagrecer, qual é a melhor atividade que ela pode fazer para não ter sobrecarga ou impacto articular? Dica: sabe-se que ela está sedentária e com estrutura muscular fraca. Você concorda que a musculação irá auxiliar tanto no emagrecimento quanto no fortalecimento muscular, para que, num segundo momento, possamos incluir um treino aeróbio, ajudando na metabolização de gordura?

Aprofundemos um pouco essa discussão. Num treino de musculação intenso, gastamos uma boa quantidade de calorias durante os exercícios; porém, o melhor disso tudo é que, após o término, mantemos em torno de 12 a 15 horas nosso gasto calórico, pois o organismo precisa de muitos recursos para repor o desgaste físico desse treino. Já numa atividade de corrida moderada, com certeza podemos gastar mais calorias, mas, após seu término, ficamos apenas 1 a 2 horas queimando calorias. Por isso, é fundamental conseguirmos fortalecer a estrutura muscular de uma pessoa sedentária e com excesso de peso, para, logo depois, combinar ambas as atividades (musculação e corrida).

Veja o quanto é importante saber combinar periodização de treino com elaboração nutricional. É por esse motivo que luto tanto pela união dessas duas áreas. Se houver uma união no trabalho dos nutricionistas e dos *personal trainers*, com certeza seremos mais valorizados e respeitados, assim como atualmente respeitam a opinião médica. Muitas vezes, esse respeito leva alguns médicos a acharem que podem prescrever dietas e montar treinos. Meus caros colegas da Nutrição e da Educação Física, vamos fazer parcerias e alinhar trabalhos, para que ambas as áreas falem a mesma linguagem. Infelizmente, o que tenho visto nas academias e nos consultórios é um profissional falando mal do trabalho do outro.

Um exemplo: o aluno chega para treinar com seu instrutor e, durante o treino, começa a se sentir fatigado (por exemplo, hipoglicemia ou pressão baixa). O instrutor pede para ver a nova dieta que o nutricionista havia montado, na qual está escrito: "*Refeição pré-treino* – uma uva-passa, meia castanha-do-pará sem casca, uma ponta de faca de margarina e uma lambida numa maçã sem casca". O instrutor fica enfurecido e fala que o nutricionista não sabe nada de nutrição. Então, esse instrutor, com todo o seu conhecimento em suplementação, inclui no pré-treino do aluno alguns suplementos, como *waximaize* e BCAA. Com essa mudança, o aluno começa a treinar muito melhor e atinge melhores resultados. Ao voltar na consulta com o nutricionista, o aluno comenta que, como estava se sentindo mal durante os treinos, o treinador havia incluído alguns suplementos. O nutricionista fica irritado, com toda a razão, e fala: "*Ele fez Nutrição? Ele tem registro no CRN para montar dieta?*". Começa uma guerra de egos, um falando mal do outro, e, novamente, ambas as profissões caem no conceito de quem procura esses profissionais. Logo, esse aluno fala para os amigos que não sabe mais o que fazer, pois cada profissional fala uma coisa.

Acredito que muitos de vocês já passaram por uma situação dessas ou já ouviram histórias parecidas em seus consultórios ou salas de treino, certo? O paciente/aluno nos procura e fala que não sabe o que é certo ou errado, pois escuta várias versões diferentes.

O mais frustrante não é essa briga constante, e sim oportunistas como o "João Bombadão", que, por utilizar excesso de hormônios anabólicos e ter um físico aparentemente mais musculoso (inchado), aproveita-se da oportunidade e vira, da noite para o dia, nutricionista, treinador e médico. É aquela velha história: "o exemplo arrasta". Como "João Bombadão" tem um corpo diferenciado, o aluno percebe isso e acaba procurando-o, para obter resultados parecidos com os dele, e entra no famoso círculo vicioso dos hormônios.

Então, fica aqui meu convite a vocês, leitores que são profissionais de Nutrição ou de Educação Física. Vamos unir nossas profissões e fazer delas algo realmente fundamental para as pessoas. Vamos lutar e reverter esse quadro de sobrepeso e de obesidade. Vamos atrair mais pessoas para a atividade física, pois, hoje, menos de 5% delas são praticantes de exercícios orientados. Imaginem se conseguíssemos chegar a 30%? Faltariam profissionais de Educação Física para a demanda!

A periodização de um treino deve ser bem equilibrada, com algumas divisões para alcançar melhores resultados, como: treino de adaptação; treino de resistência muscular; treino de força; e treino de hipertrofia.

2.2.1 Treino de adaptação

Serve para a pessoa aprender a trabalhar sua musculatura de forma mais consciente, com técnica e execução adequadas; aprender a arrumar a angulação certa dos aparelhos, a alinhar sua postura e, principalmente, sem se lesionar, passando uma informação inicial leve para a estrutura muscular de que algo novo está a caminho; sem adquirir aqueles processos inflamatórios localizados muito elevados que são decorrentes de treinos muito intensos.

2.2.2 Treino de resistência muscular

Serve para o aluno começar a melhorar sua consciência corporal, aprender a executar de forma mais efetiva e assertiva seus movimentos, diminuir suas compensações musculares, com desvios ocasionados pela postura inadequada, lesões etc. Nesse momento, ele deve aprender, de forma consciente, para que serve cada um dos movimentos. Sabendo quais músculos estão sendo trabalhados, conseguirá obter melhores ganhos e, assim, ativar melhor suas fibras musculares, mandando a correta informação neural para o músculo trabalhado.

2.2.3 Treino de força

Nesse momento da periodização, começamos a adequar a concentração entre *mente* e *músculo*. O crescimento da força só acontece com a concentração mental que temos para executar determinado movimento, ao contrário do que muitos pensam, que a força esteja relacionada com o tamanho do músculo. Essa fase é fundamental para começar a hipertrofia de maneira mais objetiva e precisa.

2.2.4 Treino de hipertrofia

Nesse momento, iniciamos de fato com a parte mais complexa da periodização. Aqui, devemos avaliar cada ponto muscular, cada divisão de grupos musculares e a dieta realmente de acordo com a periodização programada pelo treinador. Esse treino visa romper e recrutar o máximo de fibras musculares com treinos até as falhas concêntrica e excêntrica do movimento.

Vale refletir sobre um ponto importante nesse período: muitos frequentadores de academia acreditam que 4 séries de 15 repetições fazem o músculo definir, e 3 séries de 8 repetições o fazem crescer.

Em primeiro lugar, o músculo não é matemático, não fez faculdade de Física e muito menos de Química. Esse tecido age apenas sobre estímulos, e cada estímulo tem sua eficiência e seu recrutamento de unidades motoras. Portanto, meus amigos, jamais falem que montaram um treino de hipertrofia ou um treino de definição. O que muda em um programa para diminuir gordura corporal e/ou aumentar massa muscular é a alimentação.

O que pode acontecer em um programa de dieta restrita é o treino ser de menor intensidade e de maior volume, pois a pessoa estará com menos força para executar o exercício com tanta intensidade. Por isso, é necessária uma adequação no treino, aumentando o volume, para manter o gasto energético elevado, sem comprometer a massa muscular com a ocorrência de uma proteólise (uso de proteína para fonte de energia). É preciso trabalhar o músculo, e não o ego. Vejo muitas pessoas apenas puxando peso em seus treinos, sem um mínimo de noção de consciência corporal. Vou contar uma história que aconteceu e, com certeza, o leitor já presenciou cenas parecidas.

*Chega à academia a dupla **Sovaco Assado** (apelido carinhoso para aquele que anda com os braços abertos na academia) e **Frango Metido** (nome charmoso para aquele que se acha o maior entendedor de treinos, dietas e anabolizantes). Eles se sentam no banco de supino e colocam mais peso do que aguentam (nesse caso, 20 kg de cada lado). O **Frango Metido** fala: "Vamos fazer umas oito repetições", e começa o movimento. Primeiramente, faz apenas metade do movimento e, ao completar três repetições, já pede ajuda para o **Sovaco Assado**. Nisso, um deles fica fazendo força, quase uma remada alta, e o outro, metade do movimento, parecendo dois macacos fazendo arte.*

Isso não é treinar, isso é ridicularizar.

Se olharmos alguns vídeos da época do Arnold Schwarzenegger, podemos ver o quanto eles realmente treinavam, apesar de muitas técnicas erradas. Os frequentadores de academia estavam presentes para evoluir seus físicos com consciência, e não para aparecer. Cedo ou tarde essas pessoas, tais quais nossos amigos Sovaco e Frango, terão uma lesão grave, e nunca mais poderão obter resultados, pois foram mal informadas ou seguiram algum vídeo ou atleta da moda.

Vamos, então, ao terceiro pilar para atingir os resultados: o *descanso*.

2.3 Descanso: "Você é o quanto descansa"

Podemos brigar com muitas pessoas, mas nunca brigue com sua cama, pois irá perder.
Augusto Cury

Se fosse possível separar em porcentagem de importância esses três fatores, eu colocaria assim: 33,3% alimentação, 33,3% treino e 33,3% descanso. Como cada fator é único, prefiro dizer que precisamos dedicar 100% para cada um deles, a fim de melhorarmos e alinharmos os nossos resultados, com evolução da nossa saúde.

O sono pode ser dividido em cinco fases (Magalhães e Mataruna, 2007):

- Fase do sono leve.
- Fase da maior parte do sono.
- Primeira fase do sono profundo.
- Segunda fase do sono profundo.
- REM (movimento rápido dos olhos, do inglês *Rapid Eye Movement*), fase dos sonhos.

Durante nosso sono, passamos por todos esses estágios, e esse ciclo recomeça após 90 a 110 minutos. A ação cerebral é variada, e nosso corpo se movimenta em algumas etapas do sono, ao passo que, em outros momentos, ficamos estáticos. Essas etapas podem estar ligadas à memória, à concentração, a problemas com estresse, a liberações hormonais etc.

2.3.1 Fase 1

Nessa fase, temos um sono tão leve que podemos ser acordados facilmente. Entramos e saímos o tempo todo do descanso antes de atingir a fase 2. Nossos olhos e nosso corpo desaceleram e, em geral, nesse momento, pode ocorrer aquela sensação de espasmos de perna e de outros músculos. Muitas vezes, temos a impressão de cair em um buraco e acordamos assustados. Ficamos em torno de 5% do tempo do sono nesse período (Magalhães e Mataruna, 2007).

2.3.2 Fase 2

Nesse momento, os movimentos dos olhos e das ondas cerebrais desaceleram, a temperatura corporal diminui e os músculos começam a relaxar. Em alguns momentos, pode haver intensas atividades cerebrais, chamadas de *fusos do sono*, em associação com os espasmos musculares. Ficamos em torno de 50% do tempo do sono nessa fase do descanso (Magalhães e Mataruna, 2007).

2.3.3 Fase 3

Inicia-se nela a primeira etapa do sono profundo, momento no qual nosso corpo começa a regeneração celular e a liberação de alguns hormônios, como o do crescimento (GH). As ondas cerebrais sofrem variações lentas e rápidas, sendo esse momento o mais difícil de acordar a pessoa. Caso aconteça de acordar nesse período, a pessoa pode se sentir fraca, desnorteada e com preguiça por alguns minutos, antes de recuperar a consciência completa. Esse pode ser um dos fatores pelos quais muitas pessoas adquirem certa dificuldade ao treinar no período da manhã, relatando cansaço e falta de vontade de fazer uma atividade física. Ficamos por volta de 5% do tempo do sono nessa fase (Magalhães e Mataruna, 2007).

2.3.4 Fase 4

Esse momento, que corresponde a cerca de 20% do tempo do sono, pode ser considerado um dos mais importantes para completa recuperação corporal e mental. O cérebro trabalha mais lentamente, com ondas delta. Essas ondas têm uma forte atuação na liberação de hormônios anabólicos para as células, além de diminuírem o cortisol, que, em excesso, aumenta o risco de ocorrerem problemas relacionados ao estresse. Além desses excelentes fatores, é nesse período que aumentam os sentidos de regeneração e de recuperação celular, restaurando nosso corpo de lesões e ajudando a estabilizar a mente. Tanto a fase 3 quanto a fase 4 do sono são importantes para a pessoa se sentir revigorada pela manhã. Dificilmente alguém acorda nesse período. Se essas etapas forem muito curtas, o sono não vai ser recuperador (Magalhães e Mataruna, 2007).

*****

Esses quatro estágios iniciais são fundamentais ao descanso e ao relaxamento do indivíduo. Nesse momento, ocorre a liberação da secreção do GH, necessário às crianças e aos adolescentes, por exemplo. Pessoas com insônia, via de regra, não passam da primeira fase e raramente completam o ciclo do sono.

2.3.5 Fase REM

Melhor fase do sono, pois é nesse momento que podemos sonhar e realmente sentir ou imaginar algo único, mágico, improvável ou, talvez, real. É uma experiência que apenas você, leitor, sabe que já experimentou. Nesse período, a respiração torna-se mais acelerada, irregular e superficial, os olhos se movem rapidamente e os músculos se tornam inativos, além de ocorrer aumento da frequência cardíaca e da pressão arterial. Nessa fase, os homens podem ter ereções.

Ter uma noite de sono sem entrar na fase REM não significa ter um sono de má qualidade, mas é importante cuidar quando você sonha pouco, pois isso pode ser um sinal de algum problema de sono e/ou de memória. Vale salientar que uma noite de sono não é uma opção, e sim uma obrigatoriedade para quem busca qualidade de vida e emagrecimento. Se você não tiver tempo para cuidar da sua saúde hoje, pode ter certeza de que, em um futuro próximo, terá que achar tempo para cuidar da doença. Cerca de 20% do tempo do sono é o REM, começando após 70 a 90 min de sono (Magalhães e Mataruna, 2007).

2.4 Resumindo: "Você é o que você come, como treina e o quanto descansa"

Ressalto, mais uma vez, que, para se obter um resultado sólido, seja no emagrecimento, no aumento de massa muscular ou na obtenção de qualidade de vida, devemos ter em mente que existem esses três fatores principais a serem seguidos. Devemos criar uma filosofia de hábitos saudáveis, incorporando de fato a alimentação, o treino e o descanso adequados. Temos o dever de ensinar as pessoas que não existe fórmula mágica e nem pílula milagrosa. Existe, sim, a necessidade de muita dedicação, foco, persistência e, acima de tudo, paciência, pois não conquistamos nada da noite para o dia. Certamente, tudo o que vem muito fácil vai embora fácil.

A melhor parte de conquistar um resultado não está na conquista em si, mas no caminho percorrido até atingi-la. Acredito que, com as ferramentas descritas aqui, é possível influenciar as pessoas, passando adiante alguns princípios, ainda mais se você for um profissional da área da saúde. Não se esqueça: "*Sozinho, você vai mais rápido, porém, juntos, vamos mais longe*". Vamos unir as áreas da saúde (Nutrição, Educação Física, Medicina e Fisioterapia) e fazê-las crescer, conquistando, a cada dia, mais respeito no mercado de trabalho.

Espero ter contribuído de alguma forma na sua busca por conhecimento e desejo uma jornada *a milhão, igual a uma máquina de energia!*

Treine sério, alimente-se corretamente, mantenha a mente concentrada e aproveite os resultados.

Referências

Brasil. Ministério da Saúde. *Obesidade cresce 60% em dez anos no Brasil*. 2017. Disponível em: <http://www.brasil.gov.br/noticias/saude/2017/04/obesidade-cresce-60-em-dez-anos-no-brasil>. Acesso em: 19 fev. 2019.

Ehrenbrink, P. P.; Pinto, E. E. P.; Prando, F. L. Um novo olhar sobre a cirurgia bariátrica e os transtornos alimentares. *Psicol. Hosp.*, São Paulo, v. 7, n. 1, p. 88-105, 2009.

Magalhães, F.; Mataruna, J. Sono. *In*: Jansen, J. M. *et al.* (org.). *Medicina da noite*: da cronobiologia à prática clínica. Rio de Janeiro: Fiocruz, 2007. p. 103-20.

Maltz, M. *Liberte sua personalidade*: uma nova maneira de dar mais vida à sua vida. São Paulo: Summus, 1981.

3 Exames laboratoriais no acompanhamento da obesidade

Rodrigo Minoru Manda
Paulo Muzy

O nutricionista vem se tornando um profissional de referência em abordagens relacionadas à melhora da saúde, à estética e ao desempenho esportivo. Sua importância é notória quando se reflete sobre a complexidade de reações metabólicas e de vias de sinalização celulares estimuladas de acordo com cada alimento que ingerimos. Assim, muito além do ajuste qualitativo e quantitativo da dieta, o nutricionista precisa compreender e integrar os conhecimentos sobre bioquímica e fisiologia em sua prescrição alimentar.

Com a atual popularização do estilo de vida *fitness* e a facilidade de acesso a informações sobre "dietas e treinamentos físicos" (nem sempre de qualidade), faz-se, de maneira equivocada, a banalização ou a simplificação da importância do nutricionista quanto à elaboração do planejamento alimentar, com a famosa frase: "*Monta uma dieta pra mim?*".

Em contrapartida a essa tendência, é preciso promover conscientização e direcionar esforços a um problema de saúde pública em níveis epidêmicos: a obesidade, que implica um comportamento peculiar, com sintomatologia e fisiopatologia características, relacionadas tanto a distúrbios comportamentais como genéticos (Popkin, Adair e Ng, 2012).

A obesidade representa um dos registros mais antigos relacionados a problemas da saúde humana, com levantamentos históricos de casos há, aproximadamente, 25 mil anos, porém, era considerada como condição rara na maior parte da história evolutiva do homem (Helmchen e Henderson, 2004). Em termos médicos, a obesidade vem sendo denominada como doença crônica, no entanto, o termo *doença* pode apresentar diferentes definições. De acordo com a Associação Médica Americana (AMA), *doença* é um prejuízo do funcionamento ideal de alguns aspectos do organismo, apresentando sinais e sintomas característicos, com malignidade ou morbidade ao indivíduo (Hurt *et al.*, 2014).

Muito além de uma medida antropométrica (visto que a Organização Mundial da Saúde considera o índice de massa corporal – IMC – como critério diagnóstico), a obesidade representa quadro de agravo metabólico com repercussões sistêmicas ao organismo. Dessa forma, a conduta nutricional não deve ser pautada somente com o objetivo de reduzir medidas, mas, também, para prevenir, controlar e tratar as possíveis comorbidades decorrentes desse excesso de acúmulo adiposo.

3.1 Avaliação nutricional

A elaboração do planejamento dietético é complexa e multifatorial, reforçando a ideia de que deve sempre ser individualizada e estruturada de acordo com bons critérios. Como norteadora das condutas a serem tomadas, a avaliação nutricional é o ponto fundamental de toda a intervenção, sendo definida como uma análise abrangente do indivíduo/paciente, envolvendo o histórico médico, as condições físicas e comportamentais, os hábitos alimentares, a antropometria e os indicadores laboratoriais (Identifying..., 1994; Schutz, 2004). Uma vez que a avaliação seja realizada de maneira falha ou insuficiente, será difícil detectar deficiências, carências e pontos fracos, dificultando o prognóstico e o acompanhamento da evolução do tratamento.

Diante disso, verifica-se que a aplicação dos conceitos nutricionais envolve minuciosa avaliação do estado nutricional. Com o intuito de complementar o autorrelato fornecido pela anamnese do indivíduo – que, muitas vezes, pode conter omissões de informações –, os indicadores bioquímicos/laboratoriais são uma ferramenta de auxílio valiosa e objetiva na análise do estado geral de saúde, bem como no acompanhamento da evolução do tratamento. Por meio da análise e da interpretação de indicadores laboratoriais específicos, pode-se investigar possíveis alterações silenciosas do organismo, por vezes decorrentes de hábitos comportamentais pouco saudáveis e/ou de bagagem genética.

3.2 A importância dos exames laboratoriais

A utilização de indicadores laboratoriais, particularmente na prática nutricional, tem o intuito de amparar os dados obtidos por meio da anamnese clínica. A análise e a interpretação dos exames bioquímicos possibilitam avaliar o estado geral de saúde do indivíduo, auxiliando no diagnóstico de carências e de excessos nutricionais, sendo fundamentais tanto na avaliação inicial como no acompanhamento da evolução e da eficácia da estratégia nutricional adotada.

Vale ressaltar que os achados laboratoriais são dados complementares ao raciocínio clínico, ou seja, não se deve estabelecer diagnóstico com base apenas nos resultados laboratoriais. Isso se deve ao fato de que os valores de normalidade para exames laboratoriais são estipulados por modelos matemáticos estatísticos, em que o estado fisiológico do indivíduo pode influenciar o comportamento das variáveis, sem necessariamente apresentar um quadro patológico (por exemplo, ao comparar um indivíduo sedentário a um indivíduo fisicamente ativo). Não se deve ser apenas um mero "leitor de resultados", ou seja, a análise dos resultados não deve ser pautada única e exclusivamente no fato de o valor estar dentro de uma faixa de valores considerados "normais". Deve-se ter cautela na interpretação de exames, pois o comportamento dos indicadores, mesmo ainda dentro da faixa de normalidade, pode levar a indícios de alteração na sua função, sendo importante evitar a análise de indicadores isolados, e priorizar a análise holística do organismo. Em suma, tratar pessoas, e não apenas resultados de exames.

3.3 Solicitação de exames laboratoriais

Por muitos anos, foi discutido se o nutricionista teria autonomia ética/profissional para solicitar exames laboratoriais ao seu paciente/cliente. Com respaldo no órgão que regulamenta a profissão no país, o Conselho Federal de Nutricionistas (CFN), a solicitação de exames laboratoriais é competência do profissional desde 1991. O "[...] inciso VIII, do art. 4º, da Lei nº 8.234, de 17 de setembro de 1991, atribuiu também ao nutricionista, competência para a solicitação de exames laboratoriais necessários ao acompanhamento dietoterápico" (CFN, 2016).

Com a necessidade do ajuste da conduta nutricional de acordo com a peculiaridade de cada indivíduo, os exames laboratoriais propiciam informações mais objetivas em relação ao estado nutricional, fornecendo desde dados com intuito preditivo até dados utilizados como forma de mensuração da eficácia do tratamento dietoterápico.

Como recomendação do CFN (2016), é recomendado ao nutricionista:

- solicitar apenas os exames laboratoriais exclusivamente necessários à avaliação, à prescrição e ao acompanhamento da evolução dietoterápica do paciente/cliente;
- considerar os laudos, os pareceres e os diagnósticos em equipe multiprofissional, e, caso necessário, solicitar outros exames complementares;
- solicitar exames laboratoriais cujos métodos e técnicas sejam aprovados cientificamente;
- fundamentar as solicitações em seus aspectos técnicos e legais, quando necessário, não cabendo ao CFN e ao Conselho Regional de Nutricionistas (CRN) o estabelecimento de um rol de exames laboratoriais.

Por mais que o nutricionista seja amparado pela lei para solicitar exames bioquímicos laboratoriais ao seu paciente, é um grande desafio que as empresas de convênios ofereçam cobertura pelo plano de saúde quando o pedido é proveniente do nutricionista, e isso acaba sendo um empecilho quando este exige tal avaliação do paciente. As empresas de planos de saúde alegam que não existe cobertura de exames laboratoriais com um pedido feito por um nutricionita, e que somente serão contemplados em sua cobertura os exames com característica diagnóstica, os quais julgam de autonomia da classe médica, e, para o nutricionista, os exames laboratoriais têm intuito complementar à avaliação.

O que é aconselhado pelo CFN é que o nutricionista, quando julgar os exames laboratoriais fundamentais ao diagnóstico nutricional, deve anexar justificativa técnica, com elementos argumentativos suficientes para o auditor do plano de saúde, na tentativa de ser contemplado com a cobertura dos custos dos exames de seu paciente.

O CFN fez uma solicitação para que a Agência Nacional de Saúde (ANS) atualize seu rol de procedimentos e eventos em saúde, com o intuito de permitir que o nutricionista possa solicitar exames laboratoriais necessários ao atendimento dietoterápico, sendo custeados pelos planos de saúde, porém, até o presente momento, essa medida ainda está sob julgamento, sem previsão de resposta. Que venham novas e boas notícias!

3.4 Cuidados para a realização de exames laboratoriais

Os exames laboratoriais são considerados ferramentas objetivas no auxílio à conduta dietoterápica, mas os procedimentos envolvidos na coleta sanguínea, nas metodologias analíticas e na biossegurança laboratorial, muitas vezes fogem da alçada profissional do nutricionista. Diante da importância dos exames laboratoriais no suporte à conduta dietoterápica, acredita-se que seja interessante o cuidado em conhecer com mais propriedade cada variável, para, assim, ter maior confiabilidade nos dados sobre o paciente.

Nesse sentido, o ponto inicial a ser compreendido são as fases de realização dos exames laboratoriais: pré-analítica, analítica e pós-analítica. Na fase pré-analítica, estão envolvidos os critérios para realização dos exames, como a necessidade ou não de jejum, de repouso em relação às atividades esportivas extenuantes, e, até mesmo, o cuidado em evitar o consumo de determinados alimentos/bebidas. Na fase analítica, são considerados os métodos para realização dos exames, em que o interessante é entender sobre a sensibilidade de cada método em gerar o resultado de investigação com confiabilidade. E, por último, a fase pós-analítica, que é o momento de interpretar o laudo de resultados fornecido pelo laboratório.

3.5 É realmente necessário realizar o exame em jejum?

Recentemente, vem sendo discutida no Brasil uma nova tendência, verificada em alguns outros países, de que, para a realização de alguns exames de sangue, não serão mais necessários longos períodos de jejum, como usual. Tal recomendação vem sendo analisada por importantes órgãos no Brasil, como a Sociedade Brasileira de Cardiologia, a Sociedade Brasileira de Patologia Clínica e Medicina Laboratorial e a Sociedade Brasileira de Análises Clínicas.

Essa recomendação de abolir o jejum diz respeito particularmente aos exames relacionados com o perfil lipídico, como os de colesterol (total e HDL) e o de triglicerídeos. Exames como a glicemia de jejum, como o próprio nome já diz, ainda precisam ser feitos com a prática habitual do jejum.

Qual seria a justificativa para adotar essa estratégia? Inicialmente, podem ser discutidas as evoluções metodológicas/tecnológicas dos equipamentos analíticos, que permitem análises cada vez mais sensíveis e precisas. Contudo, o que repercutiu a favor dessa tendência foi o artigo publicado, no ano de 2016, pela Sociedade Europeia de Aterosclerose com a Federação Europeia de Química Clínica (Nordestgaard *et al.*, 2016).

Os argumentos contrapondo a prática clínica atual do jejum de 8 a 12 horas para a análise do perfil lipídico são de que dificilmente se pratica o jejum ao longo do dia, pois nossa sociedade está acostumada a se alimentar com frequência, e de que ficar em jejum para fazer o exame seria uma condição atípica, podendo gerar um resultado "mascarado" ou pouco fidedigno à realidade do indivíduo.

Adicionalmente, são apresentadas algumas evidências de que estar alimentado ou em jejum influencia muito pouco as concentrações plasmáticas das lipoproteínas, já que o principal indicador que poderia sofrer alteração seriam as concentrações de triglicerídeos. Além disso, uma meta-análise envolvendo mais de 300 mil indivíduos mostrou que, quando o exame de sangue foi realizado sem jejum, os resultados obtidos do perfil lipídico foram capazes de predizer com maior eficácia o risco de doenças cardiovasculares do que quando realizados em jejum (Nordestgaard *et al.*, 2016).

Como vantagem do uso dessa estratégia, vê-se que alguns pacientes, como crianças, idosos, indivíduos hospitalizados e diabéticos, não sofreriam com a necessidade de ficar em jejum. Em contrapartida, vale enfatizar que os valores de referência disponíveis são baseados em exames feitos em jejum, ou seja, ainda seria interessante realizar pelo menos alguma vez o exame em jejum como análise em relação aos valores preditivos atuais. É preciso ter atenção também ao jejum, pois períodos prolongados, superiores a 14 horas em jejum, não são indicados, porque, nessa situação, o organismo utiliza suas reservas (gordura/proteína) como fonte de energia, levando a uma alteração nas concentrações plasmáticas de parâmetros laboratoriais.

Em suma, é preciso cautela e consciência na técnica a ser usada com seu paciente.

3.6 Exames laboratoriais no acompanhamento da obesidade

Com as prevalências mundiais de sobrepeso e obesidade cada vez maiores, associadas a muita informação enfatizando os malefícios desse quadro à saúde, cada vez mais as pessoas estão se conscientizando da importância do manejo e do tratamento do excesso de peso. Como medida de atenção primária a esse caso, tem-se a ênfase na mudança de comportamento, particularmente do estilo de vida, promovendo a adoção de hábitos alimentares mais saudáveis, atrelada à prática regular de exercícios físicos.

Nesse cenário, a busca pelo auxílio profissional é imprescindível para que as estratégias sejam traçadas com eficiência e segurança.

Como mencionado, a obesidade é muito mais complexa do que apenas o peso na balança ou, até mesmo, do que o IMC, ou seja, não adianta apenas querer "emagrecer" para ser/estar saudável. A instalação do quadro de obesidade está intimamente ligada à etiologia de mais de 50 comorbidades médicas, desde condições mais comuns, como doenças cardiovasculares, resistência insulínica, diabetes melito tipo 2, esteato-hepatite não alcoólica e distúrbios hormonais (por exemplo, tireoide e hormônios do apetite) (Adams *et al.*, 2006; Pischon, Nöthlings e Boeing, 2008), até o desenvolvimento de diversos tipos de cânceres (Calle *et al.*, 2003).

Assim, como conduta de avaliação e acompanhamento de pacientes com o objetivo de emagrecimento, a utilização dos exames laboratoriais como ferramenta de auxílio diagnóstico e de controle da evolução do paciente se faz extremamente plausível e necessária. Serão sugeridos alguns pontos importantes a serem avaliados e os respectivos exames laboratoriais, no caso da avaliação e do acompanhamento de pacientes obesos. Vale ressaltar que não existe um único protocolo-padrão de exames a serem solicitados. O que será primordial na escolha dos indicadores será o raciocínio clínico do nutricionista na investigação em complementação aos seus achados.

3.7 Perfil lipídico e dislipidemias

O quadro de obesidade apresenta forte correlação com fatores de risco para o desenvolvimento de doenças cardiovasculares, bem como na patogênese de distúrbios metabólicos como a alteração quantitativa e qualitativa de lipoproteínas séricas e a instalação de quadro pró-inflamatório crônico de baixa intensidade (Van Gaal, Mertens e De Block, 2006).

3.7.1 Metabolismo das lipoproteínas

Alterações nas concentrações de lipídios circulantes são consideradas fator de risco, podendo apresentar tanto etiologia genética quanto comportamental, com elevada significância no desenvolvimento de doenças coronarianas. Entretanto, deve-se entender o papel das lipoproteínas circulantes antes de apenas buscar medidas de controlar sua concentração na circulação sanguínea.

As lipoproteínas, como o próprio nome já diz, são formadas por lipídios e proteínas (de classe específica, denominadas apolipoproteínas – Apo) e têm como papel fundamental permitir a solubilização e o transporte de lipídios na circulação. As lipoproteínas mensuradas na circulação sanguínea podem ser caracterizadas de acordo com sua composição e sua função no organismo (Sposito *et al.*, 2007).

- *Quilomícrons*: de origem intestinal, realizam o transporte dos lipídios provenientes da dieta (principalmente os triglicerídeos) para o fígado e tecidos.
- *Lipoproteínas de muito baixa densidade (VLDL)*: de origem hepática, realizam o transporte de triglicerídeos sintetizados no fígado para os tecidos.
- *Lipoproteínas de baixa densidade (LDL)*: de origem hepática, realizam o transporte de colesterol provenientes da síntese hepática para os tecidos.
- *Lipoproteínas de alta densidade (HDL)*: de origem hepática e intestinal, realizam o transporte reverso do colesterol dos tecidos para o fígado, a fim de serem metabolizados e excretados.

Partículas ricas em triglicerídeos (quilomícrons e VLDL) na circulação sofrem ação da enzima lipase lipoproteica, originando ácidos graxos que são liberados para os tecidos. Após ação enzimática e depleção de seu conteúdo, as lipoproteínas se transformam em remanescentes, denominadas *lipoproteínas de densidade intermediária* (IDL), que são rapidamente removidas ao fígado, no qual são catabolizadas por ação da lipase hepática, resultando nas LDL (Sposito *et al.*, 2007).

As LDL apresentam em sua composição baixo teor de triglicerídeos, sendo compostas, sobretudo, de colesterol, e é uma das principais carreadoras desse lipídio na circulação (cerca de 60%-70% do chamado colesterol total). Além disso, caracterizam-se por apresentarem em sua composição apenas a lipoproteína ApoB-100, o que permite ao fígado reconhecer essa molécula e removê-la para a circulação, além de exercerem papel aterogênico ("colesterol ruim") (Sposito *et al.*, 2007; Sugino *et al.*, 2011).

Entre os principais fatores envolvidos na patogênese das doenças cardiovasculares, nota-se que o processo de aterogênese e sua relação com as lipoproteínas circulantes representam importante papel etiológico. Por definição, *aterosclerose* consiste em doença inflamatória crônica, que atinge artérias de médio e grande calibre, em que ocorre formação de placas ateromatosas decorrentes de lesão endotelial. Essas características a diferem da *arteriosclerose*, que corresponde a um termo geral relacionado com o espessamento e o enrijecimento, em razão de precipitação de cálcio na parede das artérias (Sposito *et al.*, 2007; Koba e Hirano, 2011).

Em geral, o "colesterol ruim" elevado é considerado o vilão no desenvolvimento das doenças cardiovasculares, mas será ele o principal responsável?

O processo de aterogênese apresenta etiologia multifatorial, em que o desequilíbrio dos lipídios circulantes (dislipidemias) é um dos fatores de risco para aterosclerose, que também pode resultar de outros fatores, como tabagismo, obesidade, hipertensão e diabetes melito tipo 2. Basicamente, o processo inicia-se com a agressão endotelial mediada por um dos fatores supracitados, favorecendo o transporte das lipoproteínas aterogênicas (em particular, as LDL) para a camada íntima do vaso. Uma vez transportadas, as partículas de LDL sofrem alteração estrutural, por mecanismo de oxidação, tornando-se imunogênicas, estimulando a migração de células inflamatórias (monócitos da circulação). No espaço subendotelial, os monócitos alteram seu fenótipo para macrófagos, os quais fagocitam as partículas de LDL oxidadas, dando origem às denominadas *células espumosas* (*foam cells*), que correspondem ao principal componente da placa aterosclerótica (Sposito *et al.*, 2007; Koba e Hirano, 2011).

Assim, vale ressaltar que o "colesterol ruim" (LDL) não é o único fator envolvido na patogênese das doenças cardiovasculares. Na realidade, segundo estudos epidemiológicos, apenas 30% das pessoas que sofrem ataque cardíaco apresentam concentrações plasmáticas do LDL aumentadas. E mesmo as pessoas que apresentam valores do LDL dentro da normalidade podem vir a apresentar aterosclerose (Kones, 2011). O que realmente acaba sendo determinante nesse processo é o quadro pró-inflamatório que irá favorecer a lesão endotelial, desencadeando todo o processo.

3.7.2 Avaliação laboratorial do perfil lipídico

Do ponto de vista laboratorial, são mensuradas as concentrações plasmáticas de colesterol total, de HDL, de LDL e de triglicerídeos como marcadores gerais do perfil lipídico. Recomenda-se que a determinação do perfil lipídico seja feita em indivíduos com dieta habitual, estado metabólico e peso estáveis por pelo menos duas semanas antes de realizar o exame, evitando ingestão alcoólica e exercícios físicos vigorosos respectivamente 72 horas e 24 horas antes do exame (Sposito *et al.*, 2007).

3.7.3 Colesterol total

A mensuração do colesterol total corresponde ao somatório do colesterol contido nas lipoproteínas (frações), em que o LDL corresponde à maior fração (60%-70%), seguido do HDL (10%-15%) e do VLDL (10%-15%).

Em geral, o diagnóstico da hipercolesterolemia isolada é dado com a elevação isolada do colesterol total (desejável: $\geq$ 200 mg/dL), normalmente representado pelo aumento das concentrações de LDL ($\geq$ 160 mg/dL) (Sposito *et al.*, 2007).

3.7.4 Colesterol LDL

A mensuração direta das concentrações de LDL não costuma ser de rotina na prática laboratorial, uma vez que, além de ter custo elevado e metodologia pouco usual, existem alternativas mais acessíveis e práticas para sua quantificação. De acordo com a IV Diretriz Brasileira sobre Dislipidemias e Prevenção da Aterosclerose (Sposito *et al.*, 2007), recomenda-se a aplicação da fórmula de Friedewald (Friedewald, Levy e Fredrickson, 1972) para a obtenção dos valores de LDL, por ser uma ferramenta de baixo custo e bastante sensível, exceto em pacientes com hipertrigliceridemia (triglicerídeos > 400 mg/dL), hepatopatia colestática crônica, diabetes melito e síndrome nefrótica (Sposito *et al.*, 2007; Ito *et al.*, 2011).

Equação de Friedewald

LDL = colesterol total – HDL –VLDL

Em que: VLDL = triglicerídeos/5

3.7.5 Colesterol HDL

Considerado popularmente como o "colesterol bom", as concentrações plasmáticas de HDL estão inversamente relacionadas com o risco cardiovascular, sobretudo em virtude de realizar o transporte reverso do colesterol e de suas atividades anti-inflamatórias e antioxidantes. São considerados como desejáveis valores acima de 40 mg/dL, para homens, e 50 mg/dL, para mulheres (Sposito *et al.*, 2007).

3.7.6 Colesterol não HDL

Em indivíduos que apresentam hipertrigliceridemia (triglicerídeos > 400 mg/dL), a fórmula de Friedewald torna-se imprecisa, dificultando a mensuração das lipoproteínas aterogênicas (LDL). Assim, como forma alternativa de estimativa do risco cardiovascular, estipula-se o uso do colesterol não HDL, que consiste, basicamente, na subtração do HDL dos valores de colesterol total:

Colesterol não HDL = colesterol total – HDL

Em geral, recomenda-se como valores desejáveis de colesterol não HDL cerca de 30 mg/dL acima dos valores desejáveis de LDL. Por exemplo, se o valor desejável de LDL é abaixo de 160 mg/dL, os valores desejáveis de não HDL seriam abaixo de 190 mg/dL (Brunzell *et al.*, 2008).

3.7.7 Triglicerídeos

Os triglicerídeos consistem na forma lipídica mais abundante no nosso organismo. São formados por uma molécula de glicerol ligada a três cadeias de ácido graxo, podendo ter suas concentrações plasmáticas influenciadas tanto pela dieta como pela síntese endógena do organismo (Calixto-Lima, Guedes e Reis, 2012).

O aumento nas concentrações de triglicerídeos na circulação sanguínea está intimamente relacionado ao aumento das lipoproteínas ricas em triglicerídeos, como o quilomícrom (80%), que responde à síntese intestinal e às VLDL (15%) provenientes da síntese hepática. Pela maior proporção de triglicerídeos nos quilomícrons, associa-se o aumento dessas concentrações ao excesso de ingestão de gordura (principalmente saturada) pela dieta, uma vez que os quilomícrons são formados a partir dos lipídios presentes na luz intestinal. Contudo, os triglicerídeos não respondem somente à ingestão lipídica.

A síntese de triglicerídeos pelo fígado é diretamente influenciada pelo aumento nas concentrações de glicose e de insulina, ou seja, diretamente relacionada com o consumo de carboidratos. O fígado apresenta importante função na manutenção do controle glicêmico, e, em condição de excesso energético, ele tende a armazenar (glicogênio) para futuras situações de privação (Browning e Horton, 2004).

No fígado, o excesso de glicose sinaliza a síntese de triglicerídeos, a partir da ação da enzima piruvato quinase hepática, convertendo a glicose em piruvato, que terá como destino o ciclo de Krebs, na mitocôndria. Como produto do ciclo de Krebs, há o citrato, que retorna ao citoplasma hepático e sofre ação da enzima citrato liase para formação de acetilcoenzima A (acetil-CoA), que, por sua vez, sofre ação da acetil-CoA carboxilase 1, formando malonil-CoA. Esse produto é base para a cascata de síntese dos ácidos graxos: ácido palmítico, ácido palmitoleico, ácido esteárico e ácido oleico, que serão utilizados para a síntese de triglicerídeos hepáticos (Horton, Goldstein e Brown, 2002).

As elevações nas concentrações plasmáticas de insulina tanto promovem a lipogênese de triglicerídeos hepáticos, pelo mecanismo semelhante à glicose, como exercem atividades no tecido adiposo, estimulando a enzima lipase hormônio-sensível, que promove aumento do efluxo de ácidos graxos livres dos adipócitos para o fígado. Esses ácidos graxos livres também irão estimular a síntese de triglicerídeos (Browning e Horton, 2004).

Após a síntese hepática, os triglicerídeos são conjugados com apolipoproteína B (ApoB), formando as partículas VLDL, que apresentam potencial aterogênico, como já mencionado. São considerados como desejáveis valores de triglicerídeos $\geq$ 150 mg/dL (Sposito *et al.*, 2007).

3.8 Homeostase glicêmica

A avaliação da homeostase glicêmica é de fundamental importância no acompanhamento de indivíduos obesos/com sobrepeso, uma vez que a sintomatologia associada a esse quadro é, na maioria dos casos, silenciosa.

Além da função de estoque de gordura, o tecido adiposo apresenta elevada atividade metabólica, atuando na intercomunicação de órgãos e de tecidos de maneira parácrina/endócrina, mediado pela produção de citocinas e, até mesmo, de hormônios (Stenholm *et al.*, 2008). Assim, pode-se considerar a obesidade como uma doença inflamatória crônica de baixo grau, uma vez que o acúmulo de tecido adiposo favorece a produção desses mediadores (citocinas).

Do ponto de vista histórico, pesquisas evidenciam que a obesidade se correlaciona com predisposição a doenças crônicas, porém, o local de depósito desse tecido adiposo direciona o desfecho fisiopatológico. Vague (1956) propôs o conceito de que a gordura acumulada na região do tronco (obesidade androide) poderia ser metabolicamente mais prejudicial que a gordura acumulada na região dos membros (obesidade ginoide) (Dulloo e Montani, 2012). Essa teoria vem sendo confirmada, visto que, atualmente, considera-se o acúmulo de gordura na região central/abdominal como ponto crucial no desenvolvimento de agravos crônicos, como resistência insulínica, diabetes melito tipo 2 e síndrome metabólica. Assim, o fenótipo patológico da obesidade seria representado pela adiposidade central; todavia, mais especificamente ainda em relação ao depósito adiposo, seria a obesidade visceral (intra-abdominal), em detrimento da obesidade subcutânea, a mais patogênica (Müller *et al.*, 2016).

3.8.1 Sinalização insulínica

Em condições normais, a insulina é secretada mediante elevações nas concentrações plasmáticas de glicose, em que níveis inferiores a 80 mg/dL parecem não estimular a secreção hormonal (Nakata e Yada, 2011; Usui e Tobe, 2011).

Para controle das concentrações de glicose, a insulina atua na mobilização dos transportadores de glicose (GLUT) do meio citoplasmático para a membrana, permitindo a difusão da glicose para dentro da célula. Existem subtipos desses transportadores, e os denominados GLUT4 são específicos para os tecidos muscular e adiposo.

A sinalização da insulina se inicia com a ligação desse hormônio em seu receptor específico, presente na membrana celular, o que promove uma alteração na conformação do hormônio, iniciando uma reação de fosforilação de subunidades desse receptor (substrato receptor de insulina – IRS –, do inglês *insulin receptor substrate*) no meio intracelular. Esse sinal é amplificado, desencadeando uma cascata de reações de fosforilação, com o intuito de estimular a translocação dos GLUT para a membrana celular (Stuart *et al.*, 2009; Mohan *et al.*, 2010; Usui e Tobe, 2011).

Entre as consequências decorrentes do quadro de obesidade central, sobretudo em razão do acúmulo de gordura visceral, a homeostase glicêmica sofre prejuízos bastante significativos, uma vez que esse padrão de depósito lipídico apresenta relação direta com o desenvolvimento da resistência insulínica. A inflamação crônica verificada nesse fenótipo de obesidade, ilustrado pela secreção aumentada de citocinas pró-inflamatórias, como o fator de necrose tumoral alfa (TNF-α) e a interleucina-6 (IL-6) (Hotamisligil, 2006), apresenta elevada patogenicidade no mecanismo de sinalização insulínica.

A obesidade visceral também está associada ao aumento de ácidos graxos livres circulantes, os quais também desempenham um papel na patogênese da resistência insulínica, pelo mecanismo conhecido como *lipotoxicidade*. Os ácidos graxos livres podem vir a se depositar em locais ectópicos, por exemplo, no fígado, causando prejuízos no metabolismo da glicose, e no pâncreas, podendo levar à disfunção e à falência das células-beta (Ravussin e Smith, 2002).

De maneira semelhante à insulina, também existem receptores na membrana celular para o TNF-α. A ligação com respectivo receptor induz a fosforilação de proteínas específicas, entre elas o fator nuclear *kappa* B (NF-κB), que estimula no núcleo da célula, em particular no DNA, a expressão de citocinas pró-inflamatórias no meio intracelular. Esse aumento de citocinas no interior da célula estimula uma proteína específica, denominada JNK (c-Jun N-terminal quinase, também conhecida como proteína quinase ativada por tensão), que bloqueará a fosforilação do receptor da insulina, impedindo que o sinal de ligação da insulina seja transmitido, inibindo a translocação do GLUT para a membrana e, consequentemente, instalando o quadro de resistência insulínica (Hotamisligil, 2006; Tuncman *et al.*, 2006).

Resistência insulínica é definida como uma "perturbação das vias de sinalização, mediadas pela insulina, em que as concentrações normais do hormônio produzem uma resposta biológica subnormal" (Taylor, Accili e Imai, 1994 *apud* SBD, 2015, p. 12). A hiperglicemia decorrente desse quadro pode inicialmente ser compensada com um aumento na atividade das células-beta pancreáticas, produzindo mais insulina. Porém, esse quadro pode levar ao fenômeno conhecido como glicotoxicidade, no qual essa hiperglicemia descompensada interfere na ação da insulina, atuando diretamente nos tecidos-alvo, sobretudo no pâncreas, por aumentar espécies reativas de oxigênio que afetam a secreção insulínica, podendo levar à falência das células-beta (Unger e Grundy, 1985).

3.8.2 Avaliação laboratorial da homeostase glicêmica

Glicemia de jejum

A glicose é um dos principais substratos energéticos para o nosso organismo e pode ser influenciada tanto pelas diferentes composições da dieta como por mecanismos intrínsecos (glicogenólise e neoglicogênese) para controlar seus níveis na circulação.

Considerada como um dos principais norteadores do diagnóstico do quadro de diabetes, a avaliação da glicemia de jejum precisa ser interpretada com cautela, em particular quando avaliada isoladamente.

Com as propostas atuais de recomendação para exames laboratoriais sem a necessidade do período de jejum, a avaliação da glicemia de jejum (como o próprio nome já diz) é um dos poucos exames que ainda exigem tal prática. Nesse caso, é recomendado o jejum de cerca de 8 horas antes da análise das concentrações sanguíneas de glicose (Nemer, Neves e Ferreira, 2010).

Na prática clínica, a avaliação da glicemia é simples, rápida e de fácil acesso, porém, seu resultado isolado ilustra apenas um único significado: a concentração de glicose momentânea, ou, melhor ainda, instantânea, da hora exata em que foi mensurada. É importante enfatizar dessa forma, pois a glicemia sofre muitas influências, e não se torna parâmetro diagnóstico confiável quando avaliada isoladamente.

A mensuração da glicemia, tanto em jejum como em momentos aleatórios, se torna ferramenta interessante no caso de pacientes que exijam controle glicêmico, como os diabéticos, caso contrário, deve ser combinada a avaliação de outros marcadores para interpretar a homeostase glicêmica.

Os valores recomendados de acordo com as Diretrizes da Sociedade Brasileira de Diabetes (SBD, 2015) são:

- *Glicemia de jejum normal*: valores abaixo de 100 mg/dL.
- *Tolerância à glicose diminuída*: valores maiores ou iguais a 100 mg/dL e menores que 126 mg/dL.
- *Diabetes melito*: valores maiores ou iguais a 126 mg/dL.

Insulina e HOMA-IR

A insulina, secretada pelas células-beta das Ilhotas de Langerhans no pâncreas, consiste em um hormônio proteico e é considerada como o principal hormônio anabólico no corpo humano, que, além de atuar na captação de glicose e no armazenamento de glicogênio, também atua na regulação de genes envolvidos no metabolismo de lipídios, tanto no músculo esquelético como no tecido adiposo, e no crescimento, no desenvolvimento e na sobrevivência celular (Viggiano, 2009).

O prejuízo da sua função, verificado inicialmente pela instalação do quadro de resistência insulínica, provoca consequências negativas bastante expressivas para o organismo. Inicialmente citado por Reaven (1988), a resistência insulínica seria o ponto crucial ña instalação da chamada síndrome X, o que hoje se conhece como síndrome metabólica (Ferrannini, 1992; SBH, 2005). Alguns autores colocam que a resistência insulínica e/ou a obesidade central (circunferência abdominal elevada) seriam os precursores de distúrbios metabólicos como aumento da pressão arterial e dislipidemia aterogênica (aumento de triglicerídeos e diminuição de HDL). Assim, torna-se fundamental a avaliação desse quadro.

Os valores de referência para insulina em jejum geralmente estão entre 2,5 e 25 μmol/mL. A avaliação da resistência insulínica é baseada no modelo matemático definido como HOMA-IR (modelo de avaliação da homeostase de resistência à insulina, do inglês *homeostasis model assessment – insulin resistance*), que leva em consideração as concentrações de glicose e de insulina no seu cálculo. São colocados como dentro da normalidade os valores de HOMA-IR > 2,71 (Matthews *et al.*, 1985).

$$\text{HOMA-IR} = \text{glicemia de jejum (mmoL/L)} \times \text{insulina de jejum } (\mu\text{mol/mL})/22{,}5$$

Ressalta-se aqui a importância de analisar as unidades de cada marcador para que a equação forneça o resultado adequado. Em geral, costuma-se observar as concentrações de glicose em mg/dL (por exemplo, seguindo o valor de referência para glicose de jejum: 100 mg/dL). Na equação do HOMA-IR, a concentração de glicose deve ser convertida para a unidade em questão, mmol/L. Para isso, basta utilizar o seguinte fator de conversão: 1 mg/dL = 0,0555 mmol/L (por exemplo: 100 mg/dL = 5,55 mmol/L).

Em relação à insulina, os valores costumam ser apresentados em duas unidades: μmol/mL e mmol/L. Nesse caso, não há necessidade de fator de conversão, uma vez que se equivalem quanto às grandezas de aproximação das unidades.

Hemoglobina glicada

Considerada como marcador de importante significado diagnóstico na avaliação da homeostase glicêmica, a hemoglobina glicada, ou hemoglina A1c (HbA1c), vem sendo bastante utilizada na prática clínica.

A hemoglobina A corresponde a cerca de 95% da hemoglobina humana total, sendo ainda subdividida em HbA0, HbA1 e HbA2. A subforma HBA1 ainda se subdivide em HbA1a1, HbA1a2, HbA1b e HbA1c, sendo esta última a chamada hemoglobina glicada.

Tal característica se deve ao fato de que essa molécula tem a capacidade de se ligar a um resíduo de glicose, por meio de uma reação não enzimática, de maneira estável e irreversível. Isso explica o motivo de se utilizar erroneamente o termo "*hemoglobina glicosilada*" como sinônimo da HbA1c.

Por definição, *glicação* consiste em uma reação não enzimática com açúcares redutores como a glicose, ao passo que *glicosilação* se refere a uma ligação enzimática e instável (NGSP, 2019). Assim, *não* se deve mais usar o termo "hemoglobina glicosilada".

A taxa de ligação da glicose com a hemoglobina apresenta proporcionalidade com a concentração sanguínea de glicose, ou seja, uma vez que a glicemia aumente, verifica-se aumento na ligação com hemoglobina (Wang *et al.*, 2011).

A vantagem de utilização desse marcador é que, diferentemente da glicemia em jejum, que corresponde à concentração no momento de análise, a HbA1c reflete a glicemia pregressa dos 4 últimos meses, visto que o tempo de vida médio de um eritrócito é de 120 dias (Freedman *et al.*, 2010; Grupo Interdisciplinar de Padronização da Hemoglobina Glicada A1C, 2017). Assim, não se justifica repetir o exame de HbA1c em intervalos inferiores a 4 meses.

Estudos epidemiológicos e modelos teóricos sugerem que um paciente com glicemia estável irá apresentar cerca de 50% da HbA1c formada no mês precedente ao exame, 25% no mês anterior e os outros 25% no terceiro e quarto mês precedente (Grupo Interdisciplinar de Padronização da Hemoglobina Glicada A1C, 2017). Assim a glicemia mais recente causará maior impacto nos valores de HbA1c.

A faixa de recomendação dos valores de HbA1c fica em torno de 4% a 6%, o que corresponde a uma glicemia média nos últimos 120 dias de 70 a 126 mg/dL, respectivamente (Nathan *et al.*, 2008).

3.9 Tireoide

Considerada uma glândula de grande importância na regulação do metabolismo humano, a análise da função tireoidiana é fundamental para a avaliação e o acompanhamento do processo de emagrecimento.

A interpretação da sua atividade deve ser minuciosa, uma vez que sua função é regulada por mecanismos supratireoidianos, intratireoidianos e de retroalimentação. Assim, a análise isolada dos hormônios da tireoide pode representar diagnóstico pouco preciso.

Para o entendimento da sua função, é necessário analisar de maneira integrada a atividade do eixo hipotálamo-hipófise-tireoide, bem como o efeito dos hormônios tireoidianos no estímulo sobre esse eixo. Basicamente, o estímulo inicial acontece a partir da secreção do hormônio de liberação de tireotropina (TRH) pelo hipotálamo, o qual estimulará a glândula hipófise (adeno-hipófise) a secretar o hormônio estimulador da tireoide (TSH). Uma vez na circulação, o TSH tem receptor na membrana das células foliculares da tireoide, que sinalizam intracelularmente o estímulo de síntese dos hormônios tireoidianos (tiroxina – T4 – e tri-iodotironina – T3). A síntese de TSH sofre efeito de retroalimentação dos hormônios tireoidianos (T4 e T3), que, uma vez apresentando concentrações ótimas na circulação, antagonizam sua ação como forma de controle da atividade tireoidiana (Barra *et al.*, 2004; Moura e Moura, 2004).

A síntese dos hormônios tireoidianos apresenta controle dependente de concentrações ótimas de iodo orgânico e, também, da proteína tireoglobulina (sintetizada a partir da tirosina), que é aceptora de iodo e base para os hormônios T4 e T3. O iodo pode ser oriundo da alimentação ou do processo de desiodação dos hormônios tireoidianos (Yen, 2001).

Em relação aos hormônios sintetizados na tireoide, cerca de 80% correspondem à síntese de T4, a única fonte endógena desse hormônio, ao passo que a síntese de T3 corresponde a uma pequena parcela. É importante ressaltar que a atividade dos hormônios tireoidianos é mediada pelo T3, uma vez que não temos receptores celulares para T4. Assim, após a secreção dos hormônios pela tireoide na circulação, ocorrerá o mecanismo de desiodação (retirada de uma molécula de iodo do T4) para síntese de T3 nos tecidos extratireoidianos, em geral, no fígado (Hennemann *et al.*, 2001; Stockigt, 2003).

A desiodação do T4, porém, não é direcionada única e exclusivamente para a síntese de T3. O hormônio T4 também pode ser convertido, em maior ou menor proporção, para T3 reverso (T3R). Essa isoforma corresponde à forma inativa do hormônio T3, e, geralmente em situações de estresse aumentado, de restrição alimentar e de algumas patologias, apresenta suas concentrações elevadas, podendo ter como mediador as concentrações aumentadas de cortisol (Demers, 2004).

O transporte dos hormônios tireoidianos é condicionado à conjugação com proteínas específicas, e somente uma pequena proporção de hormônios se mantém na forma livre. Entre as proteínas plasmáticas de transporte, citam-se a globulina ligadora da tiroxina (TBG), a transtirretina (TTR), uma forma de pré-albumina de ligação de tiroxina, e a albumina. Esse processo de conjugação é importante para a atividade hormonal, uma vez que, na forma livre, os hormônios apresentam meia-vida curta (Hennemann *et al.*, 2001; Stockigt, 2003).

Os hormônios tireoidianos apresentam funções importantes no crescimento e na maturação de diversos tecidos, bem como importantes atividades metabólicas nos sistemas muscular, endócrino e digestório, e na termogênese. Nesse sentido, alterações na função tireoidiana (hipo ou hipertireoidismo) acarretam importantes consequências ao organismo no processo de emagrecimento.

3.9.1 Avaliação laboratorial da função tireoidiana

Do ponto de vista laboratorial, a função tireoidiana pode ser avaliada pela mensuração da concentração plasmática dos indicadores relacionados com o eixo hipotálamo-hipófise-tireoide (Figura 3.1).

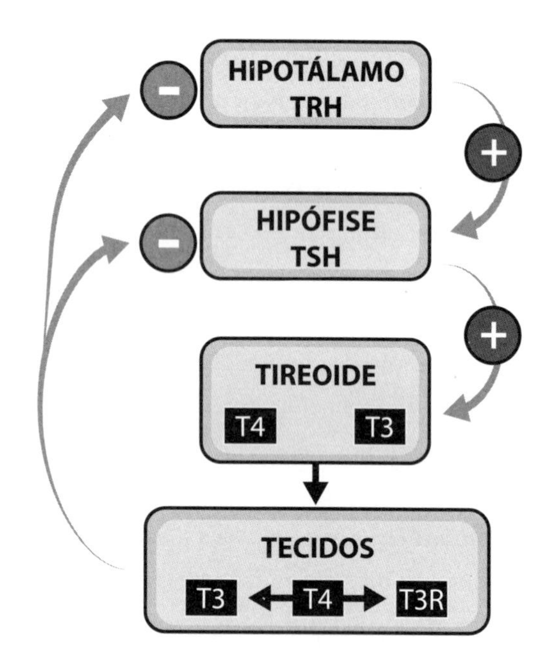

FIGURA 3.1 – Ilustração do eixo hipotálamo-hipófise-tireoide-tecidos.
T3: tri-iodotironina; T4: tiroxina; T3R: T3 reverso; TRH: hormônio de liberação de tireotropina; TSH: hormônio estimulador da tireoide.

3.9.2 TSH

O TSH é uma glicoproteína cuja secreção é controlada de maneira circadiana e sofre efeito de retroestimulação, de acordo com as concentrações plasmáticas de T3 e T4.

A análise laboratorial das concentrações sanguíneas de TSH é de grande importância, sendo o marcador mais sensível na investigação da função tireoidiana; porém, sua análise isolada é insuficiente (Dayan, 2001).

Em geral, a baixa atividade da tireoide – o hipotireoidismo – é colocada como uma das possíveis causas da obesidade, uma vez que um dos sintomas associados a esse quadro é o ganho de peso. O que se costuma observar é que os distúrbios da tireoide, na maioria das vezes, não representam o principal fator etiológico da obesidade, mas podem ser uma alteração verificada concomitantemente à obesidade (Graf e Carvalho, 2002).

Para a análise laboratorial do quadro de hipotireoidismo, normalmente se avaliam as concentrações de TSH e de T4 livre, e essa avaliação pode ter algumas situações como resultado, conforme descrito a seguir.

Hipotireoidismo subclínico:
TSH elevado e T4 normal

Possível interpretação: em geral, esses pacientes são assintomáticos. Sugere-se o acompanhamento clínico, pois comumente as concentrações tendem a se normalizar na maioria dos casos, sem a necessidade de intervenção medicamentosa precoce (Damiani, 2002).

Hipotireoidismo primário:
TSH elevado e T4 baixo

Possíveis interpretações (Gärtner, 2010):

- Deficiência na síntese dos hormônios tireoidianos (T4 em maior concentração) faz a adeno-hipófise supraestimular (concentrações de TSH aumentadas) a tireoide, na tentativa de compensar a deficiência de hormônios tireoidianos, podendo levar à hipertrofia da tireoide (bócio). *Possível causa*: deficiência nas concentrações de iodo orgânico (fonte alimentar) e/ou síntese de tireoglobulina, tirosino-dependente.
- Deficiência na atividade da deiodinase, limitando a conversão de T4 em T3 e, consequentemente, a ação hormonal nas células-alvo. *Possível causa*: a atividade da enzima deiodinase é regulada por cofatores, como o selênio, podendo limitar a conversão de T3. Outro fator pode ser estar associado a concentrações elevadas de cortisol, que levam tanto à diminuição da atividade da deiodinase como ao bloqueio dos receptores para T3 nos alvos celulares. Sugere-se adicionar a mensuração das concentrações plasmáticas de cortisol.

Hipotireoidismo secundário:
TSH normal/baixo, T4 baixo

Possíveis interpretações: sugere-se complementar a investigação com a análise das concentrações de TRH, a fim de determinar se é um caso de alteração hipotalâmica, hipofisária ou tireoidiana (Gärtner, 2010).

3.10 Indicadores laboratoriais menos usuais na prática clínica

3.10.1 Leptina

A solicitação laboratorial de leptina não é uma rotina na prática clínica, por se tratar de um marcador com custo elevado para análise; porém, apresenta importante papel no metabolismo associado ao controle de peso corporal.

A leptina, descoberta inicialmente em 1994 (Zhang, Y., *et al.*, 1994), é expressa e secretada principalmente pelo tecido adiposo e tem como papel importante o controle do apetite e do gasto energético via regulação neuroendócrina. Apresenta correlação direta com as concentrações de insulina, e inversa com o eixo hormônio adrenocorticotrófico-cortisol (ACTH-cortisol) (Licinio e Wong, 1997).

Sua atividade está intimamente ligada com o tecido adiposo, uma vez que reduções nesse tecido implicam reduções das concentrações séricas de leptina, ao passo que o aumento do tecido adiposo é associado a maiores níveis circulantes. A leptina tem como sítio de ação as regiões hipotalâmicas de controle da fome e do gasto energético, em que maiores concentrações desse hormônio diminuem o apetite e aumentam o gasto energético em repouso (Münzberg *et al.*, 2016).

Seria esperado, então, que indivíduos obesos, com maior tecido adiposo, produzissem maiores níveis de leptina e apresentassem como consequência diminuição da fome e aumento do gasto energético, certo? A lógica do raciocínio induz esse pensamento, contudo, o que acontece com indivíduos obesos é a verificação de concentrações maiores de leptina, compatíveis com o excesso de tecido adiposo, sem o desfecho esperado desse hormônio. Assim, não são as baixas concentrações de leptina (aumento do apetite) que irão induzir a obesidade, e sim os mecanismos relacionados ao quadro de resistência à leptina (Van Heek *et al.*, 1997).

Os estudos indicam que padrões de dieta hiperlipídica, tanto em modelos experimentais quanto em humanos, induzem deficiência na comunicação entre a leptina e os centros hipotalâmicos, principalmente pelo quadro pró-inflamatório instalado no hipotálamo (Myers, Cowley e Münzberg, 2008). Assim, o padrão alimentar pode implicar não somente a inflamação sistêmica decorrente da hipertrofia do tecido adiposo, mas, também, o aumento de espécies reativas de oxigênio e de vias de controle neurais, provocando inflamação local com desfechos inibitórios à sinalização da leptina (Zhang, X., *et al.*, 2008).

Assim, a interpretação das concentrações de leptina em indivíduos obesos ou no controle de peso vai muito além apenas de valores elevados ou reduzidos.

3.10.2 Grelina

A grelina consiste em um hormônio peptídico que, assim como a leptina, desempenha papel importante no controle do apetite. É produzida sobretudo pela mucosa gástrica, sendo classificada como hormônio orexígeno, ou seja, que tem como função o estímulo do apetite (Cummings, Foster-Schubert e Overduin, 2005).

As concentrações de grelina respondem positivamente ao jejum, e seu aumento é um sinal de fome (Ariyasu *et al.*, 2001). Em contrapartida, são verificadas concentrações reduzidas de grelina no estado alimentado e em indivíduos obesos (Ariyasu *et al.*, 2001; Arora e Anubhuti, 2006). O mecanismo proposto é que o aumento da fome induzido pelas maiores concentrações de grelina seja mediado pelo estímulo da produção de outros marcadores, como o neuropeptídio Y (NPY) e o peptídeo relacionado ao gene agouti (AgRP), no núcleo arqueado do cérebro (Greenman *et al.*, 2004). Tanto o NPY quanto o AgRP são expressos no hipotálamo e apresentam potente ação orexígena, além de serem antagônicos à leptina (Wilson, Ollmann e Barsh, 1999; Kalra e Kalra, 2004).

Como a produção de grelina é estimulada pela mucosa gástrica, em pacientes que sofreram intervenção cirúrgica de *bypass* gástrico (na qual o esôfago é cirurgicamente conectado direto ao jejuno), as concentrações de grelina se alteram. O fato de o alimento não passar pelo estômago produziria a resposta de fome, aumentando a secreção de grelina, o que não se verifica nesse caso. A falta de nutrientes pelo estômago faz com que o estímulo de grelina se perpetue cronicamente, até o ponto em que se suprime o sinal de estímulo e as concentrações de grelina diminuem. Tal redução nas concentrações de grelina parece ser um dos possíveis mecanismos envolvidos na perda de peso pós-cirurgia gástrica (Cummings *et al.*, 2002). Novos estudos ainda são necessários para comprovar essa teoria.

3.10.3 Adiponectina

Entre os mediadores químicos produzidos pelo tecido adiposo endócrino, a adiponectina desempenha importante função na melhora da saúde do indivíduo.

A adiponectina, também conhecida como ACRP30 (*adipocyte complement-related of 30 kDa protein*), é uma proteína expressa especificamente pelo tecido adiposo, atingindo concentrações plasmáticas em humanos de 3 a 30 μg/mL (Maeda *et al.*, 1996; Arita *et al.*, 1999). Sua expressão é inversamente proporcional ao acúmulo de gordura no tecido adiposo, em particular, a gordura visceral, apresentando menores concentrações em indivíduos obesos (Ryo *et al.*, 2004).

Entre as principais funções da adiponectina, destaca-se seu papel protetor contra doenças cardiovasculares e na melhora do quadro de resistência insulínica. Consistentes achados clínicos e experimentais mostram que maiores concentrações de adiponectina apresentam atividade anti-inflamatória, sendo verificadas pela diminuição da expressão de citocinas pró-inflamatórias, TNF-α, IL-6 e proteína C-reativa, diminuindo os efeitos deletérios do quadro de obesidade (Rajala e Scherer, 2003).

Uma vez que a inflamação decorrente da obesidade é considerada uma das principais causas do quadro de resistência insulínica, a adiponectina exerce fator protetor para a melhora desse quadro, além de aumentar a sensibilidade insulínica, por meio da maior oxidação de ácidos graxos livres (combate à lipotoxicidade), e de melhorar a captação da glicose pelo músculo esquelético (combate à glicotoxicidade) (Rajala e Scherer, 2003; Halberg, Wernstedt-Asterholm e Scherer, 2008).

Em relação às doenças cardiovasculares, a adiponectina atua melhorando a inflamação, que é fator de risco para a lesão endotelial e para o desencadeamento do processo de aterogênese, e na modulação do fenótipo dos macrófagos, os quais podem ser M1 (pró-inflamatórios) e M2 (anti-inflamatórios). Em geral, o tecido adiposo favorece a formação de M1, e a adiponectina atua na conversão desse biótipo para M2, atenuando as desordens metabólicas decorrentes da obesidade (Ohashi *et al.*, 2010). Outra importante função da adiponectina é a prevenção da formação das células espumosas (*foam cells*), que correspondem a macrófagos com atividade fagocitária sobre as partículas de LDL oxidadas, e são os principais componentes da placa ateromatosa (Ouchi *et al.*, 2001).

Com base nisso, a adiponectina é benéfica no controle da obesidade, mas será que se justifica solicitar que todos os indivíduos realizem esse exame? A dosagem das concentrações plasmáticas de adiponectina é pouco solicitada na rotina clínica laboratorial, sendo mais utilizada em pesquisas, principalmente pelo alto custo da análise. Mesmo antes de mensurar as concentrações, pode-se levar em conta alguns importantes achados, por exemplo, o de que a mudança do estilo de vida, adotando-se a prática regular de exercícios físicos, bem como a reeducação alimentar foram associados à melhora do quadro pró-inflamatório e ao aumento nas concentrações de adiponectina (Esposito *et al.*, 2003). Assim, é melhor começar com o básico antes de complicar o raciocínio!

Considerações finais

Tradicionalmente, a Medicina era fundamentada apenas no conceito de "tratamento de doenças". As pessoas buscavam auxílio e tratamento profissional apenas em condições extremas. Hoje em dia, essa perspectiva vem evoluindo, pois a atenção médica se fundamenta bastante na questão da prevenção e da promoção da saúde, aliada fortemente ao profissional da Nutrição nessa mudança de paradigmas.

A realização periódica de exames sanguíneos consiste em estratégia bastante interessante na monitorização de diversos aspectos relacionados à saúde, sendo de extrema importância sua avaliação por profissional capacitado. Com a utilização dessa ferramenta, é possível o diagnóstico precoce de alterações em nosso organismo, possibilitando, assim, a intervenção imediata, evitando complicações mais graves.

Por mais que ainda haja dificuldade por parte das empresas de convênios médicos em arcar com os custos de exames solicitados por nutricionistas, a sugestão é que estes persistam e criem uma espécie de "força-tarefa", para mostrar que, por meio de exames laboratoriais realizados rotineiramente, atrelados ao acompanhamento nutricional, é possível atuar de forma preventiva, acompanhando não somente a eficácia do tratamento dietoterápico, mas também os indicadores de vitalidade, pois o nutricionista promove saúde. Uma vez que seu tratamento é eficaz, esse paciente tem menor chance de se tornar um potencial "enfermo internado", gerando uma grande economia aos convênios.

O ato de se diagnosticar doenças é domínio do profissional médico, porém, diante do entendimento da Bioquímica e da Fisiologia, o profissional nutricionista tem como interpretar alterações metabólicas no organismo do indivíduo, podendo, desse modo, intervir de maneira não medicamentosa no ajuste de tais complicações, por meio da alimentação.

O presente capítulo não teve como objetivo incitar que os marcadores laboratoriais aqui mencionados sejam aplicados a todas as condições e a todos os indivíduos, como uma espécie de "roteiro". A proposta foi abordar, de forma ampla e abrangente, pontos que merecem ser enfatizados no acompanhamento do emagrecimento. Muitos parâmetros sanguíneos apresentam influência de diversos fatores, não refletindo uma única interpretação. Assim, sugere-se sempre que os resultados sejam discutidos de forma multiprofissional, para embasar a conduta profissional de forma mais coerente.

Referências

Adams, K. F. *et al.* Overweight, obesity, and mortality in a large prospective cohort of persons 50 to 71 years old. *N. Engl. J. Med.*, v. 355, n. 8, p. 763-78, 2006.

Arita, Y. *et al.* Paradoxical decrease of an adipose--specific protein, adiponectin, in obesity. *Biochem. Biophys. Res. Commun.*, v. 257, n. 1, p. 79-83, 1999.

Ariyasu, H. *et al.* Stomach is a major source of circulating ghrelin, and feeding state determines plasma ghrelin-like immunoreactivity levels in humans. *J. Clin. Endocrinol. Metab.*, v. 86, n. 10, p. 4753-8, 2001.

Arora, S.; Anubhuti, A. Role of neuropeptides in appetite regulation and obesity – a review. *Neuropeptides*, v. 40, n. 6, p. 375-401, 2006.

Barra, G. B. *et al.* Mecanismo molecular da ação do hormônio tireoideano. *Arq. Bras. Endocrinol. Metab.*, v. 48, n. 1, p. 25-39, 2004.

Browning, J. D.; Horton, J. D. Molecular mediators of hepatic steatosis and liver injury. *J. Clin. Invest.*, v. 114, n. 2, p. 147-52, 2004.

Brunzell, J. D. *et al.* Lipoprotein management in patients with cardiometabolic risk: consensus conference report from the American Diabetes Association and the American College of Cardiology Foundation. *J. Am. Coll. Cardiol.*, v. 51, n. 15, p. 1512-24, 2008.

Calixto-Lima, L.; Guedes, E. P.; Reis, N. T. Dislipidemias. In: Calixto-Lima, L.; Reis, N. T. (org.). *Interpretação de exames laboratoriais aplicados à Nutrição Clínica.* Rio de Janeiro: Rubio, 2012. p. 215-26.

Calle, E. E. *et al.* Overweight, obesity, and mortality from cancer in a prospectively studied cohort of U.S. adults. *N. Engl. J. Med.*, v. 348, n. 17, p. 1625-38, 2003.

Conselho Federal de Nutricionistas (CFN). *CFN divulga recomendação sobre exames laboratoriais.* 2016. Disponível em: http://www.cfn.org.br/index.php/cfn-divulga-recomendacao-sobre-exames-laboratoriais/. Acesso em: 3 ago. 2018.

Cummings, D. E.; Foster-Schubert, K. E.; Overduin, J. Ghrelin and energy balance: focus on current controversies. *Curr. Drug Targets*, v. 6, n. 2, p. 153-69, 2005.

Cummings, D. E. *et al.* Plasma ghrelin levels after diet-induced weight loss or gastric bypass surgery. *N. Engl. J. Med.*, v. 346, n. 21, p. 1623-30, 2002.

Damiani, D. Hipotireoidismo sub-clinico: controvérsias (parte I). *Rev. Assoc. Med. Bras.*, v. 48, n. 3, p. 196, 2002.

Dayan, C. M. Interpretation of thyroid function tests. *Lancet*, v. 357, n. 9256, p. 619-24, 2001.

Demers, L. M. Thyroid disease: pathophysiology and diagnosis. *Clin. Lab. Med.*, v. 24, n. 1, p. 19-28, 2004.

Dulloo, A. G.; Montani, J. P. Body composition, inflammation and thermogenesis in pathways to obesity and the metabolic syndrome: an overview. *Obes. Rev.*, v. 13, p. 1-5, 2012. Supplement 2.

Esposito, K. *et al.* Effect of weight loss and lifestyle changes on vascular inflammatory markers in obese women: a randomized trial. *JAMA*, v. 289, n. 14, p. 1799-804, 2003.

Ferrannini, E. The insulin resistance syndrome. *Curr. Opin. Nephrol. Hypertens.*, v. 1, n. 2, p. 291-8, 1992.

Freedman, B. I. *et al.* Comparison of glycated albumin and hemoglobin A1c concentrations in diabetic subjects on peritoneal and hemodialysis. *Perit. Dial. Int.*, v. 30, n. 1, p. 72-9, 2010.

Friedewald, W. T.; Levy, R. I.; Fredrickson, D. S. Estimation of the concentration of low-density lipoprotein cholesterol in plasma, without use of the preparative ultracentrifuge. *Clin. Chem.*, v. 18, n. 6, p. 499-502, 1972.

GÄRTNER, R. [Hypothyroidism – diagnosis and therapy]. *MMW Fortschr. Med.*, v. 152, n. 44, p. 67-9, 71, 2010. Quiz 72.

GRAF, H.; CARVALHO, G. A. Fatores interferentes na interpretação de dosagens laboratoriais no diagnóstico de hiper e hipotireoidismo. *Arq. Bras. Endocrinol. Metab.*, v. 46, n. 1, p. 51-64, 2002.

GREENMAN, Y. *et al.* Ghrelin secretion is modulated in a nutrient- and gender-specific manner. *Clin. Endocrinol. (Oxf.)*, v. 60, n. 3, p. 382-8, 2004.

GRUPO INTERDISCIPLINAR DE PADRONIZAÇÃO DA HEMOGLOBINA GLICADA – A1C. Posicionamento oficial SBD, SBPC-ML, SBEM E Fenad 2017/2018. Atualização sobre hemoglobina glicada (A1C) para a avaliação do controle glicêmico e para o diagnóstico do diabetes: aspectos clínicos e laboratoriais. 2017. Disponível em: https://www.diabetes.org.br/publico/images/banners/posicionamento-3-2.pdf. Acesso em: 12 fev. 2019.

HALBERG, N.; WERNSTEDT-ASTERHOLM, I.; SCHERER, P. E. The adipocyte as an endocrine cell. *Endocrinol. Metab. Clin. North Am.*, v. 37, n. 3, p. 753-68, 2008.

HELMCHEN, L. A.; HENDERSON, R. M. Changes in the distribution of body mass index of white US men, 1890-2000. *Ann. Hum. Biol.*, v. 31, n. 2, p. 174-81, 2004.

HENNEMANN, G. *et al.* Plasma membrane transport of thyroid hormones and its role in thyroid hormone metabolism and bioavailability. *Endocr. Rev.*, v. 22, n. 4, p. 451-76, 2001.

HORTON, J. D.; GOLDSTEIN, J. L.; BROWN, M. S. SREBPs: activators of the complete program of cholesterol and fatty acid synthesis in the liver. *J. Clin. Invest.*, v. 109, n. 9, p. 1125-31, 2002.

HOTAMISLIGIL, G. S. Inflammation and metabolic disorders. *Nature*, v. 444, n. 7121, p. 860-7, 2006.

HURT, R. T. *et al.* Designation of obesity as a disease: lessons learned from alcohol and tobacco. *Curr. Gastroenterol. Rep.*, v. 16, n. 11, p. 415, 2014.

IDENTIFYING patients at risk: ADA's definitions for nutrition screening and nutrition assessment. Council on Practice (COP) Quality Management Committee. *J. Am. Diet. Assoc.*, v. 94, n. 8, p. 838-9, 1994.

ITO, Y. *et al.* Development of a homogeneous assay for measurement of small dense LDL cholesterol. *Clin. Chem.*, v. 57, n. 1, p. 57-65, 2011.

KALRA, S. P.; KALRA, P. S. NPY and cohorts in regulating appetite, obesity and metabolic syndrome: beneficial effects of gene therapy. *Neuropeptides*, v. 38, n. 4, p. 201-11, 2004.

KOBA, S.; HIRANO, T. Dyslipidemia and atherosclerosis. *Nihon Rinsho*, v. 69, n. 1, p. 138-43, 2011.

KONES, R. Primary prevention of coronary heart disease: integration of new data, evolving views, revised goals, and role of rosuvastatin in management. A comprehensive survey. *Drug Des. Devel. Ther.*, v. 5, p. 325-80, 2011.

LICINIO, J.; WONG, M. L. Pathways and mechanisms for cytokine signaling of the central nervous system. *J. Clin. Invest.*, v. 100, n. 12, p. 2941-7, 1997.

MAEDA, K. *et al.* cDNA cloning and expression of a novel adipose specific collagen-like factor, apM1 (adipose most abundant gene transcript 1). *Biochem. Biophys. Res. Commun.*, v. 221, n. 2, p. 286-9, 1996.

MATTHEWS, D. R. *et al.* Homeostasis model assessment: insulin resistance and beta-cell function from fasting plasma glucose and insulin concentrations in man. *Diabetologia*, v. 28, n. 7, p. 412-9, 1985.

MOHAN, S. *et al.* Molecular dynamics simulation studies of GLUT4: substrate-free and substrate-induced dynamics and ATP-mediated glucose transport inhibition. *PloS One*, v. 5, n. 12, p. e14217, 2010.

MOURA, E. G.; MOURA, C. C. P. Regulação da síntese e secreção de tireotrofina. *Arq. Bras. Endocrinol. Metab.*, v. 48, n. 1, p. 40-52, 2004.

MÜLLER, M. J. *et al.* Beyond BMI: conceptual issues related to overweight and obese patients. *Obes. Facts*, v. 9, n. 3, p. 193-205, 2016.

MÜNZBERG, H. *et al.* Neural control of energy expenditure. *Handb. Exp. Pharmacol.*, v. 233, p. 173-94, 2016.

MYERS, M. G.; COWLEY, M. A.; MÜNZBERG, H. Mechanisms of leptin action and leptin resistance. *Annu. Rev. Physiol.*, v. 70, p. 537-56, 2008.

NAKATA, M.; YADA, T. Central insulin action and resistance in regulating diverse functions. *Nihon Rinsho*, v. 69, p. 190-6, 2011. Supplement 1.

NATHAN, D. M. *et al.* Translating the A1C assay into estimated average glucose values. *Diabetes Care*, v. 31, n. 8, p. 1473-8, 2008.

NATIONAL GLYCOHEMOGLOBIN STANDARDIZATION PROGRAM (NGSP). *List of NGSP certified methods* (updated 2/19, listed by date certified). 2019. Disponível em: http://www.ngsp.org/docs/methods.pdf. Acesso em 12 fev. 2019.

NEMER, A. S. A.; NEVES, F. J.; FERREIRA, J. L. S. *Manual de solicitação e interpretação de exames laboratoriais*. Rio de Janeiro: Revinter, 2010. 110 p.

NORDESTGAARD, B. G. *et al.* Fasting is not routinely required for determination of a lipid profile: clinical and laboratory implications including flagging at desirable concentration cut-points-a joint consensus statement from the European Atherosclerosis Society and European Federation of Clinical Chemistry and Laboratory Medicine. *Eur. Heart J.*, v. 37, n. 25, p. 1944-58, 2016.

OHASHI, K. *et al.* Adiponectin promotes macrophage polarization toward an anti-inflammatory phenotype. *J. Biol. Chem.*, v. 285, n. 9, p. 6153-60, 2010.

OUCHI, N. *et al.* Adipocyte-derived plasma protein, adiponectin, suppresses lipid accumulation and class A scavenger receptor expression in human monocyte-derived macrophages. *Circulation*, v. 103, n. 8, p. 1057-63, 2001.

PISCHON, T.; NÖTHLINGS, U.; BOEING, H. Obesity and cancer. *Proc. Nutr. Soc.*, v. 67, n. 2, p. 128-45, 2008.

POPKIN, B. M.; ADAIR, L. S.; NG, S. W. Global nutrition transition and the pandemic of obesity in developing countries. *Nutr. Rev.*, v. 70, n. 1, p. 3-21, 2012.

RAJALA, M. W.; SCHERER, P. E. Minireview: the adipocyte – at the crossroads of energy homeostasis, inflammation, and atherosclerosis. *Endocrinology*, v. 144, n. 9, p. 3765-73, 2003.

RAVUSSIN, E.; SMITH, S. R. Increased fat intake, impaired fat oxidation, and failure of fat cell proliferation result in ectopic fat storage, insulin resistance, and type 2 diabetes mellitus. *Ann. N. Y. Acad. Sci.*, v. 967, p. 363-78, 2002.

REAVEN, G. M. Role of insulin resistance in human disease. *Diabetes*, v. 37, n. 12, p. 1595-607, 1988.

RYO, M. *et al.* Adiponectin as a biomarker of the metabolic syndrome. *Circ. J.*, v. 68, n. 11, p. 975-81, 2004.

SCHUTZ, Y. Assessment of nutritional status. In: BIESALSKI, H. K. *et al. Nutritional medicine*. Stuttgart: Thieme, 2004. p. 19-27.

SOCIEDADE BRASILEIRA DE DIABETES (SBD). *Diretrizes da sociedade brasileira de diabetes (2014-2015)*. São Paulo: AC Farmacêutica, 2015. Disponível em: https://www.diabetes.org.br/images/2015/area-restrita/diretrizes-sbd-2015.pdf. Acesso em: 3 ago. 2018.

SOCIEDADE BRASILEIRA DE HIPERTENSÃO (SBH) *et al.* I Diretriz Brasileira de Diagnóstico e Tratamento da Síndrome Metabólica. *Arq. Bras. Cardiol.*, v. 84, p. 1-28, 2005. Suplemento 1.

SPOSITO, A. C. *et al.* IV Brazilian Guideline for Dyslipidemia and Atherosclerosis prevention: Department of Atherosclerosis of Brazilian Society of Cardiology. *Arq. Bras. Cardiol.*, v. 88, p. 2-19, 2007. Supplement 1.

STENHOLM, S. *et al.* Sarcopenic obesity: definition, cause and consequences. *Curr. Opin. Clin. Nutr. Metab. Care*, v. 11, n. 6, p. 693-700, 2008.

STOCKIGT, J. Assessment of thyroid function: towards an integrated laboratory – clinical approach. *Clin. Biochem. Rev.*, v. 24, n. 4, p. 109-22, 2003.

STUART, C. A. *et al.* Insulin-stimulated translocation of glucose transporter (GLUT) 12 parallels that of GLUT4 in normal muscle. *J. Clin. Endocrinol. Metab.*, v. 94, n. 9, p. 3535-42, 2009.

SUGINO, I. *et al.* Influence of fatty liver on plasma small, dense LDL-cholesterol in subjects with and without metabolic syndrome. *J. Atheroscler. Thromb.*, v. 18, n. 1, p. 1-7, 2011.

TUNCMAN, G. *et al.* Functional in vivo interactions between JNK1 and JNK2 isoforms in obesity and insulin resistance. *Proc. Natl. Acad. Sci. U. S. A.*, v. 103, n. 28, p. 10741-6, 2006.

UNGER, R. H.; GRUNDY, S. Hyperglycaemia as an inducer as well as a consequence of impaired islet cell function and insulin resistance: implications for the management of diabetes. *Diabetologia*, v. 28, n. 3, p. 119-21, 1985.

USUI, I.; TOBE, K. Insulin action and its regulatory mechanisms. *Nihon Rinsho*, v. 69, p. 138-44, 2011. Supplement 1.

VAGUE, J. The degree of masculine differentiation of obesities: a factor determining predisposition to diabetes, atherosclerosis, gout, and uric calculous disease. *Am. J. Clin. Nutr.*, v. 4, n. 1, p. 20-34, 1956.

VAN GAAL, L. F.; MERTENS, I. L.; DE BLOCK, C. E. Mechanisms linking obesity with cardiovascular disease. *Nature*, v. 444, n. 7121, p. 875-80, 2006.

VAN HEEK, M. *et al.* Diet-induced obese mice develop peripheral, but not central, resistance to leptin. *J. Clin. Invest.*, v. 99, n. 3, p. 385-90, 1997.

VIGGIANO, C. E. Diabetes Melito. In: CUPPARI, L. (ed.). *Nutrição nas doenças crônicas não-transmissíveis*. São Paulo: Manole, 2009. p. 143-89.

WANG, W. *et al.* Fasting plasma glucose and hemoglobin A1c in identifying and predicting diabetes: the strong heart study. *Diabetes Care*, v. 34, n. 2, p. 363-8, 2011.

WILSON, B. D.; OLLMANN, M. M.; BARSH, G. S. The role of agouti-related protein in regulating body weight. *Mol. Med. Today*, v. 5, n. 6, p. 250-6, 1999.

YEN, P. M. Physiological and molecular basis of thyroid hormone action. *Physiol. Rev.*, v. 81, n. 3, p. 1097-142, 2001.

ZHANG, X. *et al.* Hypothalamic IKKbeta/NF-kappaB and ER stress link overnutrition to energy imbalance and obesity. *Cell*, v. 135, n. 1, p. 61-73, 2008.

ZHANG, Y. *et al.* Positional cloning of the mouse obese gene and its human homologue. *Nature*, v. 372, n. 6505, p. 425-32, 1994.

PARTE 2

NUTRIÇÃO DA MENTE

4 Comportamento alimentar e ferramentas de *coaching* nutricional no emagrecimento

Luciana Oquendo Pereira Lancha
Roberta Carbonari Muzy
Antonio Herbert Lancha Junior

Um dos problemas mais importantes de saúde contemporânea é a prevalência mundial de sobrepeso e de obesidade. Nos Estados Unidos, os problemas de saúde associados à obesidade são a principal causa de mortalidade, perdendo apenas para aqueles associados ao tabagismo. Uma estimativa revela que menos de 1 em 100 pessoas são bem-sucedidas em conseguir manter a perda de peso (Fildes *et al.*, 2015).

Estudos têm demonstrado que fazer dieta, por exemplo, leva ao ganho de peso, de forma crônica. Mann *et al.* (2007), em seu artigo *Diets are not the answer* ["dietas não são a resposta", em tradução livre] avaliaram 31 estudos sobre os resultados em longo prazo das dietas de restrição de calorias e concluíram que essas dietas são um preditor consistente de ganho de peso. Eles observaram que até dois terços das pessoas recuperaram mais peso do que haviam perdido. A recuperação do peso perdido e o efeito "sanfona" – perde e ganha – estão associados a problemas de saúde, como o risco aumentado de infarto do miocárdio, de acidente vascular cerebral, de diabetes e de redução do HDL, o "colesterol bom". Assim, não apenas o sobrepeso é uma ameaça à saúde, mas também as repetidas tentativas para perder peso, que, aparentemente, podem contribuir para outros problemas de saúde.

Estudos mostram que as raízes da maioria das doenças estão em comportamentos como o tabagismo, os hábitos alimentares ruins e a inatividade física, e essa última mata ainda mais do que o tabaco, o estresse, a má alimentação e a falta de sono (Mokdad *et al.*, 2004). Portanto, mudar os hábitos de estilo de vida é a melhor maneira de combater doenças. O desafio é que os estudos mostram que não é possível mudar um hábito, e 40% das atividades diárias que fazemos são no modo automático (Duhigg, 2013). Para entender melhor, em um estudo realizado com ratos, os animais eram colocados em labirintos nos quais havia comida no final deles. A atividade do sistema nervoso central (SNC) dos animais era monitorada. O caminho para chegar à comida era sempre o mesmo, nunca era modificado. Os pesquisadores descobriram que, nas primeiras vezes em que percorriam o caminho tentando achar a comida, a atividade cerebral dos ratos era muito elevada. No entanto, conforme eles iam automatizando o caminho, o SNC praticamente não era mais tão acionado. Isso significa que, ao fazermos algo no automático, praticamente não pensamos, não usamos o cérebro (Duhigg, 2013). Quantas vezes não saímos de casa e não lembramos se fechamos a porta ou se desligamos o fogão? Esse é o grande desafio da mudança de comportamento. Agora, já que não podemos mudar um hábito, o que podemos fazer então? A melhor forma de encontrar novos resultados é desenvolvendo e fortalecendo novos hábitos.

No livro *Mude ou morra* (Deutschman, 2007), o autor traz vários relatos de estudos que mostram que, mesmo após um grave problema de saúde, como um infarto, as pessoas mudam por pouco tempo. Cerca de dois anos após o evento, entre 80% e 90% dos pacientes voltaram aos hábitos antigos, não saudáveis. O autor, então, coloca que nem o medo de morrer é capaz de promover mudanças duradouras e significativas. Por que isso ocorre? Existem algumas explicações:

- *Negação*: as pessoas não conseguem lidar com os fatos. Ninguém vai ficar pensando que vai morrer todas as vezes em que olhar para uma manteiga. A mente, por defesa, bloqueia esse pensamento de morte ou as estatísticas ruins.
- *Aborda-se a solução, e não o problema*: beber, comer, fumar, na maioria das vezes, não são o problema, mas a solução que a pessoa encontrou para lidar com a ansiedade e as frustrações do dia a dia.
- *Mudança invalida anos de comportamento anterior*: isto é, se eu consigo emagrecer agora, ou parar de fumar agora, por que não fiz isso antes? É um tipo de cobrança que, muitas vezes, não é consciente, mas acontece.
- *Falta de esperança e de confiança na capacidade de mudar*: a maioria das pessoas que querem emagrecer já tentou diversas vezes esse processo. Quantas vezes não ouvimos a seguinte frase: "*Você é a minha última esperança!*"?

4.1 Contexto

Milhares de dólares são gastos atualmente com políticas de incentivo à prática de atividade física, à alimentação saudável, ao controle do estresse, mas as taxas de sobrepeso e de obesidade continuam crescendo (Ng *et al.*, 2014; Instituto Coalizão Saúde, 2017). A cada dia, surgem novas dietas da moda prometendo soluções rápidas e milagrosas, e nada reduz o crescimento do sobrepeso. Apesar do advento da tecnologia moderna, as pessoas têm menos tempo livre, trabalham mais, estão cada vez mais estressadas e mais doentes, o que envolve todo o sistema de saúde – planos médicos, academias, profissionais de saúde, faculdades etc.

Isso requer uma reflexão: será que não há nada que nós, profissionais da saúde, possamos fazer para mudar esse cenário? É aí que surgem a nutrição comportamental e o *coaching* nutricional. A proposta é uma mudança da postura do nutricionista.

Esse conceito baseia-se na literatura relacionada ao *coaching*, segundo a qual, na relação entre um *coach* (profissional da saúde) e um *coachee* (cliente), é este que conduz seu próprio processo de mudança. O nutricionista não vai dizer ao paciente o que fazer, e sim buscar com este uma alternativa, com uma negociação mútua. Durante uma palestra, Margareth Moore, da Wellcoaches Corporation, explicou claramente essa mudança: "Em geral, a forma como os médicos se comportam é como se lutassem com seus pacientes, mas quando entram no relacionamento de *coaching* e estilo de vida, eles dançam com seus pacientes". É nesse sentido que propomos deixar de chamar esse indivíduo de *paciente* e passar a chamá-lo de *cliente*, pois ele não é mais passivo no processo; ele é ativo, chega cheio de informação, quer e pode participar das decisões sobre o que será feito e qual caminho será adotado.

A diferença da abordagem do *expert* e do *coach* transforma completamente a relação entre o profissional da saúde e seu cliente.

Abordagem do expert

- Autoridade.
- Educador.
- Define a agenda.
- Sente-se responsável pela saúde do cliente.
- Resolve problemas.
- Focaliza o que está errado.
- Tem as respostas.
- Interrompe desvios de tópico.

Abordagem do coach

- Parceiro.
- Facilitador de mudança.
- Vê a agenda do cliente.
- O cliente é responsável por sua saúde.
- Encoraja possibilidades.
- Focaliza o que está certo.
- Descobre respostas junto com o cliente.
- Aprende com as histórias do cliente.

4.2 Perfil de um profissional de sucesso

Vários autores pesquisam, e a literatura mostra que profissionais de sucesso têm algumas características em comum:

- *Entregam resultados*: nenhum cliente quer uma dieta, eles querem o que a dieta pode fazer por eles. Ninguém compra uma furadeira porque quer uma furadeira, e sim porque precisa de um furo na parede. Agora, pare e pense: o que você tem entregado aos seus clientes?
- *São comprometidos*: ouve-se a história de uma cliente de *coaching* que disse que não comia frutas. Com o passar das sessões, descobriu-se que ela não provava frutas há anos. Então, um dia, propôs-se a ela fazer a sessão de *coaching* na feira. Ela topou o desafio, apesar de ter ficado surpresa com a proposta. E foi uma experiência divertida, em que paradigmas foram quebrados. Com certeza, a iniciativa de ela ir sozinha à feira seria mais difícil, por isso, foi feita a proposta de irem a cliente e o profissional. Ela provou várias frutas que sequer conhecia e adorou descobrir novos sabores. Ser comprometido com seu cliente é colocar-se verdadeiramente ao lado dele na busca de soluções para seus desafios, sem fazer pré-julgamentos.
- *São "percebidos" como melhores que a média.*
- *Mantêm-se atualizados.*
- *São proativos*: em vez de reclamarem da vida, focalizam o que pode mudar.
- *Fazem mais do que são pagos para fazer*: você tem entregado mais do que seu cliente espera? Como você pode surpreender seu cliente?
- *Pensam no "ganha-ganha"*: divulgam o que acreditam, mesmo que aquilo tenha vindo de um "concorrente".
- *Colocam em primeiro lugar o que é mais importante*: você já se perguntou o que é mais importante para você? É isso o que você tem colocado em primeiro lugar? Saúde, família?

- *São íntegros*: tratar sobre integridade é interessante, porque a maioria das pessoas se acha íntegra. Não roubam dinheiro de ninguém, não trapaceiam, no entanto, nas pequenas atitudes, por vezes, compromete-se a integridade, "esquecendo" o que é certo e o que é errado. E isso é feito nas pequenas coisas, quando as pessoas estão muito ocupadas para prestar atenção nas suas atitudes e são rudes sem necessidade; quando falam pequenas mentiras, fofocam da vida dos outros, riem dos outros, tiram sarro, esquecendo-se de dizer "*Bom dia!*" ou "*Eu te amo!*".
- *Trabalham felizes*: não se está falando de *ser feliz*, mas de *ter alegria* no que faz, levantar empolgado com o dia que terá pela frente. E, para isso, é fundamental enxergar um propósito naquilo que se faz.
- *São apaixonados pelo que fazem*: uma pessoa apaixonada pelo que faz, que encontra seu propósito no trabalho, facilmente entrega mais do que é paga para fazer. Em contrapartida, quando não se gosta do que se faz, passa-se a fazer de qualquer jeito, apenas para "tirar da frente".

Recomenda-se a todos os profissionais que pensem nessas características e, se acharem que lhes falta alguma, dediquem-se a ela.

4.3 Será que seu cliente está pronto para mudar?

Uma questão muito importante é descobrir em qual estágio de mudança se encontra o cliente. Para isso, usa-se o Modelo Transteórico, descrito por Prochaska, Norcross e DiClemente (1995), que classifica os clientes em cinco fases: *pré-contemplação*, *contemplação*, *preparação*, *ação* e *manutenção*.

- *Fase de pré-contemplação*: nessa fase, o cliente não tem intenção de agir, de mudar o comportamento.
- *Fase de contemplação*: nessa fase, o cliente está mais propenso a agir; no entanto, ainda vê muitos "contras" no processo de mudança.
- *Fase de preparação*: nesse momento, o cliente pretende começar a agir em breve. Ele já decidiu fazer mudanças e já percebe que mudar tem mais vantagens do que desvantagens.
- *Fase de ação*: nessa fase, o cliente já está em ação e engajado no processo de mudança.
- *Fase de manutenção*: o cliente já mudou e trabalha para manter o comportamento e lidar com recaídas.

Identificar em que fase o cliente se encontra é fundamental para trabalhar adequadamente e não aumentar a resistência dele. Aliás, esse tópico, *resistência*, é um dos grandes desafios enfrentados no dia a dia.

Existem várias definições sobre resistência, e uma delas diz que *resistência é uma força psicológica que nasce no cliente quando este não aceita a influência que estão querendo exercer sobre ele e seu comportamento*. Essa influência costuma ser a sugestão que o profissional da saúde traz para que o cliente coloque em prática. Por exemplo, o nutricionista pede para o cliente cortar ou reduzir a ingestão de bebida alcoólica. Segundo

Prochaska, Norcross e DiClemente (1995), as pessoas resistem porque não querem mudar o que está sendo proposto, ou porque não sabem como fazê-lo. É preciso lembrar-se sempre de que as *pessoas não resistem a mudanças, elas resistem a serem mudadas*. Cerca de 80% das pessoas que recebem prescrição para tomar medicação para abaixar o colesterol não a tomam (Deutschman, 2007). E, nesse caso, sequer há profundas mudanças de hábitos envolvidas, basta tomar um comprimido por dia, e, mesmo assim, não funciona, porque as pessoas resistem quando sentem que não estão no controle, quando acreditam que não têm escolha e quando não sabem o que está acontecendo. Em contrapartida, as pessoas mudam quando querem mudar, quando a mudança é importante para elas, quando sabem como e quando acreditam que podem.

Por isso, deve-se começar as mudanças com o cliente naquilo em que ele está mais propenso a mudar. Por exemplo, certa aluna do nosso curso de *coaching* nutricional compartilhou a história de uma cliente que não queria reduzir a ingestão de bebida alcoólica que fazia aos fins de semana. A nutricionista sabia que essa ingestão calórica estava prejudicando seu emagrecimento, mas a cliente não se dispunha a mexer nisso. A cliente, então, resolveu começar a correr aos fins de semana e foi tomando gosto por esse esporte. Depois de um tempo, a própria cliente percebeu que a bebida estava atrapalhando seus treinos, e, por conta própria, reduziu seu consumo. Se a nutricionista tivesse insistido para que a cliente reduzisse a bebida em vez de estimular a prática de atividade física (que era o ponto no qual ela queria focar), provavelmente teria se desgastado e aumentado a resistência da cliente. Se for possível aceitar a resistência e não entrar em disputa com o cliente, a chance de ajudá-lo a atingir seus objetivos será muito maior, além de tornar as sessões menos cansativas e desgastantes. Pergunta-se ao cliente: se você pudesse escolher uma coisa para mudar na sua alimentação, o que seria? E deve-se deixar que ele decida por onde quer começar, afinal, será ele quem vai pôr em prática aquela sugestão, não o profissional.

4.4 Como promover mudanças

Nesse caminho, criar *rapport*, vínculo com o cliente, é o primeiro e mais importante passo na construção desse processo de mudança. Existe uma frase que diz: "*O cliente não se importa com o quanto você sabe, até que ele saiba o quanto você se importa*". Para estabelecer essa relação é importante: ter empatia, praticar escuta ativa, ser sincero, praticar comunicação não violenta, não julgar.

Uma das técnicas para uma boa comunicação e para promover mudança é usar a entrevista motivacional, colocando questões de forma que levem o cliente à reflexão. Muitas vezes, ao ouvir perguntas que o fazem refletir, o cliente demora em responder, e tem-se a tendência de falar algo, de romper o silêncio. Aqui vai uma dica: os maiores *insights* acontecem durante os momentos de silêncio, e o desafio é o profissional aprender a não se sentir desconfortável com esse silêncio.

A sigla em inglês OARS (*open-ended questions, affirmations, reflective listening, summarize*) representa a interação básica que pode ser feita pela entrevista motivacional.

A letra O, de *open-ended questions*, significa usar "perguntas abertas". Perguntas que levem o cliente a raciocinar em vez de responder "sim" ou "não". Dessa forma, o cliente se escuta, e isso estimula a participação ativa. Além disso, esse tipo de pergunta traz informações importantes e úteis para o profissional.

A letra A é de *affirmations* ("afirmações"), que têm a finalidade de fortalecer a confiança do cliente. Ao usar essa técnica, o profissional afirma alguns passos importantes que o cliente tenha dado, sempre valorizando o esforço e a solução que ele encontrou (por exemplo, reduzir o tamanho das porções, um passo importante em direção aos objetivos).

A letra R vem de *reflective listening* ("escuta reflexiva"), que tem como finalidade fazer o cliente ouvir o que acabou de dizer. Pode-se refletir o tom de voz do cliente, uma palavra, uma frase, uma emoção (por exemplo, o cliente diz: "*Eu não tenho tempo de me exercitar.*"; o profissional responde: "*Você está dizendo que não tem tempo de se exercitar.*"). O objetivo aqui é sempre afirmar, não fazer uma pergunta, e observar a reação do cliente ao ouvir aquilo que ele acabou de dizer. Muitas vezes, o cliente vai dizer: "*Não foi isso o que eu falei*". Ótimo! Acabou de abrir um espaço para vocês falarem mais do assunto. E toda vez que o cliente fala sobre um assunto, ele está trabalhando esse assunto na sua cabeça.

A letra S vem de *summarize*, isto é, "resumir". A ideia é sintetizar o que o cliente falou, de preferência, usando as palavras dele próprio, para que ele se identifique com o resumo. Esse resumo deve começar pelo que o levou até a consulta, abordar suas queixas e suas frustrações, as ações que ele já está tomando e as expectativas que ele tem.

4.5 Por onde começar?

No artigo *Improving nutritional habits with no diet prescription: details of a nutritional coaching process*, Lancha Jr., Sforzo e Pereira-Lancha (2016) descrevem técnicas de *coaching* nutricional capazes de promover mudanças na alimentação e no estilo de vida do cliente sem prescrição de dieta. Depois de criar conexão, o segundo passo, muito importante, é ajudar o cliente a encontrar o que verdadeiramente o motiva. Na maioria das vezes, o objetivo "verão sem canga" não é suficiente para manter a motivação no processo de criação de novos hábitos. Para isso, há questões importantes que podem ajudar o cliente:

- Quais são seus três valores mais importantes na vida? De que forma esses valores estão relacionados com seu objetivo ao procurar o nutricionista?
- Quais são seus três grandes objetivos na vida? De que forma esses objetivos se relacionam com seu objetivo ao procurar o nutricionista?

Depois que esse objetivo estiver bem definido, vale a pena ajudar o cliente a trazer gatilhos que o façam se lembrar dessa meta no dia a dia. Burchard (2014) assinala que

> Não devemos deixar nossos sonhos morrerem à luz do dia porque perdemos o foco ao respondermos aos tolos interesses ou às falsas emergências do mundo" (tradução nossa).

Então, ajudar o cliente a manter viva a sua meta e os seus motivadores é fundamental. Pode ser uma foto que o motive, frases, uma roupa que estava escondida no fundo do armário e que pode ser resgatada de lá.

4.6 Como transformar a teoria em prática?

Já percebeu que, quando um cliente resolve emagrecer, ele decide começar academia todos os dias, decide começar uma dieta, tudo de uma vez? O que acontece é que, na maioria das vezes, essas metas são muito radicais e exigem um esforço muito grande, o que inviabiliza sua manutenção por muito tempo. Esse projeto dura semanas e, depois, volta tudo ao que era antes. Por isso, é muito importante a meta ser "*SMART*". Ela tem que fazer sentido para o cliente, pois é ele quem vai executá-la. Meta *SMART* quer dizer:

- ***S**pecific (específica).*
- ***M**easurable (mensurável).*
- ***A**chievable ou **A**ction (alcançável ou baseada em ação).*
- ***R**elevant (relevante).*
- ***T**ime lined (tempo determinado).*

Comer mais salada é uma meta *SMART*? Não! Uma meta *SMART* seria comer salada no almoço às segundas, às quartas e *às* sextas-feiras, por exemplo. Quanto mais o cliente for ajudado a pensar na rotina, maior a chance de que ele tenha sucesso na sua meta e, assim, fique mais motivado. Por isso, sempre depois de definir uma meta, deve-se fazer a seguinte pergunta: o que tem que acontecer para isso dar certo? Nesse momento, a pessoa menciona várias coisas, por exemplo, comprar mais salada, ou pedir para alguém deixar sempre salada lavada etc. As metas falham muitas vezes porque não se pensa em todos os passos necessários para colocá-las em prática. Por isso, nesse momento, o nutricionista tem muito a contribuir com seu cliente. O grande segredo da mudança é estabelecer *gatilhos* que levem a pessoa a sair do piloto automático, a pensar e a lembrar do que é preciso colocar em prática. Nessa situação, o uso de qualquer gatilho que ajude a romper o padrão é muito útil. Por exemplo, todo mundo sabe que é preciso comer mais devagar; no entanto, como ajudar o cliente a se lembrar disso exatamente no momento da refeição? Uma técnica que pode ajudar o cliente a se lembrar de colocar o garfo na mesa entre as garfadas e apenas preparar a próxima garfada após ter deglutido é colocar um elástico no punho da mão que ele usa para comer. Ao fazer isso, toda vez que ele está fazendo uma refeição e vê o elástico, lembra na hora: soltar o garfo.

Existem várias outras técnicas que podem ser usadas como gatilhos para diversos novos hábitos. Use e abuse da tecnologia e de ideias criativas que ajudem o cliente a pôr em prática a teoria. Nesse momento, muitos profissionais podem perguntar: "*Mas, qual é o gatilho ideal?*". O ideal é que o gatilho faça sentido para o cliente. Sem os gatilhos adequados, a teoria não sai do papel, e, tenha certeza, não é por má vontade do cliente. Se você já tentou incorporar um hábito, sabe bem dos percalços.

4.7 Recaídas

Muitas vezes, as recaídas acontecem porque as pessoas não as programam, e ao não resistirem e saírem da rota, fica o sentimento de fracasso e de culpa, que leva ao pensamento: "*Ah, agora que já saí mesmo, vou aproveitar, e amanhã retomo*". Esse tipo de pensamento age como um grande sabotador. Por isso, uma das formas de trabalhar as recaídas é ajudar o cliente a desenvolver *resiliência*. Na física, *resiliência* é a propriedade que alguns corpos apresentam de retornar à sua forma original após terem sido submetidos a uma deformação elástica. Um dos artigos da publicação chamada *On managing yourself* (Harvard Business Review *et al.*, 2011) fala sobre resiliência e relata que as pessoas mais resilientes têm três características básicas:

- Elas facilmente aceitam a dureza da realidade que estão enfrentando (sem terem pena de si mesmas, sem ficarem se perguntando: "*Por que isso está acontecendo comigo?*", ou seja, sem mimimi).
- Elas encontram significado nos momentos mais difíceis. Há o exemplo de um professor de Psicologia que sobreviveu aos campos de concentração de Auschwitz buscando algum significado naquilo que ele estava vivendo. Ele começou a se imaginar dando aulas, depois da guerra, sobre os aspectos psicológicos de um campo de concentração, ajudando as pessoas a entenderem o que tudo aquilo tinha significado para ele e para milhares de pessoas. Ele criou metas concretas para si mesmo com base no sofrimento que vivia, ou seja, achou um propósito.
- Essas pessoas têm uma inquietante capacidade de improvisar e de se adaptar.

O mais interessante é que resiliência é uma característica treinável. Pode-se melhorar, e muito, a capacidade de lidar com as adversidades se essa capacidade for desenvolvida. Dessa forma, aceitar a realidade dos fatos é o primeiro passo. O monge Matthieu Ricard costuma dizer que "Não há nada mais improdutivo na vida do que querer que algo que já está acontecendo em sua vida não estivesse acontecendo".

Desenvolver a resiliência ajudará o cliente a superar mais rapidamente as recaídas e voltar para o trajeto em busca de sua meta.

Considerações finais

Algo sempre discutido e treinado no nosso curso de certificação de *coaching* nutricional é a necessidade de um *mindset*, ou seja, de uma nova perspectiva. Nada do que foi lido aqui será colocado em prática com seu cliente se você não colocar em prática na sua vida. Se você não se importa verdadeiramente com o ser humano, não vai fazer isso da porta para dentro da sua clínica. Se você julga as pessoas que cruzam seu caminho, você não irá conseguir agir de forma diferente com seu cliente. Ninguém tem um botão de liga e desliga, por isso, costuma-se dizer que, para usar todas essas ferramentas, é preciso um *mindset*.

O que ajuda, e muito, a aumentar a empatia e a reduzir o julgamento é tentar pôr em prática todas as ações no seu dia a dia. Você treina regularmente? Você se alimenta bem? Dorme a quantidade de horas que propõe que seus clientes durmam?

O autocuidado é fundamental para aumentar o leque de alternativas, para saber do que se está falando e entender os desafios e as dificuldades dos clientes. Vale recordar uma célebre frase que diz: "*walking the talk*", que, *grosso modo*, quer dizer "faça o que diz"!

Referências

BURCHARD, B. *The motivation manifesto*: 9 declarations to claim your personal power. Carlsbad, CA: Hay House, 2014.

DEUTSCHMAN, A. *Mude ou morra*: as três chaves da mudança no trabalho e na vida. São Paulo: Best Seller, 2007.

DUHIGG, C. *The power of habit*: why we do what we do and how to change. London: Random House, 2013.

FILDES, A. *et al.* Probability of an obese person attaining normal body weight: cohort study using electronic health records. *Am. J. Public Health*, v. 105, n. 9, p. e54-9, 2015.

HARVARD BUSINESS REVIEW *et al. On managing yourself.* Brighton, MA: Harvard Business Publishing, 2011.

INSTITUTO COALIZÃO SAÚDE. *Coalizão Saúde Brasil*: uma agenda para transformar o sistema de saúde. 2017. Disponível em: http://icos.org.br/wp-content/uploads/2017/04/livro_projeto.pdf. Acesso em: 30 jan. 2019.

LANCHA JR. A. H.; SFORZO, G. A.; PEREIRA-LANCHA, L. O. Improving nutritional habits with no diet prescription: details of a nutritional coaching process. *Am. J. Lifestyle Med.*, v. 12, n. 2, p. 160-5, 2016.

MANN, T. *et al.* Medicare's search for effective obesity treatments: diets are not the answer. *Am. Psychol.*, v. 62, n. 3, p. 220-33, 2007.

MOKDAD, A. H. *et al.* Actual causes of death in the United States, 2000. *JAMA*, v. 291, n. 10, p. 1238-45, 2004.

NG, M. *et al.* Global, regional, and national prevalence of overweight and obesity in children and adults during 1980-2013: a systematic analysis for the Global Burden of Disease Study 2013. *Lancet*, v. 384, n. 9945, p. 766-81, 2014.

PROCHASKA, J. O.; NORCROSS, J. C.; DICLEMENTE, C. C. *Changing for good*: a revolutionary six-stage program for overcoming bad habits and moving your life positively forward. New York: Harper Collins, 1995.

5 Manejo do psicólogo clínico no tratamento de sobrepeso

Juliana Orrico

Sabe-se hoje que a obesidade é uma epidemia mundial. No Brasil, de acordo com o Instituto Brasileiro de Geografia e Estatística (IBGE, 2015), mais da metade da população (56,9%) apresenta sobrepeso, o que equivale a cerca de 82 milhões de pessoas com IMC igual ou superior a 25 kg/m^2. Alarmante, não é mesmo? Sim! E como tratar?

Considera-se a obesidade, assim como outros transtornos alimentares, como uma doença multifatorial. Trata-se de uma doença crônica e inflamatória, que acaba resultando em outras comorbidades. Fatores genéticos, ambientais e emocionais precisam ser analisados e identificados para que se obtenha um bom prognóstico. Assim, é necessário que profissionais capacitados avaliem, diagnostiquem e realizem o acompanhamento.

Para que ocorra um tratamento efetivo da obesidade é necessário:

- implementar um plano alimentar: além da redução da massa adiposa, deve visar à manutenção do peso alcançado e prevenir futuros ganhos de peso corporal;
- reduzir fatores de risco metabólicos e cardiovasculares;
- modificar hábitos alimentares;
- evitar oscilações de peso;
- restabelecer o equilíbrio psicossomático;
- melhorar a capacidade funcional e a qualidade de vida.

Para que esses objetivos sejam alcançados, a atividade física é de extrema importância, pois ela promove a manutenção do peso e da massa magra, aumenta a capacidade de mobilização e oxidação da gordura e estimula a resposta termogênica, aumentando a sensibilidade à insulina, além de melhorar o perfil lipídico, a pressão arterial, o condicionamento cardiovascular, respiratório etc.

Outro ponto a ser levantado é o tratamento nutricional associado, que tem como principais objetivos:

- Mudança de hábitos alimentares e de hábitos de vida.
- Reeducação alimentar.
- Redução gradual do peso (balanço energético negativo).
- Promoção do bem-estar orgânico.
- Melhora da autoestima.

5.1 Uso da abordagem cognitivo-comportamental nos processos de emagrecimento

Quando o bebê nasce, qual o primeiro alimento que ele recebe? O leite, correto? Desse modo, considera-se que o ato de se alimentar está presente na vida do indivíduo desde o seu nascimento, e, além de ter o objetivo de nutrir o corpo, por ele também se estabelece uma relação de afeto. Assim, a refeição está presente nas comemorações e reuniões; famílias se reúnem em volta da mesa para compartilhar suas experiências e confraternizar.

Muitas crianças expressam as suas inquietações por meio de uma comunicação comportamental, e não verbal. Controlam o que e o quanto comem, restringem certos alimentos e aumentam o tempo de refeição, exercendo, dessa forma, controle sobre a família. Por exemplo, criam situações em que a família fica em torno delas, para que parem de chorar, ou por medo de que adoeçam por falta de alimento. Dessa forma, em associação com outros fatores, pode-se desenvolver um transtorno alimentar. Por isso, é preciso estar atento à maneira como as crianças se alimentam e à quantidade de alimentos que ingerem, pois pode ser um indicativo de que algo não vai bem.

Porém, não são apenas as crianças que se alimentam sem estar com fome física. Nós, adultos, também comemos para comemorar alguma conquista, ou devoramos uma caixa de chocolate porque terminamos um relacionamento, ou consumimos um pacote de biscoito e, ainda assim, sentimos fome, porque estamos ansiosos para entregar o trabalho que está previsto para o fim da semana e sequer começamos. É o que acontece quando não identificamos aquilo que comemos, e, consequentemente, ganhamos peso e não sabemos o porquê.

Com frequência, o psicólogo recebe pacientes no consultório com queixas de que não conseguem emagrecer. Alguns relatam que até conseguem perder uma quantidade significativa de peso, mas, depois, não conseguem continuar a perder ou a manter o peso que conquistaram. Qual a atuação do psicólogo nesse processo?

Inicialmente, faz-se uma entrevista psicológica, por meio da qual se realiza uma anamnese com o paciente. Identifica-se a história de vida do paciente, assim como o início da sua dificuldade em manter o peso em uma faixa saudável. Caso o paciente não esteja sob acompanhamento de um médico, é de extrema importância que haja um encaminhamento, para que se realize uma avaliação médica, a fim de se excluir outras comorbidades associadas à obesidade.

O segundo passo é realizar uma aula psicoeducativa com o paciente, na qual o profissional deve explicar os tipos de fome e os possíveis gatilhos que levam o indivíduo a comer a mais. Nesse instante, o paciente tira suas dúvidas e coloca as dificuldades que enfrenta em relação ao sobrepeso e as tentativas frustradas de tratamentos. A psicologia comportamental considera o comportamento alimentar como o resultado de um aprendizado, ou seja, toda vez que é reforçado, o comportamento se repete (Matos, 2006).

A terapia cognitivo-comportamental (TCC) surgiu na década de 1960, na Universidade da Pensilvânia, proposta por Aaron Beck. Uma terapia considerada breve, estruturada e focada no presente. Problemas eram resolvidos, modificando pensamentos e comportamentos disfuncionais. O que chamou a atenção de Beck foi a visão negativa que os pacientes tinham de si mesmos e da vida, e essa maneira de ver o mundo era o que desencadeava sintomas depressivos (Beck, 2011).

> O modelo cognitivo propõe que o pensamento distorcido ou disfuncional do paciente influencia seu humor e comportamento, que a avaliação realista e modificação no pensamento produzem uma melhora no humor e no comportamento. Para que essa melhora seja duradoura, deve ocorrer a modificação das crenças disfuncionais básicas do paciente. (Kussunoki e Zancaner, 2012, p. 124)

Apesar de ser uma técnica simples e breve, a TCC exige de um profissional qualificado a atenção à resistência do paciente e às suas dificuldades diante da exposição aos estímulos aversivos que surgem em decorrência do tratamento. Para que não haja uma desistência do paciente, é necessário que o terapeuta monitore as tarefas propostas para ele e atue na equipe multidisciplinar. Uma das técnicas bastante utilizadas no automonitoramento alimentar é o *registro alimentar*. Nele, o paciente anota as suas refeições com quantidades, hora, dia, e as emoções e os comportamentos subjacentes. Esse instrumento é usado por nutricionistas e psicólogos no processo terapêutico, além de identificar as fomes.

E quais seriam os tipos de fome? O primeiro seria a *fome emocional*. Ela ocorre quando não estamos com fome física, mas comemos para nos sentirmos mais calmos, mais felizes ou menos ansiosos. O segundo seria a *fome social*, ou melhor, aquela que não computamos. Por exemplo: estamos em uma reunião, comemos amendoim e não nos damos conta de parar de comer até o pote acabar; ou o pacote de biscoito rolando no trabalho enquanto estamos "a mil" resolvendo uma pendência "para ontem". E o último tipo seria a fome *física*. Muitos não conseguem identificar essa fome, porque nunca ficaram com fome real. O alimento não é escasso para muitos. A oferta se faz presente de maneira constante.

Assim, é mais que necessário analisar a cultura e a época nas quais o paciente vive, para que, nesse instante, sejam respeitados hábitos e costumes. No Brasil, observam-se culturas completamente diferentes de uma região para a outra. Se, por exemplo, compararmos uma cidade do Nordeste, Salvador, com uma do Sudeste, São Paulo, na primeira é comum comer raízes cozidas e cuscuz no café da manhã. Já em São Paulo, o pãozinho quente de manhã costuma ser indispensável. E a época? O que tem a ver?

Com a entrada da mulher no mercado de trabalho, ocorreram mudanças socioeconômicas consideráveis. A mulher passou a exercer seu papel na sociedade com mais autonomia, contribuindo para a renda familiar, delegando a outrem os cuidados da prole, além de controlar a concepção de filhos. Com o avanço tecnológico, as informações passaram a chegar mais rápido, e a urgência em realizar tarefas aumentou. Perder tempo passou a ser o maior inimigo. Assim, tudo o que é criado para agilizar processos é valorizado. O *fast-food* virou moda, e cozinhar, coisa do passado. Porém, alimentos processados, rápidos e de longa durabilidade vêm entupidos de gordura ruim, de sódio e de conservantes. A saúde começou a ficar em segundo plano. Além disso, os meios de transporte ficaram mais rápidos, e o sedentarismo se fez presente e frequente. Caminhar se tornou uma tarefa árdua e cansativa. Ao se considerar que a obesidade se dá pelo resultado de uma ingestão calórica maior do que se gasta, percebe-se outro fator de extrema importância a ser pesquisado.

A mídia, então, cria modismos a respeito da beleza. O belo deixa de ser o original e passa a ser o ditado pela moda. O problema é que a moda sempre muda, e as pessoas que se guiam por ela constantemente se sentem frustradas e, em consequência, mais ansiosas. E o que ocorre em seguida? Comem mais, sem fome, por necessidade de preencher um vazio que não sabem explicar...

Então, o psicólogo tem a função de, com o paciente e o nutricionista, identificar, por meio do diário alimentar, qual é o comportamento alimentar do paciente. E isso só é possível quando este tem atenção no que está fazendo. Pesquisas consideram que as pessoas obesas subestimam a ingestão calórica em, aproximadamente, 30% a 40% do total, contra 5% a 20% de subestimativa por parte de pesssoas não obesas. Por isso, a importância de um registro alimentar por parte do paciente, para que exista consciência e reconhecimento do próprio comportamento (Segal e Fandino, 2002).

Faz-se necessário, então, em conjunto com o paciente, identificar quais expectativas reais ele tem do tratamento, para que, em seguida, ele possa contrapor com as expectativas fantasiosas, pois muitos pacientes chegam com o desejo de perder peso, mas não estão 100% dispostos a encarar o tratamento e a restringir calorias, ou põem o foco em um corpo que já não têm há vinte anos, e, como não conseguem se aceitar de outra forma, vivem se frustrando e não encontrando um meio termo satisfatório. Nesse instante, então, é necessário identificar metas reais, com perda de peso saudável e aceitável. De acordo com a OMS, uma perda de 5% a 15% do peso inicial, por períodos longos, é considerada adequada (Segal e Fandino, 2002).

Além disso, o psicólogo atua na reestruturação cognitiva do paciente, e não na imagem corporal. O paciente obeso tende a ganhar peso, e só observa isso quando já acumulou bastante. Cria uma distorção da própria imagem no espelho. Tanto não valoriza o que perdeu como não observa a velocidade com que ganhou. Pensamentos sabotadores se fazem presentes, fazendo o paciente agir de maneira disfuncional. Ou seja, deixa de acreditar em si mesmo, diminuindo a autoconfiança e, consequentemente, a autoestima, aumentando seu nível de estresse e se incentivando a comer (Beck, 2007).

Em um evento comum, se uma sobremesa é servida ao indivíduo, o processo normal seria aceitar ou não. Quando os pensamentos sabotadores se fazem presentes, o simples fato de ser exposto ao estímulo do alimento gera uma ruminação de pensamentos sabotadores, o que sugere ao paciente que ele precisa aprender a se controlar. Mas, se prestarmos atenção, o que o paciente mais faz? Controla, ou melhor, tenta controlar a ansiedade, o estresse, as emoções, mas tem uma hora que transborda. Por isso, é preciso que ele aprenda a lidar com tudo o que sente, e não tentar controlar ou sufocar.

Outro ponto importante é ajudar o paciente a resolver seus problemas e suas inquietações, para que estes não virem gatilhos para comer demasiadamente. Em seguida, é preciso lidar com as recaídas que ocorrem na maioria dos processos de emagrecimento, pois mesmo sendo uma conquista positiva, obter um corpo magro é uma mudança e requer uma readaptação de hábitos e novas habilidades sociais (Kussunoki e Zancaner, 2012).

Além disso, com a imersão crescente nas redes sociais, o ato de se comparar ao outro é frequente. Crenças distorcidas por comparações injustas são reforçadas nesse momento. A visão é de que o outro está sempre melhor, e de que todas as conquistas não foram válidas. O indivíduo passa a desmerecer seus esforços e a se ver como feio ou fora do padrão que considera aceito. Nesse instante, ocorrem os pensamentos sabotadores que favorecem uma recaída.

Também tem destaque o papel da família nesse processo. É de costume observar no consultório familiares que se tornam grandes sabotadores, porque, muitas vezes, o hábito desse núcleo é comer massa à noite todos os dias, ou a *pizza* do domingo. Quando um membro passa a não se comportar como os demais, pode-se gerar uma ansiedade ante a mudança, já que toda vez que vamos mudar de hábito precisamos lembrar que ocorrerão perdas pelas escolhas. O profissional deve estar atento às demandas familiares, assim como deve orientar a família para que reforce comportamentos positivos do paciente e não oferte alimentos de forma exagerada enquanto ele ainda estiver aprendendo a se relacionar de maneira saudável com a comida.

Em suma, o psicólogo que atua com a abordagem de TCC tem como objetivo:

- apresentar a diferença entre perda e manutenção de peso;
- abordar, durante a fase de emagrecimento, os potenciais obstáculos para a aceitação da manutenção de peso;
- ajudar os pacientes a adquirirem e, então, praticarem as habilidades comportamentais e as respostas cognitivas que precisam desenvolver para um controle eficaz do peso.

Referências

BECK, J. S. *Pense magro*: a dieta definitiva de Beck. Porto Alegre: Artmed, 2007.

BECK, J. S. *Terapia cognitivo-comportamental*: teoria e prática. Porto Alegre: Artmed, 2011.

INSTITUTO BRASILEIRO DE GEOGRAFIA E ESTATÍSTICA (IBGE). *Pesquisa Nacional de Saúde 2013*: Ciclos de vida: Brasil e Grandes Regiões. Rio de Janeiro: IBGE, 2015.

KUSSUNOKI, D. K.; ZANCANER, M. S. Terapias cognitivo-comportamentais e obesidade. *In*: SEGAL, A.; FRANQUES, A. R. M. (ed.). *Atuação multidisciplinar na cirurgia bariátrica*: a visão da Coesas-SBCBM. São Paulo: Miró, 2012. p. 123-30.

MATOS, M. I. Quando o hábito alimentar se transforma em transtorno alimentar. *In*: FRANQUES, A. R.; ARENALES-LOLI, M. S. *Contribuições da psicologia na cirurgia da obesidade*. São Paulo: Vetor, 2006. p. 137-59.

SEGAL, A.; FANDINO, J. Indicações e contra-indicações para realização das operações bariátricas. *Rev. Bras. Psiquiatr.*, v. 24, p. 68-72, 2002. Suplemento 3.

Bibliografia consultada

BUSSE, S. R. (org.). *Anorexia, bulimia e obesidade*. Barueri: Manole, 2004.

FRANQUES, A. R. M.; ARENALES-LOLI, M. S. (org.). *Contribuições da psicologia na cirurgia da obesidade*. São Paulo: Vetor, 2006.

FRANQUES, A. R. M.; ARENALES-LOLI, M. S. (org.). *Novos corpos, novas realidades*: reflexões sobre o pós-operatório da cirurgia da obesidade. São Paulo: Vetor, 2012.

HALPERN, A.; MANCINI, M. C. *Manual de obesidade para o clínico*. São Paulo: Roca, 2002.

SEGAL, A.; FRANQUES, A. R. M. *Atuação multidisciplinar na cirurgia bariátrica*: a visão da Coesas-SBCBM. São Paulo: Miró, 2012.

WORLD HEALTH ORGANIZATION (WHO). *Obesity and overweight*. 2017. Disponível em: http://www.who.int/mediacentre/factsheets/fs311/en/index.html. Acesso em: 27 jun. 2018.

6 Nutrição e sistema nervoso central: implicações psicofisiológicas

Marcelo Saldanha Aoki
Reury Frank Pereira Bacurau

Uma das primeiras lições que um estudante de Nutrição aprende é que os *nutrientes* apresentam três funções básicas:

- fornecer energia;
- promover o crescimento e a reparação do organismo;
- regular os processos metabólicos.

Com essas informações, é possível definir o próprio conceito de *nutriente*: componente presente nos alimentos que desempenha funções fisiológicas e/ou bioquímicas no corpo humano (obviamente, todas essas funções se encaixando numa daquelas três funções). Nesse sentido, uma nutrição saudável é a que permite que os nutrientes realizem a contento suas três funções básicas (Williams, 1999).

Dada a importância que a alimentação tem para a sobrevivência, a evolução dotou os seres humanos de diversos mecanismos capazes de regular o comportamento alimentar. A "sede" (comando) de tais mecanismos se encontra no *sistema nervoso central* (SNC), que precisa ser capaz de monitorar a concentração circulante de nutrientes (por exemplo, aminoácidos, glicose e ácidos graxos), bem como o nível dos estoques de energia (isto é, o tecido adiposo e as reservas de glicogênio).

Uma vez que o SNC monitora a necessidade energética do organismo, pode-se dizer, com outras palavras, que ele está "ciente" de quanta energia cada componente do corpo precisa minimamente para funcionar: a chamada *taxa metabólica de repouso* (TMR). Nesse sentido, um importante componente corporal que influencia o comportamento alimentar é a *massa isenta de gordura* (MIG), já que esta é a determinante principal da TMR (MacLean *et al.*, 2015). Ou seja, a MIG (por intermédio da TMR) influencia quanto alimento é preciso ingerir, a fim de que os nutrientes possam cumprir uma das suas funções básicas mencionadas. O impacto da TMR sobre a ingestão diária pode ser mais bem assimilado ao se lembrar que a TMR representa 60%-70% da demanda energética diária.

A questão da necessidade energética humana, contudo, é mais complexa do que parece. De fato, se, por um lado, quanto à TMR, os seres humanos praticamente não diferem dos grandes primatas (e de outros mamíferos) de massa equivalente (Leonard e Robertson, 1994), por outro, os seres humanos utilizam uma proporção muito maior da TMR, para atender às demandas do cérebro (em média, 350-400 kcal, ou 20%-28% da TMR, em comparação a 8%-10% de outros primatas superiores ou a 3%-5% de mamíferos não primatas) (Leonard e Robertson, 1994). A impressionante demanda por energia do tecido neural também pode ser apreciada pela constatação de que tal tecido precisa de 16 vezes mais energia do que o tecido muscular (em termos proporcionais).

Assim, necessidades nutricionais dos seres humanos foram evoluindo de acordo com o crescimento de seus respectivos cérebros (o humano é aproximadamente três vezes maior que o de seu parente primata mais próximo). Em decorrência disso, apesar de quase a totalidade da demanda energética diária dos seres humanos ser obtida por meio do consumo de carboidratos e de lipídios, também há necessidade de uma grande quantidade de outros nutrientes (mais de 40) considerados essenciais para que as três categorias de funções básicas sejam contempladas (Williams, 1999).

Daí vem a demanda dos humanos por dietas com qualidade nutricional muito maior (mais densas em calorias e em nutrientes) que a dos demais primatas. Em média, o ser humano consome mais gordura (Popovich *et al.*, 1997) e ácidos graxos essenciais poli-insaturados (vitais para o desenvolvimento do cérebro) (Crawford *et al.*, 1999; Cordain *et al.*, 2000). Além disso, humanos consomem, em média, 49%-65% de seus nutrientes por meio de alimentos de origem animal; gorilas consomem cerca de 80% de seus nutrientes por meio de vegetais, ao passo que, para chimpanzés, 5%-10% dos nutrientes vêm de origem animal (incluídos os insetos). Outra comparação: nas sociedades humanas modernas, o consumo de calorias totais na forma de gordura varia entre 28%-58%; gorilas e chimpanzés consomem, respectivamente, em média, 3% e 6% de suas calorias totais na forma de gordura. De fato, entre os primatas, há uma forte correlação inversa entre qualidade da dieta e massa corporal. Dessa forma, o consumo de dietas com baixa qualidade, no caso dos grandes primatas (que têm cérebros maiores do que o de seus primos menores), corrobora o fato de o desenvolvimento cerebral não ter influência marcante nos primatas não humanos.

6.1 Circuitos neurais da homeostase energética e de prazer/recompensa

A discussão do papel de diferentes circuitos neurais em relação ao comportamento alimentar se torna mais simples pelo entendimento de que esse comportamento se orienta por duas vertentes: *homeostase energética* e *recompensa/prazer* (Morton, Meek e Schwartz, 2014).

Com relação à homeostase energética, Blundell *et al.* (2012) demonstraram que o chamado *modelo adipocêntrico*, no qual adipocinas como a leptina controlam o apetite, não é adequado. Inclusive, esses autores mencionam que todos os modelos prévios da década de 1950 (hipóteses glicostática, aminostática e lipostática, ou, respectivamente, controle do apetite pela glicose, pelos aminoácidos/proteínas e pelos lipídios circulantes) têm a mesma limitação do modelo adipocêntrico, ou seja, explicam mais o lado da inibição do apetite que o componente da ingestão.

Nesse sentido, esses modelos prévios demonstraram que a TMR predizia o tamanho das refeições de indivíduos obesos e com sobrepeso. Uma vez que a MIG é a principal determinante da TMR (cerca de 60%-70% da TMR; a massa gorda, em contrapartida, determina apenas cerca de 5%-7%) e que a TMR representa 50%-70% do gasto energético diário, foi proposto que a MIG (não o índice de massa corporal – IMC – ou a massa gorda) estaria intimamente associada com o tamanho da refeição autodeterminada (escolhida pelo indivíduo) e com a ingestão energética diária.

No sentido de investigar essa proposta, Hopkins *et al.* (2016) quiseram verificar o quanto a MIG determina o consumo total de energia. Para isso, foram mensurados a TMR (por trocas gasosas), o gasto diário total (por água duplamente marcada) e a composição corporal (água total por diluição de deutério) de 59 indivíduos (30 homens e 29 mulheres) com dieta controlada por 14 dias. Os achados demonstraram que a principal determinante da ingestão alimentar é realmente a TMR e que o efeito da MIG não é independente, mas mediado pela TMR.

Quais as implicações de tudo isso? Para a compreensão do comportamento alimentar humano é preciso entender que o modelo adipocêntrico não basta. Além de adipocinas e substâncias produzidas pelo trato gastrointestinal, é preciso incluir o papel da TMR. E as implicações para os profissionais que usam abordagens capazes de promover "emagrecimento"? Por exemplo: um indivíduo com maior TMR (como obesos, atletas) tem um maior "*drive*" (impulso) para ter refeições maiores, logo, espera-se que tenha mais dificuldades em manter condições de restrição calórica. Além disso, deve-se entender que as diferenças de TMR (e MIG) precisam ser acompanhadas (como variáveis que interferem no resultado, e não apenas como resultado em si), além da porcentagem de massa gorda e/ou IMC. Também se pode inferir que a quantidade de energia para garantir a homeostase energética tende a manter-se relativamente estável enquanto a MIG também estiver (MacLean *et al.*, 2015).

Considerando as informações relativas à homeostase energética, o termo "*fome*" será definido e relacionado ao termo homeostase energética: fome é a interação de fatores metabólicos e fisiológicos (com ou sem influência de fatores psicológicos) que sinalizam para o *hipotálamo* a necessidade (*urgência*) de se alimentar. Já o termo *apetite* será definido e relacionado aos circuitos neurais de prazer/recompensa: apetite é o conjunto de fatores psicológicos e comportamentais (com ou sem influência de fatores biológicos) que induzem o indivíduo a ingerir alimentos. Nota-se que, na definição de fome, fica claro que o hipotálamo abriga circuitos neurais relacionados, principalmente, ao controle da homeostase energética. Por sua vez, regiões do SNC como *núcleo accumbens*, *amígdala*, *área tegmental ventral* e *hipocampo* representam os circuitos relacionados a prazer/recompensa.

Ainda que o escopo deste capítulo seja discutir o efeito dos nutrientes em circuitos neurais do SNC, deve-se ter em mente que o comportamento alimentar é o resultado da complexa rede de comunicação entre o SNC e a periferia. Dessa forma, tanto o circuito neural da homeostase energética quanto o da obtenção de prazer/recompensa dependem de informações oriundas dos órgãos periféricos encarregados da digestão/absorção (Blundell *et al.*, 2012; Morton, Meek e Schwartz, 2014).

Pode-se dividir esses fatores periféricos em três tipos de mecanismos:

- mecanismos sensitivos pré-ingestão (por exemplo, visão, cheiro, gosto, textura dos alimentos);
- mecanismos fisiológicos pós-ingestão, porém, pré-absortivos (por exemplo, distensão do estômago/intestino delgado, os hormônios grelina e colecistoquinina);

- mecanismos fisiológicos pós-absortivos (por exemplo, concentração plasmática de glicose/aminoácidos, insulina, leptina).

A referida limitação dos modelos que tentam descrever o comportamento alimentar humano pode ser vista aqui: os três tipos de mecanismos que acabaram de ser citados descrevem como ocorre a inibição da ingestão de alimentos, mas praticamente não oferecem informações sobre o que a estimula. Então, aqui se encaixaria um quarto mecanismo, que seria a influência da TMR como fator estimulador da ingestão alimentar, compondo um novo e mais completo modelo de como funciona o comportamento alimentar de seres humanos.

Quanto aos três mecanismos, eles irão resultar na ativação de circuitos neurais estimulatórios ou inibitórios, conforme sua natureza, ou seja, estimulando ou inibindo os componentes da homeostase energética e de prazer/recompensa do comportamento alimentar. Nesse cenário, o neuropeptídeo Y (NPY) e o peptídeo relacionado ao agouti (AgRP) funcionam como orexígenos, ou seja, como estimuladores da ingestão alimentar, ao passo que o pró-opiomelanocortina (POMC) e o transcrito regulado por cocaína e anfetamina (CART) atuam como anorexígenos, ou inibidores da ingestão alimentar. O núcleo arqueado (NAC) do hipotálamo tem neurônios que expressam esses (e outros) fatores ligados ao comportamento alimentar (mais especificamente, ao componente da homeostase energética).

Em contrapartida, neurônios dopaminérgicos (produtores de dopamina), neurônios produtores de opioides e receptores canabinoides são mediadores do circuito de recompensa/prazer. Um exemplo de circuito neural desse tipo são os neurônios dopaminérgicos mesolímbicos da área tegmental ventral (ATV), que faz projeções para o núcleo *accumbens*, a amígdala e o córtex pré-frontal.

Alguns autores têm proposto que o componente de prazer/recompensa promove uma ingestão "não homeostática" de alimentos. Ou seja, essa denominação foi dada pelo fato de as propriedades organolépticas do alimento (por exemplo, alta palatabilidade) serem capazes de estimular o consumo de comida mesmo quando os estoques de energia estão cheios. Entretanto, Morton, Meek e Schwartz (2014) dizem não concordar com essa classificação, por alguns motivos. Por exemplo, a saciedade (isto é, sinais que surgem do consumo de alimentos e servem para inibir a fome) é acompanhada pela diminuição do nível de prazer/recompensa atribuído ao consumo de determinado alimento. Também foi observado em animais que o jejum aumenta a quantidade de trabalho que se dispõem a realizar para obter comida (motivação é associada a prazer/recompensa).

Nesse sentido, ainda segundo Morton, Meek e Schwartz (2014), o entendimento mais adequado é o de que os circuitos encarregados da homeostase energética e de prazer/recompensa trabalham juntos para o funcionamento adequado do comportamento alimentar. Em termos de circuitos, tal interação é vista pela comunicação do hipotálamo lateral (homeostase energética) com as projeções entre essa área e o NAC (também hipotálamo e homeostase energética) ou com o núcleo *accumbens* (circuito de prazer/recompensa) ou com o núcleo do trato solitário (NTS).

A interação adequada entre os dois tipos de circuitos é importante, pois, diferente do ato de iniciar o consumo de alimentos (bastante influenciado por fatores externos – propriedades organolépticas), a interrupção da alimentação (logo, o tamanho da refeição) é prioritariamente o resultado de sinais internos.

Segundo a definição de fome, esta representa a urgência em alimentar-se. Em contrapartida, assim que interrompemos uma refeição, os alimentos consumidos ainda não estão completamente disponíveis, ou seja, ainda não foram plenamente absorvidos/digeridos. Portanto, o ato de alimentar-se envolve o componente de "previsão do futuro" (Davidson, Sample e Swithers, 2014; Pavlov, 1910). Isso é feito graças às memórias e ao aprendizado propiciados pelas características dos alimentos. Assim, determinados circuitos cerebrais aprendem a associar que o gosto "doce" representa determinado conteúdo energético e ajuda a sinalizar a interrupção da alimentação.

Contudo, a previsão feita com base na "experiência prévia" necessita ser confirmada pelos mecanismos pós-absortivos mencionados anteriormente. Em outras palavras, a não confirmação é ruim para o comportamento alimentar. Sabe-se, por exemplo, que, ao fazer um depósito em caixa eletrônico, a pessoa terá de esperar que o montante seja creditado na conta do destinatário após a confirmação do conteúdo do envelope (ou seja, cheques ou dinheiro). A inobservância disso causa problemas. Muitos golpistas que afirmam emprestar dinheiro pedem um "pequeno sinal como garantia" pelo empréstimo. Então, seguem até o caixa eletrônico para, supostamente, depositar a quantia prometida à pessoa-alvo do golpe. A pobre vítima, desatenta à necessidade de compensação dos valores depositados, vê o saldo e, ao "confirmar" o depósito, envia o sinal ao estelionatário. Infelizmente, quando a instituição bancária da vítima constata que não há nada no envelope, não credita o valor à vítima, ficando esta sem o prometido empréstimo e sem o dinheiro dado em sinal.

Considerando as informações discutidas, pode-se deduzir que a interação entre os circuitos da homeostase energética e os de prazer/recompensa obedece ao seguinte propósito: atender à demanda energética do organismo ao mesmo tempo que garante a densidade nutricional exigida pelo cérebro.

6.2 "Destruindo" a interação entre os circuitos da homeostase energética e de prazer/recompensa

De acordo com Blundell *et al.* (2012), a principal tarefa de qualquer modelo teórico que tente explicar o comportamento alimentar é justificar o impulso recorrente para alimentar-se, bem como as inibições periódicas de tal impulso pela comida. Pelas informações já apresentadas, pode-se entender que tanto o estímulo do impulso quanto sua inibição são resultantes da interação entre os mecanismos da fome e do apetite. Pode-se especular que, caso fosse atribuído à fome todo o controle do ato de consumir alimentos, haveria menos problemas de saúde, já que há obtenção de energia em concordância com a necessidade energética (claro que tudo seria menos gostoso). Em contrapartida, se o controle fosse todo do apetite, os seres humanos se alimentariam em descompasso com a necessidade de energia, e o risco de consumir energia a menos (ou a mais) estaria mais presente.

Ou seja, qualquer condição que "destrua" ou comprometa essa interação entre os circuitos neurais da homeostase energética e de prazer/recompensa aumenta o risco de desenvolvimento dos chamados transtornos alimentares (por exemplo, bulimia, anorexia nervosa, compulsão alimentar).

Nesse sentido, o ambiente do homem moderno seguramente favorece a opção do apetite. Corsiga e Hood (2011) definem como *ambiente obesogênico* (promotor de obesidade) aquele que oferece menos oportunidade para a prática de atividade física e, simultaneamente, apresenta facilidade de ingestão excessiva de alimentos altamente calóricos, além de estímulos para que esses alimentos sejam consumidos (por exemplo, pressão intensa da mídia por meio de comerciais; manipulação da imagem corporal ideal, com apresentação de sinais de uma alimentação pouco saudável: grande número de pessoas com sobrepeso; presença de comportamento de vício alimentar).

Nos Estados Unidos, por exemplo, em média, uma criança é exposta a cerca de 10 mil propagandas por ano relativas a alimentos, 95% das quais se referem a alimentos altamente industrializados (por exemplo, doces, *fast-food*, cereais açucarados e refrigerantes). Essa mesma criança já nasce com a tendência de preferir alimentos que têm gosto doce e salgado. Pronto! Eis a combinação de alimentação inadequada e propensão genética, podendo gerar obesidade/sobrepeso.

Quando tal ambiente se une à predisposição genética, surgem problemas. A fim de entender melhor a importância dessa predisposição, deve-se prestar atenção ao conselho de Silverthorn (2003). Segundo essa autora, em Fisiologia, é necessário distinguir *função* de *processo*. A *função*, explica a autora, é o "*porquê*" da existência de determinado *processo*, uma abordagem científica chamada *teleológica*. Assim, a maior predisposição genética a ganhar peso ocorre em razão da importância de ter estoques de energia repletos para a sobrevivência.

A teoria do *gene econômico* (Neel, 1962, 1982) propõe que esse gene evoluiu para defender os humanos da fome, facilitando a rápida ação da insulina, o eficiente armazenamento de carboidratos e do excesso de gordura em tempos excepcionais de abundância. Portanto, essa teoria tenta explicar como a função de "tender a engordar surgiu" no tempo em que não havia fartura de alimento.

Já *processo* (também chamado de *mecanismo*), segundo Silverthorn (2003), é a explicação do "*como*" ocorre determinado processo, e essa forma de ver a Fisiologia é chamada de *abordagem mecanicista*. Por exemplo, mais de uma década de estudos (Bellisari, 2008) permitiu a elaboração do *Mapa humano de genes da obesidade*, que indica mais de uma centena de potenciais genes envolvidos no processo de obesidade. Basta vários desses genes estarem presentes no indivíduo para que comprometam as vias hipotalâmicas, controlando a saciedade e a ingestão alimentar. Entretanto, em geral, a obesidade é o produto da interação de vários genes (poligênica) com as características do ambiente.

Existem, ainda, genes associados com o nível de atividade física do indivíduo (a atividade física espontânea está negativamente associada com o ganho de peso) (Booth e Shanely, 2004;

Chakravarthy e Booth, 2004; Loos *et al.*, 2005). A necessidade de economizar energia aparece, também, por meio do aprendizado e do controle motor que parecem ter como objetivo minimizar o custo energético de ações musculares voluntárias (Sparrow, 2000).

Portanto, o ambiente moderno é o principal desencadeador da obesidade, mas seu trabalho é facilitado por todo um aparato evolutivo que estimula o ganho de peso. Daí a crença de que a combinação entre ambiente obesogênico e predisposição genética esteja na origem da pandemia mundial de obesidade/sobrepeso.

Segundo alguns autores (Goris *et al.*, 2010; Johnson, 2013), um dos objetivos do intenso bombardeiro de propagandas relativas a alimentos altamente palatáveis, comidas com alta densidade energética e bebidas açucaradas (isto é, a dieta ocidental do ambiente obesogênico) é fazer que se pense o tempo todo no prazer que tais produtos são capazes de oferecer. Eis aqui uma clara tentativa de "destruir" a interação dos circuitos neurais de fome e prazer/recompensa. Mas isso poderia, de fato, ocorrer?

Davidson, Sample e Swithers (2014) propuseram um cenário que responde positivamente a essa questão. Os autores mencionam a existência de uma característica "pavloviana" (de Pavlov, o cientista russo que condicionava cachorros) no controle da homeostase energética. Conforme já visto, as informações antecipatórias passadas ao controle do metabolismo energético (por exemplo, hipotálamo) sobre as características do alimento (fornecidas pelos circuitos neurais de memória, de aprendizado e de prazer/recompensa – hipocampo) devem ser confirmadas pelos sinais pós-absortivos da alimentação, e os circuitos neurais utilizam o *sabor doce* como uma das pistas antecipatórias. Então, a característica pavloviana mencionada seria justamente o condicionamento promovido por essa pista. Em tal cenário, Davidson, Sample e Swithers (2014) propõem que a "destruição" na interação entre os circuitos do comportamento alimentar ocorre pelo uso de adoçantes dietéticos não calóricos (ou pouco calóricos), pois eles, em princípio, indicam que estamos consumindo um alimento energético (lembre-se: para o SNC, sabor doce é igual a energia à vista) e, uma vez absorvido o alimento que contém o adoçante, nenhuma (ou pouca) energia é obtida (logo, nenhuma antecipação é confirmada). A proposta do estudo foi baseada em achados que demonstraram que animais inicialmente condicionados com alimentos contendo tais adoçantes e, em seguida, submetidos a dietas ricas em carboidratos consumiam mais energia que animais não condicionados (sugerindo a perda da capacidade antecipatória promovida pelo sabor doce).

Outro aspecto interessante do estudo de Davidson, Sample e Swithers (2014) é que, de acordo com os autores, não apenas adoçantes podem comprometer a função do SNC, mas, também, a própria consequência do consumo desmesurado da dieta ocidental, isto é, resistência à insulina/obesidade acabariam comprometendo a capacidade de determinadas áreas do SNC "perceberem" sinais periféricos (por exemplo, sinalização da insulina/leptina) da condição dos nutrientes circulantes e de como estão os estoques de energia em termos de armazenamento (por exemplo, tecido adiposo).

Mas, como a dieta ocidental faz isso? Por exemplo, comprometendo o metabolismo de glicose do cérebro e causando inflamação nesse órgão. Isso, por sua vez, danifica os circuitos neurais do comportamento alimentar, implicando (obviamente) comprometimento destes e da cognição/memória. Não é à toa que obesidade/diabetes estão associados a doenças como demência, mal de Parkinson e de Alzheimer (Tups *et al.*, 2017).

Discutindo o efeito crônico do consumo de alimentos ricos em carboidratos e gorduras, típicos da dieta ocidental, Levine, Kotz e Gosnell (2003) apresentam dados de como esses alimentos afetam tanto os circuitos da homeostase energética quanto os de prazer/recompensa. Além desse efeito direto sobre o controle da ingestão, haveria, ainda, um efeito indireto, como a menor expressão de proteínas desacopladoras (associadas ao gasto energético) nos tecidos periféricos, em consequência das mudanças nos peptídeos cerebrais que controlam tais proteínas.

Berthould e Zheng (2012) mencionam que existem consideráveis evidências de que indivíduos obesos têm sensibilidade alterada ao gosto, aos comportamentos de consumo alimentar promovidos por esse mesmo gosto e nos circuitos de prazer/recompensa. Uma prova dessas alterações é que, tanto em humanos quanto em animais, a perda de peso ou a cirurgia bariátrica reverte algumas dessas alterações. Obviamente, tais alterações podem causar hiperfagia induzida pelo paladar, promovendo sobrepeso e obesidade.

Compan *et al.* (2015) discutem achados que sugerem que, além do ambiente obesogênico, o estresse psicológico crônico pode ser fator capaz de destruir a interação entre os circuitos do comportamento alimentar humano. Assim, como se sabe, ainda que a decisão de se alimentar seja crucial para a sobrevivência, na anorexia nervosa, o cérebro é capaz de reduzir a ingestão de alimentos, apesar da crescente necessidade energética. De modo geral, os autores apontam que, tanto na anorexia quanto no consumo de drogas, neurotransmissores (por exemplo, serotonina) e circuitos neurais comuns são compartilhados.

Em um dos cenários elaborados por Compan *et al.* (2015), a serotonina, que é responsável pela adaptação ao estresse, atingiria seu limite em termos de lidar com estímulos estressores e, em sujeitos predispostos (por exemplo, à anorexia nervosa), o nível de prazer/recompensa obtido pela sensação de ter algum controle sobre o ambiente (que, de resto, é estressante e incontrolável) pode ser suficientemente alto (e prazeroso, como o efeito de algumas drogas, daí os circuitos neurais comuns) a ponto de alguns indivíduos restringirem sua alimentação até à morte. Se, no início, a restrição alimentar é uma decisão voluntária para lidar com um ambiente "emocionalmente negativo", a manutenção (efeito crônico) do transtorno alimentar da anorexia pode fazer mudanças neurais ocorrerem, passando o controle da ingestão alimentar a áreas subcorticais (involuntárias), o que resulta no total descontrole por parte do indivíduo em relação à sua alimentação. Isso poderia explicar a migração constante entre comportamentos, como anorexia, bulimia e compulsão alimentar em algumas pessoas.

O mencionado compartilhamento de circuitos neurais entre a obesidade e o uso de drogas levou à sugestão de que alguns indivíduos podem ser como viciados. Se isso é um fato ou não, é objeto de debate, mas, por certo, circuitos neurais e neurotransmissores mostram-se comuns tanto em resposta à ingestão de alimentos quanto ao uso de drogas. Por exemplo, a dopamina (DA) é uma catecolamina envolvida em processos de reforço e recompensa, como motivação e compulsão, tendo sua concentração aumentada no sistema mesolímbico dopaminérgico em resposta ao alimento e ao abuso de drogas. O aumento de DA no corpo estriado de seres humanos também está correlacionado ao grau de prazer que se atribui a uma refeição (Schulte *et al.*, 2016). Outras evidências que sugerem coincidências no funcionamento do SNC no abuso de drogas e na ingestão de alimentos são disfunções nos processos executivos (de decisão), levando o indivíduo a preferir uma recompensa de curto prazo a um benefício de longo prazo (por exemplo, ter uma boa saúde). Aspectos comuns também são vistos nos circuitos ligados a processos emocionais, de modo que algumas situações emocionalmente estressantes geram compulsão alimentar e/ou impulsionam o consumo de drogas no indivíduo. Um terceiro tipo de alteração neural é aquela ligada à impulsividade, que também parece estar exacerbada em relação ao consumo de alimentos ou de drogas (Schulte *et al.*, 2016).

Todas essas alterações crônicas no SNC causadas pelo consumo excessivo de alguns tipos de alimentos implicam que mudanças na estrutura e na função de componentes desse sistema ocorreram. Morin *et al.* (2017) discutem o efeito do consumo crônico de alimentos altamente palatáveis sobre a neuroplasticidade do SNC. É justamente graças a essa capacidade dos neurônios que é possível que o ser humano se adapte às mudanças do ambiente ao longo do tempo, aprendendo e criando memórias que, no caso do comportamento alimentar saudável, vão produzir a tão discutida interação entre os circuitos da homeostase energética e de prazer/recompensa. Infelizmente, adaptações a condições que não permitem a homeostase também ocorrem. As já mencionadas alterações inflamatórias do SNC são o resultado dessas más adaptações. O que Morin *et al.* (2017) sugerem de novidade é que, durante o último trimestre de gestação, o primeiro ano de vida e a adolescência, os indivíduos estão mais sujeitos aos efeitos negativos de alimentos altamente palatáveis, uma vez que esses três períodos são caracterizados por alta plasticidade neural (isto é, são períodos de intenso crescimento/desenvolvimento).

É interessante notar como em certo sentido essa proposta dos "períodos sensíveis" repete outra, também sobre a obesidade, mas em relação aos adipócitos. Assim, na década de 1970 foi sugerido que os adipócitos só poderiam se multiplicar e proliferar durante a infância e a adolescência, desenvolvendo, durante esses períodos, a chamada *obesidade hiperplásica*, caracterizada pelo número aumentado de adipócitos com menor aumento em seu tamanho. Em contrapartida, acreditava-se que a obesidade em adultos se dava exclusivamente pelo aumento no tamanho dos adipócitos, resultando na obesidade hipertrófica (Hirsch e Knitle, 1970). Entretanto, está inequivocamente demonstrado que novos adipócitos podem se diferenciar a partir de pré-adipócitos similares a fibroblastos em qualquer período da vida e que o desenvolvimento da obesidade em adultos também está acompanhado de uma substancial diferenciação de pré-adipócitos em adipócitos.

6.3 Efeito da restrição calórica sobre o funcionamento do sistema nervoso central

Até aqui, tem-se discutido sobretudo o efeito crônico de alimentos altamente palatáveis em condições de balanço calórico positivo. Neste tópico, será explicado que a restrição de calorias também promove modificação nos circuitos neurais responsáveis pela homeostase energética e pelo nível de prazer/recompensa resultantes do consumo de alimentos.

Kahathuduwa *et al.* (2016) investigaram o efeito que a restrição calórica apresenta em determinadas regiões do SNC e como os construtos (ideias da manifestação comportamental desencadeada pela região do cérebro) associados a tais regiões são afetados. Assim, *liking* foi o nome dado ao comportamento que representava o potencial de consumir determinado alimento; já *wanting* foi o nome atribuído à motivação intrínseca em obter uma experiência recompensadora por meio do consumo de alimentos. Os períodos de avaliação tanto das áreas quanto dos circuitos cerebrais avaliados foram:

- *jejum*: tipicamente com duração de 8-24 horas;
- *restrição calórica estendida* (RCE): duração mínima de 3 semanas e máxima de até vários meses nos quais se consumia entre 800 e 1.500 kcal por dia;
- *restrição seletiva* (RSE): a redução energética é obtida por eliminação de um tipo específico de nutriente da dieta.

Os resultados da pesquisa demonstraram que o *jejum* aumenta a atividade neural do hipotálamo, responsável pela regulação da componente de homeostase energética do comportamento alimentar. Com isso, houve aumento do *liking*, isto é, ficar sem alimentos por até 24 horas aumenta a chance de consumir alimentos. Essa estratégia também aumenta a atividade neural de circuitos relacionados ao componente de prazer/recompensa do comportamento alimentar, à regulação emocional, à percepção de características organolépticas dos alimentos, ao aprendizado e à memória (por exemplo, córtex dorsolateral pré-frontal, córtex orbitofrontal, giro frontal inferior, córtex cingulado anterior, ínsula, amígdala, núcleos *accumbens*, área ventral tegumentar, substância nigra, hipocampo, córtex fusiforme, córtex visual, córtex pré-motor e córtex motor primário – as funções mencionadas se aplicam de modo diferenciado para diferentes regiões apontadas aqui). Uma vez que nessa lista há circuitos relacionados tanto ao *liking* quanto ao *wanting*, o jejum aumenta a probabilidade de consumir alimentos, de obter prazer ao fazê-lo, bem como de iniciar ações motoras para que tais objetivos sejam atingidos. Em suma, o jejum promove um estímulo generalizado para que o indivíduo se alimente (Kahathuduwa *et al.*, 2016).

Quanto aos efeitos da RCE, de modo geral, para quase todas as regiões mencionadas há diminuição da atividade neural, ou seja, o SNC parece adaptar-se a esse tipo de estratégia, sugerindo que esse pode ser o caminho mais fácil num programa de redução ponderal (Kahathuduwa *et al.*, 2016). Em contrapartida, os achados relativos à RSE potencialmente indicam que essa prática ativa circuitos neurais que aumentam o *liking*, a compulsão e provocam elevação do consumo calórico. De acordo com os autores, esses achados podem explicar o motivo de praticar RSE estar associado ao ganho futuro de peso corporal (Kahathuduwa *et al.*, 2016).

6.4 Recomendações práticas

Dada a natureza e a complexidade dos circuitos neurais responsáveis pelo comportamento, e dado como tais circuitos interagem com o ambiente, é possível estabelecer algumas recomendações práticas para a conduta do nutricionista. Morin *et al.* (2017), por exemplo, enfatizam a necessidade de aconselhar o paciente contra o potencial viciante de alguns alimentos. Nesse contexto, consumidores mais informados terão mais chances de fazer boas escolhas, evitando os potenciais efeitos deletérios do consumo crônico/inadequado (supondo que seja impossível eliminá-los da dieta) dos alimentos discutidos neste capítulo. Além disso, os pais, em particular, devem ser orientados quanto ao perigo que isso representa para seus filhos, cujo comportamento alimentar e cuja neuroplasticidade ainda estão sendo construídos e moldados de forma marcante.

Adaptadas ao contexto atual, as recomendações de Morin *et al.* (2017) sugerem que os nutricionistas, por meio de seus órgãos de representação, pressionem os legisladores para que taxem de forma mais agressiva alimentos altamente palatáveis (como já é feito aqui no Brasil para o cigarro e a cachaça). Além disso, seria desejável restringir, por meio de leis, a propaganda desses alimentos para crianças e adolescentes.

No que diz respeito a intervenções que visam promover restrição de calorias, aconselha-se prestar atenção aos achados de como o SNC "reage" aos efeitos de diferentes prazos e tipos de restrição. A inobservância desses fatores, como se viu, pode resultar em insucesso.

Com base em tudo o que foi discutido neste capítulo, o nutricionista também deve entender que, para ser aplicado com sucesso, o conceito de "reeducação alimentar" não implica apenas "força de vontade". É imperativo que esses profissionais busquem estratégias que mais se adaptem aos hábitos alimentares e à história de vida do paciente, contemplando suas necessidades fisiológicas e respeitando seus gostos e suas preferências. Isso implica um trabalho de acompanhamento e educação em longo prazo, estabelecendo uma relação duradoura entre o cliente e seu nutricionista.

Considerações finais

O comportamento alimentar humano funciona por meio de circuitos neurais capazes de monitorar a quantidade de energia necessária ao organismo e por meio de circuitos que desenvolvem memórias sobre as características organolépticas dos diferentes alimentos. Estudos demonstram que esses dois grupos de circuitos devem trabalhar em sincronia. Infelizmente, existem fatores capazes de prejudicar essa sincronia, resultando em transtornos alimentares. Entre esses fatores, destacam-se o ambiente obesogênico e a prática de dietas de restrição calórica de modo inadequado e sem orientação profissional.

Referências

BELLISARI, A. Evolutionary origins of obesity. *Obes. Rev.*, v. 9, n. 2, p. 165-80, 2008.

BERTHOULD, H. R.; ZHENG, H. Modulation of taste responsiveness and food preference by obesity and weight loss. *Phys. Behav.*, v. 107, n. 4, p. 527-32, 2012.

BLUNDELL, J. E. *et al.* Role of resting metabolic rate and energy expenditure in hunger and appetite control: a new formulation. *Dis. Model. Mech.*, v. 5, n. 5, p. 608-13, 2012.

BOOTH, F. W.; SHANELY, R. A. The biochemical basis of the health effects of exercise: an integrative view. *Proc. Nutr. Soc.*, v. 63, n. 2, p. 199-203, 2004.

CHAKRAVARTHY, M. V.; BOOTH, F. W. Eating, exercise, and "thrifty" genotypes: connecting the dots toward an evolutionary understanding of modern chronic disease. *J. Appl. Physiol.*, v. 96, n. 1, p. 3-10, 2004.

COMPAN, V. *et al.* How does the brain implement adaptive decision making to eat? *J. Neurosci.*, v. 35, n. 41, p. 13868-78, 2015.

CORDAIN, L. *et al.* Plant-animal subsistence ratios and macronutrient energy estimations in worldwide hunter-gatherer diets. *Am. J. Clin. Nutr.*, v. 71, n. 3, p. 682-92, 2000.

CORSIGA, J. A.; HOOD, M. M. Eating disorders in an obesogenic environment. *J. Am. Diet Assoc.*, v. 11, n. 7, p. 1001-3, 2011.

CRAWFORD, M. A. *et al.* Evidence for the unique function of docosahexaenoic acid during the evolution of the modern hominid brain. *Lipids*, v. 34, p. S39-47, 1999.

DAVIDSON, T. L.; SAMPLE, C. H.; SWITHERS, S. E. An application of pavlovian principles to the problems of obesity and cognitive decline. *Neurobiol. Learn Mem.*, v. 108, p. 172-84, 2014.

GORIS, J. M. *et al.* Television food advertising and the prevalence of childhood overweight and obesity: a multicountry comparison. *Public Health Nutr.*, v. 13, n. 7, p. 1003-12, 2010.

HIRSCH, J.; KNITLE, J. L. Cellularity of obese and nonobese human adipose tissue. *Fed. Proc.*, v. 29, n. 4, p. 1516-21, 1970.

HOPKINS, M. *et al.* Modeling the associations between fat-free mass, resting metabolic rate and energy intake in the context of total energy balance. *Int. J. Obes.*, v. 40, n. 2, p. 312-8, 2016.

JOHNSON, A. W. Eating beyond metabolic need: how environmental cues influence feeding behavior. *Trends Neurosci.*, v. 36, n. 2, 2013.

KAHATHUDUWA, C. N. *et al.* Brain regions involved in ingestive behavior and related psychological constructs in people undergoing calorie restriction. *Appetite*, v. 107, p. 348-61, 2016.

LEONARD, W. R.; ROBERTSON, M. L. Evolutionary perspectives on human nutrition: the influence of brain and body size on diet and metabolism. *Am. J. Hum. Biol.*, v. 6, n. 1, p. 77-88, 1994.

LEVINE, A. S.; KOTZ, C. M.; GOSNELL, B. A. Sugar and fats: the neurobiology of preference. *J. Nutr.*, v. 133, n. 3, p. 831S-4S, 2003.

LOOS, R. J. F. *et al.* Melanocortin-4 receptor gene and physical activity in the Quebec Family Study. *Int. J. Obes. (Lond.)*, v. 29, n. 4, p. 420-8, 2005.

MACLEAN, P. S. *et al.* The role of adipose tissue in the weight regain after weight loss. *Obes. Rev.*, v. 16, p. 45-54, 2015. Supplement 1.

MORIN, J. P. *et al.* Palatable hyper-caloric foods impact on neuronal plasticity. *Front. Behav. Neurosci.*, v. 11, p. 19, 2017. Disponível em: https://www.ncbi.nlm.nih.gov/pmc/articles/PMC5306218/. Acesso em: 10 jul. 2018.

MORTON, G. J.; MEEK, T. H.; SCHWARTZ, M. W. Neurobiology of food intake in health and disease. *Nat. Rev. Neurosci.*, v. 15, n. 6, p. 367-78, 2014.

NEEL, J. V. Diabetes mellitus: a "thrifty" genotype rendered detrimental by "progress". *Am. J. Hum. Genet.*, v. 14, n. 4, p. 353-62, 1962.

NEEL, J. V. The thrifty genotype revised. In: KOEBBERLING, J.; TATTERSAL, R. (ed.). *The genetics of diabetes mellitus*: Proceedings of the Serono Symposia. London: Academic Press, 1982. p. 283-93.

PAVLOV, I. P. *The work of the digestive glands*. London: C. Griffin, 1910.

POPOVICH, D. G. *et al.* The western lowland gorilla diet has implications for the health of humans and other hominoid. *J. Nutr.*, v. 127, n. 10, p. 2000-5, 1997.

SCHULTE, E. M. *et al.* Neural systems implicated in obesity as an addictive disorder: from biological to behavioral mechanisms. *Prog. Brain Res.*, v. 223, p. 329-46, 2016.

SILVERTHORN, D. U. *Fisiologia humana*: uma abordagem integrada. 2. ed. Porto Alegre: Artmed, 2003.

SPARROW, W. A. *Energetics of human activity*. Champaign, IL: Human Kinetics, 2000.

TUPS, A. *et al.* Central regulation of glucose homeostasis. *Compr. Physiol.*, v. 7, n. 2, p. 741-64, 2017.

WILLIAMS, M. H. *Nutrition for health, fitness and sport*. 5th. ed. New York: McGraw-Hill, 1999.

PARTE 3

NUTRIÇÃO E ENDOCRINOLOGIA

7 Hormônios e composição corporal

Thiago Freitas
Paulo Muzy

7.1 Testosterona

A *testosterona* é um hormônio andrógeno produzido nos homens, principalmente nas células de Leydig. No sangue, ela é encontrada em sua forma livre, ligada à albumina ou à globulina ligadora de hormônios sexuais (SHBG). Em condições fisiológicas, a testosterona tem a ação de manter os níveis de força normalizados e a quantidade de massa muscular estabilizada (O'Leary e Hackney, 2014; Mouser *et al.*, 2016).

Em ensaios pré-clínicos foi observado que a testosterona atua na diferenciação dos adipócitos e em sua via de sinalização, inibindo a expressão dos receptores ativados por proliferador de peroxissoma gama (PPAR-gama) e das proteínas estimuladoras de ligação a CCAAT (CEBP-alfa), que são os reguladores centrais da adipogênese. De fato, estudos observacionais indicam que a suplementação de testosterona em homens com hipogonadismo (que é caracterizado pela deficiência funcional das gônadas) foi capaz de reduzir a circunferência abdominal, o peso corporal e o índice de massa corporal (IMC) (Corona *et al.*, 2016). Outra análise interessante é que, em diabéticos tipo 2, o nível baixo de testosterona tem uma relação com a obesidade, mas a obesidade nessa população também pode provocar queda de testosterona, gerando, assim, uma relação ambígua que vale a pena ser analisada e tratada (Rabijewski, Papierska e Piątkiewicz, 2016).

Sinais clínicos de baixos níveis de testosterona incluem queda da libido, disfunção erétil, perda de massa muscular, diminuição da força, aumento da gordura corporal, diminuição da densidade mineral óssea, osteoporose, depressão e fadiga. Indo mais além, níveis baixos de testosterona já foram relacionados com o aumento de mortalidade por diversas causas e de risco de mortalidade cardiovascular (Rabijewski, Papierska e Piątkiewicz, 2016).

Com o passar dos anos, os níveis de testosterona vão diminuindo de forma fisiológica, na ordem de 1% a 2% ao ano, e o processo de sarcopenia é um dos desfechos esperados. Esse processo é definido como perda da massa muscular, diminuição da força e da função muscular (Mouser *et al.*, 2016; Kera *et al.*, 2018).

À medida que ocorre o decréscimo de massa muscular, o gasto energético basal diminui de forma concomitante. Em alguns estudos observacionais, foi relatado que a diminuição de gasto energético pode ser um dos gatilhos para o ganho de peso e para a obesidade em longo prazo (JafariNasabian *et al.*, 2017).

Em estudo conduzido nos Estados Unidos, no qual foram analisados 252 homens, foi observado que o grupo que apresentava uma quantidade maior de testosterona na corrente sanguínea tinha níveis maiores de massa muscular em membros superiores e inferiores; já homens com menor quantidade de testosterona na corrente sanguínea apresentavam maior quantidade de gordura corporal (Mouser *et al.*, 2016).

Aparentemente, o ponto-chave para evitar o ganho de peso com os anos é poupar a massa muscular, e há diversas estratégias que podem ser utilizadas para impedir esse ganho, que vão desde a avaliação de perfil metabólico e hormonal até intervenções nutricionais e de exercício físico, poupando, assim, o tecido muscular e levando a um envelhecimento mais saudável, com menos desfechos desfavoráveis.

7.2 Cortisol

O *cortisol* é um hormônio que tem papel fundamental na homeostase fisiológica. Ele é um hormônio glicocorticoide catabólico, que é produzido por meio da estimulação do córtex adrenal pelo hormônio adrenocorticotrófico (ACTH), em resposta a fatores estressantes, psicológicos ou fisiológicos, incluindo estresse social, temperaturas extremas e exercícios físicos (O'Leary e Hackney, 2014).

Além disso, o cortisol também está envolvido em diversos processos metabólicos, de resposta imune, no ciclo de sono e vigília, na resposta de estresse e na regulação da pressão sanguínea (Baubrand e Vaidya, 2015).

Embora seu ajuste fino esteja ligado a outros processos evolutivos pelos quais os seres humanos passaram, é notável observar que, em tempos modernos, o ambiente em que as populações estão inseridas já foi capaz de alterar e/ou desregular diversas das funções do cortisol, aumentando ou exacerbando algumas condições clínicas (Baubrand e Vaidya, 2015).

Aparentemente, níveis elevados de cortisol têm relação com aumento da incidência de obesidade visceral, hipertensão arterial sistêmica, resistência à insulina com comprometimento da tolerância à glicose e dislipidemia. Esses fatores associados são classificados como *síndrome metabólica*, que, por si só, é uma condição que aumenta o risco cardiovascular (Paredes e Ribeiro, 2014; Pivonello *et al.*, 2016).

Diversos estudos vêm tentando correlacionar o aumento do cortisol sanguíneo com o aumento da obesidade. Na sociedade atual, em que as refeições são cada vez mais rápidas e industrializadas, o estresse do trabalho é mais presente e a população dorme cada vez menos por conta de estímulos externos. Assim, é fácil considerar que essa relação venha a se tornar efetiva. De fato, diversos estudos já conseguiram sugerir que o excesso de gordura corporal e o aumento da obesidade estão resultando em uma secreção aumentada de cortisol pelas adrenais, alterando, desse modo, a sua biodisponibilidade na corrente sanguínea, além de aumentar a sua ativação no tecido adiposo (Baubrand e Vaidya, 2015; Pivonello *et al.*, 2016).

*****

Sabe-se o quão importante os hormônios são para o nosso organismo. Níveis baixos de testosterona podem levar à perda de massa muscular e ao aumento de gordura corporal ao longo do tempo, assim como o aumento da expressão de cortisol pode levar ao aumento de gordura corporal. E não é apenas isso: o aumento de gordura corporal pode aumentar a expressão do cortisol *in loco*, ou seja, no próprio tecido adiposo, gerando um estado fisiológico em que o desfecho não se torna favorável. Portanto, a perda de gordura corporal e a manutenção da massa muscular se fazem imprescindíveis para atingir marcadores de saúde favoráveis.

Referências

BAUBRAND, R.; VAIDYA, A. Cortisol dysregulation in obesity-related metabolic disorders. *Curr. Opin. Endocrinol. Diabetes Obes.*, v. 22, n. 3, p. 143-9, 2015.

CORONA, G. *et al.* Testosterone supplementation and body composition: results from a meta-analysis of observational studies. *J. Endocrinol. Invest.*, v. 39, n. 9, p. 967-81, 2016.

JAFARINASABIAN, P. *et al.* Aging human body: changes in bone, muscle and body fat with consequent changes in nutrient intake. *J. Endocrinol.*, v. 234, n. 1, p. R37-R51, 2017.

KERA, T. *et al.* Relationships among peak expiratory flow rate, body composition, physical function, and sarcopenia in community-dwelling older adults. *Aging Clin. Exp. Res.*, v. 30, n. 4, p. 331-40, 2018.

MOUSER, J. G. *et al.* The association between physiologic testosterone levels, lean mass, and fat mass in a nationally representative sample of men in the United States, *Steroids*, v. 115, p. 62-6, 2016.

O'LEARY, C. B.; HACKNEY, A. C. Acute and chronic effects of resistance exercise on the testosterone and cortisol responses in obese males: a systematic review. *Physiol. Res.*, v. 63, n. 6, p. 693-704, 2014.

PAREDES, S.; RIBEIRO, L. Cortisol: the villain in metabolic syndrome? *Rev. Assoc. Med. Bras.*, v. 60, n. 1, p. 84-92, 2014.

PIVONELLO, R. *et al.* Metabolic alterations and cardiovascular outcomes of cortisol excess. *Front. Horm. Res.*, v. 46, p. 54-65, 2016.

RABIJEWSKI, M.; PAPIERSKA, L.; PIĄTKIEWICZ, P. The relationships between anabolic hormones and body composition in middle-aged and elderly men with prediabetes: a cross-sectional study. *J. Diabetes Res.*, v. 2016, p. 1-8, 2016.

8 Relação entre hormônio do crescimento (GH) e obesidade

Bruno Pitanga

Para entender a relação que existe entre o hormônio do crescimento (também chamado de GH, do inglês *growth hormone*) e a obesidade, é necessário compreender os mecanismos que levam uma pessoa a acumular massa gorda.

Vivemos uma verdadeira epidemia de obesidade no mundo, e isso está atrelado a um aumento de diversas doenças que levam a uma péssima qualidade de vida e, também, ao óbito. Hipertensão arterial, diabetes, doença coronariana, doença osteoarticular, acidente vascular cerebral (AVC), depressão e, até mesmo, câncer aumentam sua estatística em obesos.

No final dos anos 1960 e início dos anos 1970 houve, propositalmente, a "crucificação" das gorduras: ingeri-las seria a certeza de um infarto do miocárdio. Com a diminuição da ingestão de gorduras, houve um aumento do consumo de hidratos de carbono (mais comumente chamados de carboidratos), e, com a industrialização cada vez mais intensa dos alimentos, surgiram os "pacotinhos" de biscoito, de chocolate, de macarrão, de pão, de bolo etc., de baixo custo e rápido consumo. Dentro no organismo, o carboidrato transforma-se em açúcar, que, em excesso, é armazenado em forma de gordura.

O carboidrato é automaticamente absorvido para a corrente sanguínea e, para que os níveis de glicose no sangue não fiquem elevados, o pâncreas promove a liberação do hormônio *insulina*. A insulina remove imediatamente o açúcar do sangue, que será armazenado em forma de gordura. Para piorar, a glicose removida do sangue proporciona um aumento do apetite. Inicia-se, assim, o ciclo da obesidade, com este roteiro de carboidrato: açúcar; insulina; armazenamento em forma de gordura; fome; comer novamente...

O GH é formado por um peptídeo de cadeia simples e secretado pela hipófise, que é uma pequena glândula em forma de feijão, situada na parte inferior do cérebro. Sua liberação no organismo ocorre sobretudo à noite. A relação do GH com o crescimento esquelético e com o estímulo das epífises (cartilagens de crescimento) é muito importante. Sua produção é maior na criança e, em particular, durante a fase de crescimento rápido (estirão). Após os 18 anos, ocorre uma queda exponencial na produção de GH, e, após os 60 anos, seus níveis ficam extremamente baixos.

Existem causas metabólicas de aumento da produção de GH, como a prática de atividade física, em especial, a anaeróbia, em que a liberação de ácido láctico promove um aumento de testosterona e de GH.

É importante entender que há uma relação direta de contrarregulação entre o GH e a insulina, isto é, quando um se eleva, o outro diminui. A insulina diminui a glicose sanguínea, e o GH a eleva. Com o alto consumo de carboidratos, sobretudo os da forma simples, aumentam os níveis sanguíneos de glicose, provocando a liberação de insulina e, consequentemente, a diminuição de GH.

O GH é secretado pela hipófise de forma pulsátil e é controlado por um complexo mecanismo que envolve basicamente duas proteínas hipotalâmicas: o GHRH (do inglês, *growth hormone releasing hormone*, hormônio liberador de hormônio do crescimento), que tem a função de estimular a secreção de GH, e a somatostatina, que, ao contrário, promove sua inibição. Essas duas proteínas citadas sofrem influência de vários neurotransmissores, da composição corporal, do sono, da nutrição, do estresse. Os hormônios não peptídicos, como tiroxina, estrógenos, andrógenos e, principalmente, glicocorticoides, também afetam a produção de GH. A secreção espontânea do GH pode ser bloqueada pelo excesso de corticoides. Essa secreção de GH varia conforme o sexo, o estágio puberal e a idade. Estrógenos e andrógenos agem, durante a puberdade, aumentando sobremaneira os níveis de GH, que iniciam o processo de queda após esse período.

É muito estudada a importância dos processos de sinalização celular e, nesse contexto, analisada a participação da grelina – hormônio secretado sobretudo no estômago – no aumento de liberação de GH por meio de uma terceira via de regulação. Porém, não se sabe ao certo o real papel dessa via na fisiopatologia da secreção do GH. Sabe-se que a ativação de seu receptor localizado na superfície de células-alvo promove a ativação da cascata de sinalização celular e, consequentemente, o aumento dos níveis de GH.

Ao longo do envelhecimento ocorre um declínio progressivo da produção de GH, denominado *somatopausa*, levando a uma "deterioração" da composição corporal, pois esse hormônio, alem de ser importante no crescimento, também tem relação direta com a renovação celular, a produção de colágeno e a reparação dos tecidos. É importante saber que a deficiência de GH não provoca sintomas específicos, mas que isso tem relação direta com a redução do tempo de vida (compressão da morbidade).

Com a somatopausa, pode-se verificar diversos sinais e sintomas, entre eles, diminuição da vitalidade, do vigor e da energia; redução progressiva da mobilidade física; alterações do emocional, como ansiedade, depressão e fobia social; alterações da função sexual; alterações da composição corporal, com diminuição da musculatura, aumento da gordura, sobretudo a visceral, e diminuição da massa óssea; redução progressiva da força muscular; alteração do lipidograma, com elevação do colesterol total e do LDL, e diminuição do HDL; aumento do fibrinogênio.

Existe uma relação direta entre a diminuição dos níveis hormonais de GH ao longo dos anos e o aumento da limitação funcional. Novos estudos evidenciam que a queda do GH ao longo da vida, em especial, nos adultos, é muito mais frequente do que se imaginava e, quando detectada em exames laboratoriais e em avaliação clínica detalhada, sua reposição pode ter um enorme valor.

8.1 A relação direta entre obesidade e GH

A obesidade é uma doença multifatorial definida como um excesso de gordura corporal e deve ser tratada também de forma multifatorial. Existem causas genéticas, porém, fatores ambientais como alimentação rica em carboidratos simples e sedentarismo impulsionam o surgimento da obesidade.

Existem distúrbios hipotalâmicos, associados ou não ao retardo mental, que, em geral, vêm acompanhados de compulsão alimentar. Também estão relacionadas causas hormonais, como hipotireoidismo, hipercortisolismo e baixo GH, mas correspondem a uma fração pequena dos casos de obesidade. A tireoide produz hormônios que têm funções importantes, como estabilidade emocional e controle da velocidade do metabolismo. No hipotireoidismo, verifica-se uma diminuição importante do metabolismo basal, favorecendo o ganho progressivo de peso, mesmo sem alterar o tipo de alimentação.

O GH tem relação direta com o estímulo de produção do fator de crescimento semelhante à insulina tipo 1 (IGF-1) em quase todos os tecidos, e esses dois hormônios, em conjunto, exercem ações poderosas e sinérgicas no metabolismo das gorduras, das proteínas e, também, da glicose.

Trabalhos recentes sobre os efeitos da suplementação de GH em pacientes obesos demonstraram uma redução importante na massa gorda, em particular nas regiões abdominal e visceral. Sabe-se que a gordura visceral, ou gordura branca, é a pior de todas, pois está relacionada à produção de citoquinas inflamatórias. Além da melhora da composição corporal, verificou-se uma melhora do perfil lipídico e, também, da glicemia. Como resultado, ficou claro que o GH pode ter um grande potencial na abordagem multifatorial do tratamento da obesidade e de suas disfunções metabólicas. No entanto, vale lembrar que há controvérsias em dados conflitantes relacionados ao uso do GH e à sua indução ao diabetes por alterar o perfil glicérico.

Deve-se avaliar e abordar a obesidade de forma abrangente, analisando a origem nutricional e os dados metabólicos. Crianças obesas por erro nutricional diferem das crianças obesas por deficiência de GH, que apresentam uma característica de obesidade troncular.

Há uma relação importante entre a obesidade e a alteração do eixo GH–IGF-1, que leva a um estado de hipossomatotropismo relativo. Diversos estudos já comprovaram que o aumento do IMC está relacionado a uma diminuição da meia-vida, da produção, da frequência e da amplitude dos episódios secretórios do GH. Fica evidente a relação entre o *deficit* de GH e o aumento da massa gorda. Esses estudos mostram que o contrário também ocorre, pois a gordura armazenada exerce fator indireto na diminuição da produção de GH, mas, com a perda de peso gordo, os níveis de produção de GH melhoram. A discussão fica em torno de que esse efeito reverso sugere que a queda da produção de GH seria muito mais uma consequência metabólica da obesidade do que um efeito primário.

Também ficou evidente uma diminuição da secreção de GH em crianças e adolescentes obesos, que apresentaram uma relação inversamente proporcional ao IMC, isto é, menor produção de GH, maior IMC. Já nos adultos, essa relação inversa se dá com relação à gordura visceral: menos GH, mais gordura visceral.

É preciso ficar claro que a deficiência de GH não está relacionada apenas a um *deficit* de crescimento, mas, também, a uma gama de alterações metabólicas, do mesmo modo que os mecanismos neuroimunoendócrinos que regulam o ritmo de produção e de secreção de GH estão sujeitos às influências dos fatores metabólicos.

Então, a deficiência de GH (hipossomatotropismo) na obesidade ainda gera controvérsia, mas, de fato, as causas ficam direcionadas e sugeridas aos altos níveis de ácidos graxos livres, ao aumento da insulina, à alteração dos níveis de IGF-1, ao aumento da leptina e à diminuição da grelina.

O aumento da produção de GH gera um aumento dos ácidos graxos pela lipólise, e esse aumento, por si só, diminui o estímulo produtor de GH pela hipófise.

Casanueva *et al.* (1987) verificaram que a adição de ácido oleico e caprílico a células somatotróficas *in vitro* é capaz de induzir um bloqueio da liberação do GH, sugerindo, assim, que níveis anormalmente altos de ácidos graxos livres em obesos podem constituir um fator contribuinte para o bloqueio da secreção do GH na obesidade. Foi verificado, também, que, quando se suprime a liberação de somatostatina com um agonista colinérgico, nota-se um aumento da produção de GH. Isso foi mais evidente em pessoas magras, entretanto, em obesos, também houve uma elevação de GH em menor proporção.

É preciso lembrar que a insulina é um hormônio extremamente anabólico e, sobretudo, obesogênico, atuando no eixo somatotrófico na síndrome metabólica. Há, por exemplo, uma relação direta entre uma criança obesa e hiperinsulinemia e baixos níveis de GH.

A leptina é o hormônio da saciedade. Quando estamos nos alimentando e enchendo nosso estômago, inicia-se a produção de leptina até atingirmos a saciedade. Estudando os níveis de leptina em obesos, verificou-se que a não saciedade desses indivíduos não se dava pela falta de produção desse hormônio, mas, ao contrário, foram encontrados níveis elevadíssimos de leptina. Hoje, sabe-se que, da mesma forma que existe a resistência insulínica, existe a resistência leptínica. Ao se comer compulsivamente, há uma enorme produção de leptina, e surge a resistência, isto é, a leptina vai perdendo o efeito. A ideia seria provocar uma melhora nas afinidades dos receptores de leptina, revertendo esse quadro.

Não está claro o papel da redução da produção de GH pelo aumento da leptina, pois, após experimentos em ratos obesos com níveis elevados de leptina, tratados com injeção de anticorpo antileptina, houve uma diminuição dos níveis de GH, embora fosse esperado um resultado contrário.

A secreção do GH está diretamente relacionada à integração entre grelina, GHRH, somatostatina, hormônios periféricos e vários neurotransmissores. A grelina, que é produzida no estômago e relacionada à sensação de fome, tem uma relação diretamente proporcional com o GH, isto é, quanto maior o nível de grelina, maior o nível de GH, porém, novos estudos demonstraram que a perda de peso gordo resultou em um aumento da produção de GH, mas não alterou os níveis de grelina. Outro estudo, no qual foi administrada grelina isolada ou combinada com GHRH, evidenciou um aumento significativo de GH em pacientes obesos, mas o mesmo procedimento se mostrou muito menos efetivo em não obesos. Todos os dados quanto à relação entre GH e obesidade revelam que os mecanismos envolvidos na fisiopatologia da hipossecreção desse hormônio são de caráter multifatorial e necessitam de mais estudos.

Deve-se lembrar que trabalhar com GH depende da análise de cada caso, de cada paciente e suas especificidades. O GH pode ser muito interessante como ferramenta para ajudar no combate dessa verdadeira epidemia de obesidade existente no mundo. Todavia, não se pode esquecer de que muitos estudos revelam que o uso do GH de forma equivocada pode trazer problemas complicados, como o diabetes. Experiência profissional, prudência e escolhas corretas minimizam, em muito, as complicações.

Bibliografia Consultada

Berryman, D. E. *et al.* The GH/IGF-1 axis in obesity: pathophysiology and therapeutic considerations *Nat. Rev. Endocrinol.*, v. 9, n. 6, p. 346-56, 2013.

Cappa, M.; Loche, S. Evaluation of growth disorders in the paediatric clinic. *J. Endocrinol. Invest.*, v. 26, n. 7, p. 54-63, 2003. Supplement 7.

Carel, J. C. *et al.* Pharmacological testing for the diagnosis of growth hormone deficiency. *Growth Horm. IGF Res.*, v. 8, p. 1-8, 1998. Supplement A.

Casanueva, F. F. *et al.* Free fatty acids block growth hormone (GH) releasing hormone-stimulated GH secretion in man directly at the pituitary. *J. Clin. Endocrinol. Metab.*, v. 65, n. 4, p. 634-42, 1987.

Fisker, S.; Jørgensen, J. O.; Christiansen, J. S. Variability in growth hormone stimulation tests. *Growth Horm. IGF Res.*, v. 8, p. 31-5, 1998. Supplement A.

Gelato, M. C. *et al.* Growth hormone (GH) response to GH-releasing hormone during pubertal development in normal boys and girls: comparison to idiopathic short stature and GH deficiency. *J. Clin. Endocrinol. Metab.*, v. 63, n. 1, p. 174-9, 1986.

Hindmarsh, P. C.; Swift, P. G. An assessment of growth hormone provocation tests. *Arch. Dis. Child.*, v. 72, n. 4, p. 362-8, 1965.

Lindsay, R. *et al.* Utah growth study: growth standards and the prevalence of growth hormone deficiency. *J. Pediatr.*, v. 125, n. 1, p. 29-53, 1994.

Lins, T. S. S. Avaliação da deficiência do hormônio de crescimento: influência do estado nutricional. 2006. 83 p. Dissertação (Mestrado em Saúde da Criança e do Adolescente) – Centro de Ciências da Saúde, Universidade Federal de Pernambuco, Recife, 2006.

Mitchell, M. L. *et al.* Detection of growth hormone deficiency. *N. Engl. J. Med.*, v. 282, n. 10, p. 539-41, 1970.

Pandian, R.; Nakamoto, J. M. Rational use of laboratory for childhood and adult growth hormone deficiency. *Clin. Lab. Med.*, v. 24, n. 1, p. 147-74, 2004.

Penny, R.; Blizzard, R. M.; Davis, W. T. Sequential arginine and insulin tolerance test on the same day. *J. Clin. Endocrinol. Metab.*, v. 29, n. 11, p. 1499-501, 1968.

Pertzelan, A. *et al.* Plasma growth hormone response to synthetic GH-RH 1-44 in 52 children and adults with growth hormone deficiency. *Horm. Res.*, p. 22, p. 24-31, 1985.

Shah, A.; Stanhope, R.; Matthew, D. Hazards of pharmacological tests of growth hormone secretion in childhood. *BMJ*, v. 304, n. 6820, p. 173-4, 1992.

Topper, E. *et al.* Plasma growth hormone response to oral clonidine as compared to insulin hypoglycemia in obese children and adolescents. *Horm. Metab. Res.*, v. 16, p. 127-30, 1984. Supplement 1.

Van Vliet, G. *et al.* Evidence against growth hormone-releasing factor deficiency in children with idiopathic obesity. *Acta Endocrinol.*, v. 279, p. S403-8, 1986. Supplement.

Veldhuis, J. D. *et al.* Dual defect in pulsatile growth hormone secretion and clearence subserve the hyposomatotropism of obesity in man. *J. Clin. Endocrinol. Metab.*, v. 72, n. 1, p. 51-9, 1991.

Wood, P. Growth hormone: its measurement and the need for assay harmonization. *Ann. Clin. Biochem.*, v. 38, p. 471-82, 2001. Part 2.

9 Hormônios tireoidianos e emagrecimento

Humberto Nicastro
Leila Soares Ferreira
Euclésio Bragança

A relação entre função/disfunção hormonal e ganho de peso/gordura corporal e/ou perda excessiva de peso corporal (como um todo) está no fato de alguns hormônios serem secretados sistemicamente e carreados a diversos tecidos corporais. Respostas fisiológicas como uso de substratos energéticos, termorregulação e homeostase de tecidos centrais e periféricos são diretamente influenciadas em casos de descompensações e de disfunções teciduais.

Sabe-se, há muito tempo, que a relação entre o sistema endócrino e a composição corporal é extremamente complexa. No contexto metabólico, a taxa metabólica basal (TMB – consumo de oxigênio em determinado período em repouso) é uma das ferramentas que podem ser utilizadas no auxílio de diagnóstico e tratamento de disfunções hormonais em situações em que o objetivo é a perda de peso/gordura corporal. Alguns hormônios sistêmicos, quando apresentados em excesso ou em deficiência, podem acarretar maior ou menor gasto calórico basal e, consequentemente, emagrecimento. É importante considerar que, como qualquer outra metodologia, a TMB apresenta limitações que devem ser consideradas antes de sua mensuração, com a finalidade de redução de variabilidade.

Mudanças na TMB estão diretamente ligadas ao balanço energético. Situações de indução de aumento da TMB (administração de fármacos, como anfetaminas) resultam em balanço energético negativo e consequente perda de peso corporal, e vice-versa. Contudo, a TMB não é o único fator que relaciona o sistema endócrino com o controle do peso e a composição corporal. Por exemplo, a redução da TMB em decorrência da queda de temperatura corporal nem sempre está diretamente relacionada com ganho de peso corporal. Além de hormônios, existem, por exemplo, proteínas e fatores químicos que participam do controle do gasto energético, do controle alimentar e da composição corporal.

No sistema nervoso central (SNC), a variedade de compostos biológicos que podem interagir na regulação do gasto e do consumo energético demonstra a complexidade da relação entre balanço energético e composição corporal. Ou seja, não é possível atribuir somente aos hormônios a responsabilidade total pelo processo de emagrecimento.

Portanto, destaca-se aqui o papel dos hormônios tireoidianos, usualmente associados ao processo de emagrecimento e ao aumento do ganho de peso/gordura corporal. Da mesma forma, sabendo-se que a relação entre a disfunção tireoidiana e a composição corporal não se dá somente em nível sistêmico, destaca-se também a interação com o metabolismo dos adipócitos.

9.1 Nem tudo que é significativo é significante

Basicamente, existem duas formas de se interpretar um resultado biológico:

- por meio de testes estatísticos; e/ou
- pela relação entre a alteração numérica e os respectivos efeitos biológicos consequentes.

De fato, quando um dado numérico é apontado como significativo pela análise estatística adotada, é esperado que haja um consequente efeito biológico manifestado clinicamente por meio de valores bioquímicos, sinais e sintomas, etc. Entretanto, quando uma diferença numérica significativa não promove qualquer alteração clínica, pode-se dizer que nem sempre o numérico (significativo) condiz com o biológico (significante).

Para ilustrar tal fato, West *et al.* (2009) avaliaram se a elevação sistêmica de GH, testosterona e IGF-1 em resposta ao exercício de força poderia elevar a síntese proteica muscular e a sinalização de proteínas envolvidas na tradução de RNAs mensageiros (mRNA). Em uma sessão de exercício, 8 homens saudáveis, com média de 20 anos de idade, realizaram dois protocolos de treinamento:

- *High hormone* (HH), composto de flexão de cotovelo unilateral e treinamento de membros inferiores.
- *Low hormone* (LH), composto somente pelo exercício de flexão de cotovelo unilateral.

Após coleta de amostras de sangue e biópsias musculares, os autores observaram que o protocolo de treinamento LH não promoveu qualquer alteração na concentração sistêmica de testosterona, GH e IGF-1, ao passo que o protocolo HH resultou em elevação significativa de testosterona. Porém, a síntese proteica muscular elevou-se na mesma magnitude em ambos os grupos, ou seja, sem qualquer influência dos níveis hormonais sistêmicos. Assim, o aumento transitório de hormônios anabólicos endógenos em resposta ao treinamento de força ocorre em nível estatístico, mas sem qualquer consequência biológica.

Posteriormente, West *et al.* (2010) reproduziram o estudo cronicamente (10 semanas) e, mais uma vez, observaram aumento significativo sobre os níveis hormonais, contudo, sem qualquer efeito em massa e em força muscular.

Além de diversos fatores dificultarem a compreensão da complexidade da relação endócrina com o emagrecimento, a interpretação de exames laboratoriais e bioquímicos deve respeitar o princípio de que "a clínica é soberana". Portanto, toda e qualquer alteração hormonal numérica deve ser acompanhada e justificada de consequente(s) efeito(s) clínico(s).

9.2 Composição corporal e hormônios tireoidianos

O *hipotireoidismo* é uma condição patológica caracterizada pela deficiência dos hormônios tireoidianos, que, se não tratada, pode levar a diversos efeitos adversos, incluindo ganho de peso/gordura corporal. Embora o uso ou não de valores bioquímicos de referência seja tema de debate, o hipotireoidismo primário é definido pelo nível de aumento sérico do hormônio estimulante da tireoide (TSH – *thyroid-stimulating hormone*) e redução de tiroxina (T4) livre. A prevalência de hipotireoidismo na população varia de 0,3% a 3,7%, nos Estados Unidos, e de 0,2% a 5,3%, na Europa. Garmendia Madariaga *et al.* (2014) demonstraram, em revisão meta-analítica com estudos de 9 países europeus, que a prevalência de hipotireoidismo não diagnosticado é de 5%. A ocorrência de hipotireoidismo é maior em mulheres, idosos (acima de 65 anos), caucasianos, portadores de doenças autoimunes (diabetes tipo 1, atrofia gástrica autoimune, doença celíaca e endocrinopatias autoimunes) e das síndromes de Down e de Turner. O Quadro 9.1 descreve as principais causas da condição de hipotireoidismo.

Quadro 9.1 – Causas do hipotireoidismo

Hipotireoidismo primário
Tiroidite autoimune crônica (também conhecida como tireoidite de Hashimoto)
Deficiência/excesso grave de iodo
Medicamentos inibidores de tirosina quinase, antiepiléticos, fármacos para tratamento de tuberculose multirresistente
Tireoidites transitórias (síndrome de De Quervain, tireoidite pós-parto, tireoidite silenciosa)
Infiltrações da glândula tireoide
Genética
Hipotireoidismo central
Tumores pituitários
Disfunção pituitária
Disfunção hipotalâmica
Resistência ao TSH
Aumento de TSH sérico mediado por leptina
Hipotireoidismo periférico
Hipotireoidismo destrutivo
Hipotireoidismo específico para determinado tecido por conta do aumento da sensibilidade aos hormônios tireoidianos (mutações gênicas, por exemplo)

Fonte: adaptado de Chaker *et al.* (2017).

A composição corporal e os hormônios tireoidianos apresentam uma relação valiosa, não só por conta do papel dos hormônios tireoidianos sobre o metabolismo basal e a termogênese, mas, também, nos metabolismos lipídico e glicídico, no consumo alimentar e na oxidação de gordura (Silva, 2006; Rosenbaum *et al.*, 2000). De modo geral, o hipotireoidismo é favorável ao ganho de peso corporal, com concomitante redução na TMB e na termogênese (Rotondi *et al.*, 2009). Sabe-se, ainda, que há uma relação inversa entre a concentração sérica de T4 livre e o IMC, mesmo quando o valor sérico de T4 livre está dentro da faixa de normalidade (Knudsen *et al.*, 2005). Também há dados que demonstram que anormalidades na função tireoidiana podem ser secundárias ao excesso de peso corporal, sendo, portanto, passíveis de normalização com o processo de emagrecimento (Reinehr, de Sousa e Andler, 2006; Biondi, 2010; Marras *et al.*, 2010).

Diversos estudos em humanos adultos obesos demonstram que as concentrações séricas dos hormônios tireoidianos e do TSH podem apresentar-se como normais, elevadas ou reduzidas, em comparação a indivíduos eutróficos saudáveis (Chomard *et al.*, 1985; Matzen, Kvetny e Pedersen, 1989; Duntas *et al.*, 1991; Näslund *et al.*, 2000; Tagliaferri *et al.*, 2001; Iacobellis *et al.*, 2005; Reinehr, de Sousa e Andler, 2006). As causas adjacentes a essas alterações não são completamente elucidadas, porém, algumas teorias já foram propostas. Entre elas, já foi relatado em alguns sujeitos o aumento da atividade da deiodinase, sugerido pelo aumento de tri-iodotironina (T3) e T3 livre (Reinehr, 2010).

O aumento da taxa de conversão de T4 em T3 em indivíduos obesos também pode ser interpretado como um mecanismo de defesa, capaz de neutralizar o acúmulo de gordura, elevando a TMB (De Pergola *et al.*, 2007; Reinehr *et al.*, 2008), com correlação positiva aos níveis séricos de T3 e T3 livre. Valores séricos elevados de T3 e T3 livre também podem ocorrer em virtude de a expressão de TSH e de hormônios tireoidianos ser reduzida nos adipócitos de indivíduos obesos, em comparação a indivíduos eutróficos. Tal *deficit* pode induzir a uma diminuição da responsividade tecidual aos hormônios tireoidianos e explica o consequente aumento da secreção compensatória de TSH e T3 livre, na tentativa de contra-agir ao estado de resistência periférica (Nannipieri *et al.*, 2009).

A leptina, um hormônio produzido nos adipócitos, também pode alterar a atividade das deiodinases, favorecendo a conversão de T4 em T3 (Aeberli *et al.*, 2010). Já foi demonstrado que a leptina pode estimular centralmente a transcrição do hormônio liberador de tireotropina (TRH) e, consequentemente, de TRH e TSH (Reinehr, 2010). Esse aumento do TSH (e, portanto, do T3) pode ser interpretado como um mecanismo de defesa do organismo contra o ganho de peso corporal. Corroborando tal fato, foi observado que a anorexia nervosa apresenta o perfil oposto, caracterizado por níveis reduzidos de T3 livre e de TSH (De Pergola *et al.*, 2007), que são interpretados como sinais de adaptação fisiológica para reduzir a TMB (Aeberli *et al.*, 2010). Adicionalmente, os receptores de TSH também estão localizados no tecido adiposo e, por isso, podem estimular diretamente a produção de leptina pelos adipócitos (Menendez *et al.*, 2003). Outra possível explicação está no *feedback* negativo, em razão do menor número de receptores T3 no hipotálamo (Burman *et al.*, 1980).

Sabe-se que o quadro de obesidade é favorável para que o tecido adiposo produza e secrete algumas citocinas inflamatórias, como o fator de necrose tumoral-α (TNF-α), a interleucina-1 (IL-1) e a interleucina-6 (IL-6). Ao serem liberadas na circulação, tais proteínas podem provocar efeitos e sintomas sistêmicos (Chrousos, 1995). Essas citocinas podem inibir a transcrição do cotransportador de sódio/iodo (NIS) e a captação de iodo em células da tireoide de humanos (Pekary e Hershman, 1998; Ajjan *et al.*, 1997; Pekary *et al.*, 1997), o que, consequentemente, poderia explicar o nível compensatório de TSH elevado em indivíduos obesos. Isso também explicaria a resistência de alguns tecidos à ação do TSH e a sua reversibilidade após a perda de peso.

A perda de peso pode induzir uma diminuição significativa nos níveis séricos de T3 livre e de TSH (Biondi, 2010; Marras *et al.*, 2010; Reinehr *et al.*, 2008). A diminuição do nível sérico dos hormônios tireoidianos, que leva a uma redução do gasto energético, pode explicar a dificuldade de manter a perda de peso cronicamente (Kiortsis, Durack e Turpin, 1999). Além da redução de peso, a literatura demonstra que mesmo as simples mudanças de estilo de vida, caracterizadas por aumento da prática de atividade física e melhora na composição corporal, também levam a uma diminuição do TSH e do T3 livre (Radetti *et al.*, 2012). Uma explicação para esses achados está no fato de a perda de peso e/ou a modificação na composição corporal poderem reduzir o estado de inflamação sistêmica decorrente da obesidade, ocasionando diminuição na secreção de citocinas pró-inflamatórias e, portanto, menor inibição do NIS e melhora da função tireoidiana (Bizhanova e Kopp, 2009).

Indivíduos obesos podem apresentar diferentes graus de alterações referentes à função tireoidiana e, por esse motivo, deve-se ter cautela no diagnóstico, em especial, para tireoidite de Hashimoto. O diagnóstico deve compreender, além de exames de imagem (ultrassom), a avaliação da presença de anticorpos antitireoidianos. Acerca do tratamento medicamentoso, a necessidade ou não de este ser realizado depende da responsividade do paciente ao programa de perda de peso. Algumas alterações podem ser meramente funcionais e, portanto, reversíveis após a perda de peso ou com modificações no estilo de vida. Secundariamente, na maioria dos pacientes (independentemente do nível aumentado de TSH), valores normais ou aumentados dos hormônios tireoidianos em nível periférico são reportados em grande parte dos estudos. Essa condição não condiz com a definição de hipotireoidismo subclínico, em que o tratamento medicamentoso deve ser considerado.

Referências

Aeberli, I. *et al.* During rapid weight loss in obese children, reductions in TSH predict improvements in insulin sensitivity independent of changes in body weight or fat. *J. Clin. Endocrinol. Metab.* v. 95, n. 12, p. 5412-8, 2010.

Ajjan, R. A. *et al.* The sodium iodide symporter gene and its regulation by cytokines found in autoimmunity. *J. Endocrinol.*, v. 158, n. 3, p. 351-8, 1998.

Biondi, B. Thyroid and obesity: an intriguing relationship. *J. Clin. Endocrinol. Metab.*, v. 95, n. 8, p. 3614-7, 2010.

Bizhanova, A.; Kopp, P. The sodium-iodide symporter NIS and pedrin in iodide homeostasis of the thyroid. *Endocrinology*, v. 150, n. 3, p. 1084-90, 2009.

Burman, K. D. *et al.* Solubilized nuclear thyroid hormone receptors in circulating human mononuclear cells. *J. Clin. Endocrinol. Metab.*, v. 51, n. 1, p. 106-16, 1980.

Chaker, L. *et al.* Hypothyroidism. *Lancet*, v. 390, n. 10101, p. 1550-62, 2017.

Chomard, P. *et al.* Serum concentrations of total T4, T3, reverse T3 and free T4, T3 in moderately obese patients. *Hum. Nutr. Clin. Nutr.*, v. 39, n. 5, p. 371-8, 1985.

Chrousos, G. P. The hypothalamic-pituitary-adrenal axis and immune-mediated inflammation. *N. Engl. J. Med.*, v. 332, n. 20, p. 1351-62, 1995.

De Pergola, G. *et al.* Free Triiodothyronine and thyroid stimulating hormone are directly associated with waist circumference, independent of insulin resistance, metabolic parameters and blood pressure in overweight and obese women. *Clin. Endocrinol. (Oxf.)*, v. 67, n. 2, p. 265-9, 2007.

Duntas, L. *et al.* Thyrotropin releasing hormone (TRH) immunoreactivity and thyroid function in obesity. *Int. J. Obes.*, v. 15, n. 1, p. 83-7, 1991.

Garmendia Madariaga, A. *et al.* The incidence and prevalence of thyroid dysfunction in Europe: a metaanalysis. *J. Clin. Endocrinol. Metab.*, v. 99, n. 3, p. 923-31, 2014.

Iacobellis, G. *et al.* Relationship of thyroid function with body mass index, leptin, insulin sensitivity and adiponectin in euthyroid obese women. *Clin. Endocrinol. (Oxf.)*, v. 62, n. 487-91, 2005.

Kiortsis, D. N.; Durack, I.; Turpin, G. Effects of a low-calorie diet on resting metabolic rate and serum tri-iodothyronine levels in obese children. *Eur. J. Pediatr.*, v. 158, n. 6, p. 446-50, 1999.

Knudsen, N. *et al.* Small differences in thyroid function may be important for body mass index and the occurrence of obesity in the population. *J. Clin. Endocrinol. Metab.*, v. 90, n. 7, p. 4019-24, 2005.

Marras, V. *et al.* Thyroid function in obese children and adolescents. *Horm. Res. Paediatr.*, v. 73, n. 3, p. 193-7, 2010.

Matzen, L. E.; Kvetny, J.; Pedersen, K. K. TSH, thyroid hormones and nuclear-binding of T3 in mononuclear blood cells from obese and non-obese women. *Scand. J. Clin. Lab. Invest.*, v. 49, n. 3, p. 249-53, 1989.

Menendez, C. *et al.* TSH stimulates leptin secretion by a direct effect on adipocytes. *J. Endocrinol.*, v. 176, n. 1, p. 7-12, 2003.

Nannipieri, M. *et al.* Expression of thyrotropin and thyroid hormone receptors in adipose tissue of patient with morbid obesity and/or type 2 diabetes: effects of weight loss. *Int. J. Obes. (Lond.)*, v. 33, n. 9, p. 1001-6, 2009.

Näslund, E. *et al.* Associations of leptin, insulin resistance and thyroid function with long-term weight loss in dieting obese men. *J. Intern. Med.*, v. 248, n. 4, p. 299-308, 2000.

Pekary, A. E.; Hershman, J. M. Tumor necrosis factor, ceramide, transforming growth factor-beta1, and aging reduce Na+/I– symporter messenger ribonucleic acid levels in FRTL-5 cells. *Endocrinolology*, v. 139, n. 2, p. 703-12, 1998.

Pekary, A. E., *et al.* Tumor necrosis factor-alfa (TNF-alfa) and transforming growth factor-beta1 (TGF-beta1) inhibit the expression and activity of Na+/K(+)-ATPase in FRTL-5 rat thyroid cells. *J. Interferon. Cytokine Res.*, v. 17, p. 185-95, 1997.

Radetti, G. *et al.* Changes in lifestyle improve body composition, thyroid function and structure in obese children. *J. Endocrinol. Invest.*, v. 35, n. 3, p. 281-5, 2012.

Reinehr, T. Obesity and thyroid function. *Mol. Cell Endocrinol.*, v. 316, n. 2, p. 165-71, 2010.

Reinehr, T.; de Sousa, G.; Andler, W. Hyperthyrotropinemia in obese children is reversible after weight loss and is not related to lipids. *J. Clin. Endocrinol. Metab.*, v. 91, n. 8, p. 3088-91, 2006.

Reinehr, T. *et al.* Thyroid hormones and their relation to weight status. *Horm. Res.*, v. 70, n. 1, p. 51-7, 2008.

Rosenbaum, M. *et al.* Effects of changes in body weight on carbohydrate metabolism, catecholamine excretion and thyroid function. *Am. J. Clin. Nutr.*, v. 71, n. 6, p. 1421-32, 2000.

ROTONDI, M. *et al.* Raised serum TSH levels with morbid obesity: is it enough to diagnose subclinical hypothyroidism? *Eur. J. Endocrinol.*, v. 160, p. 403-8, 2009.

SILVA, J. E. Thermogenic mechanism and their hormonal regulation. *Physiol. Rev.*, v. 86, n. 2, p. 435-64, 2006.

TAGLIAFERRI, M. *et al.* Subclinical hypothyroidism in obese patients: relation to resting energy expenditure, serum leptin, body composition, and lipid profile. *Obes. Res.*, v. 9, n. 3, p. 196-201, 2001.

WEST, D. W. *et al.* Elevations in ostensibly anabolic hormones with resistance exercise enhance neither training-induced muscle hypertrophy nor strength of the elbow flexors. *J. Appl. Physiol. (1985)*, v. 108, n. 1, p. 60-7, 2010.

WEST, D. W. *et al.* Resistance exercise-induced increases in putative anabolic hormones do not enhance muscle protein synthesis or intracellular signalling in young men. *J. Physiol.*, v. 587, p. 5239-47, 2009. Part 21.

PARTE 4

IMUNONUTRIÇÃO E SAÚDE INTESTINAL

10 Imunonutrição

Daniel Coimbra Amorim

10.1 Micronutrientes no sistema imune

As pessoas devem consumir uma dieta adequada e equilibrada, que atenda às suas necessidades energéticas e contenha todos os nutrientes essenciais em quantidades adequadas, a fim de manter as defesas naturais do corpo contra doenças causadas por vírus e bactérias.

A vitamina A tem funções primordiais ao sistema imune. Algumas células dendríticas expressam a enzima retinaldeído desidrogenase (RALDH), que consegue converter a vitamina A em ácido retinoico, que, por sua vez, tem funções como: redução da interleucina 22 (IL-22, uma das responsáveis pela inflamação intestinal); aumento da expressão de receptores de quimiocinas e integrinas específicas para o retorno das células imunes ao intestino (um dos grandes órgãos imunes do corpo); realização da diferenciação preferencial dos linfócitos T *naïve* em T regulatórios mediados por células dendríticas apresentadoras de antígeno (APC) CD103+; e promoção da troca de cadeia de imunoglobulinas M para imunoglobulina A, com a ajuda do fator de transformação do crescimento beta (TGF-β). Cenoura, fígado, espinafre e gema de ovo são alguns exemplos de alimentos ricos em vitamina A.

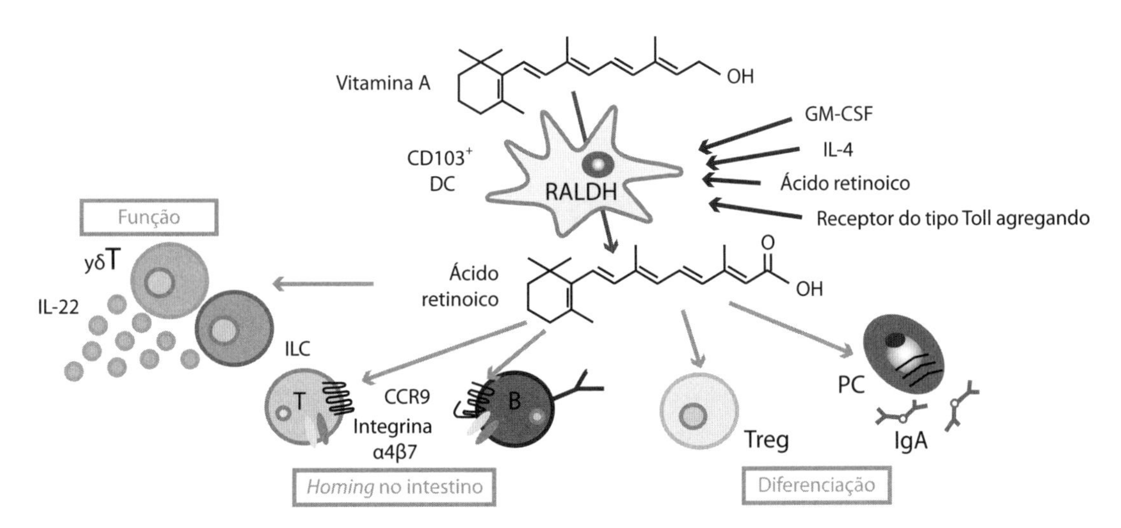

Figura 10.1 – Efeitos da vitamina A no sistema imunológico.
B: células B; CCR9: receptor 9 da quimiocina; CD103^{+}DC: grupamento de diferenciação 103 + células dendríticas. O CD103 também é conhecido como Alpha E (ITGAE) e faz parte do grupo das integrinas; GM-CSF: fator estimulador de colônias de granulócitos e macrófagos; *Homing* no intestino: *homing*, nesse sentido, está relacionado com algo padrão, familiar, comum ou já estabelecido na saúde; IL-4: interleucina 4; IL-22: interleucina 22; ILC: células linfoides inatas; IgA: imunoglobulina A; PC: plasmócito; RALDH: retinaldeído desidrogenase; T: células T; Treg: linfócito T regulatório; γδ*T*: linfócitos T gama delta.
Fonte: adaptada de Kunisawa e Kiyono (2013).

O folato (vitamina B9) tem importantes funções, como participação no ciclo da transmetilação, síntese de ácidos nucleicos etc. Quanto ao sistema imune, a deficiência de folato na alimentação está relacionada a uma menor atividade dos linfócitos T citotóxicos (TCD8+) e das células *natural killers* (NK), também conhecidas como células exterminadoras naturais, reduzindo a resistência a infecções, com menor capacidade citolítica de tumores. Outra função primordial do folato é manter o número de células T regulatórias, responsáveis por evitar uma hiper-reatividade imunológica, já que essas células apresentam o receptor de folato (FR4), necessário para sua sobrevivência, e, na ausência desse importante micronutriente, há uma menor expressão de uma molécula antiapoptótica, chamada de Bcl-2, ocasionando um quadro de inflamação intestinal severa. Fígado, nabo, feijão preto e espinafre são alguns exemplos de alimentos ricos em folato.

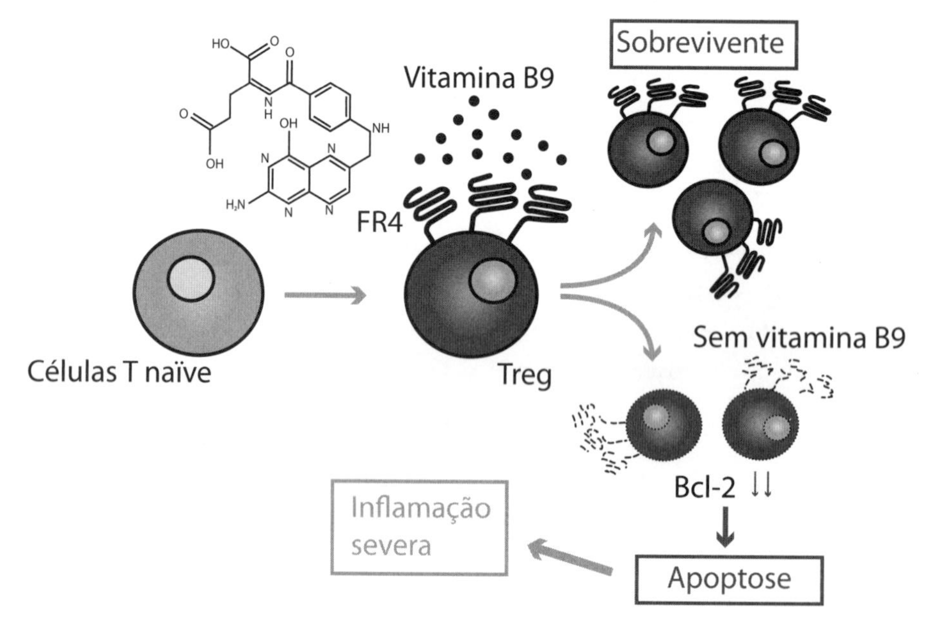

Figura 10.2 – Efeitos da vitamina B9 no sistema imunológico.
Bcl-2: linfoma de células B2; FR4: receptor de folato 4; Treg: linfócito T regulatório.
Fonte: adaptada de Kunisawa e Kiyono (2013).

Algumas células imunológicas expressam a enzima CYP27B1, responsável pela conversão da vitamina D em seu metabólito ativo (1,25-di-hidroxivitamina D), que atua em seu receptor nuclear (VDR), modulando a expressão gênica de diversas proteínas (Kunisawa e Kiyono, 2013). A vitamina D ativa tem fantásticas funções imunes, como menor maturação de algumas células dendríticas responsáveis por uma maior produção de IL-12 (pró-inflamatória), necessária para a diferenciação de linfócitos T *naïve* em T helper 1 (Th1); maior produção de IL-10 (anti-inflamatória); aumento no número de linfócitos T *naïve* diferenciando-se preferencialmente em linfócitos T regulatórios (Treg); maior produção de peptídeos antimicrobianos (por exemplo, catelicidina e β-defensina) por macrófagos epiteliais e pelas células de Paneth.

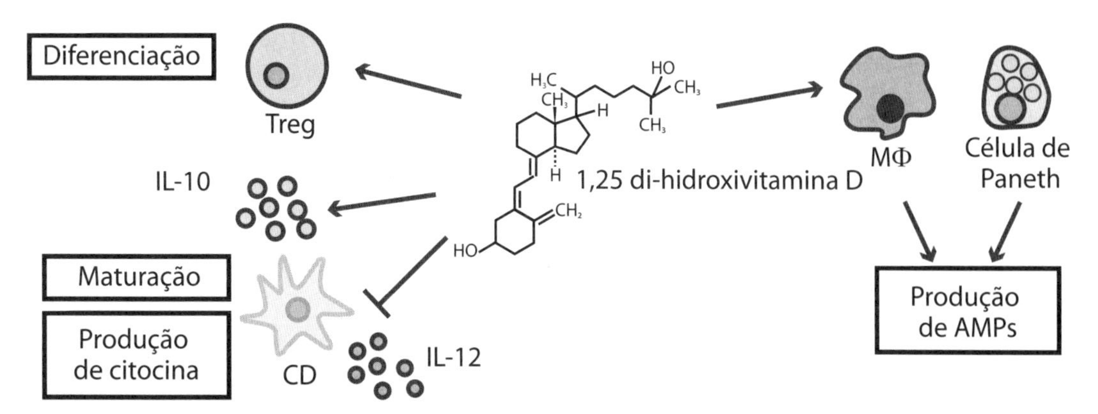

Figura 10.3 – Efeitos da vitamina D no sistema imunológico.
AMPs: peptídeos antimicrobianos; CD: célula dendrítica; IL-10: interleucina 10; IL-12: interleucina 12; MΦ: macrófago; Treg: linfócito T regulatório.
Fonte: adaptada de Kunisawa e Kiyono (2013).

Em um estudo realizado durante o período do inverno, com duração de 14 semanas, He *et al.* (2016) buscaram avaliar os efeitos da suplementação com 5.000 UI/dia de vitamina D3 ou com placebo em um grupo de 39 atletas jovens e saudáveis, que seguiam uma carga de treinamento de 12 horas semanais. No fim desse estudo, foi observado que o grupo que utilizou a vitamina D apresentou um aumento nas concentrações plasmáticas de catelicidina (peptídeo antimicrobiano) e de IgA salivar logo nas primeiras 7 semanas.

O zinco (Zn) pertence à família dos metais de transição e funciona como um componente catalítico de mais de 300 enzimas. Ele executa suas funções de duas maneiras: funcionando como um neurotransmissor (mensageiro em uma comunicação célula-célula), ou como um sinalizador intracelular. No primeiro caso, o Zn é armazenado em vesículas sinápticas e liberado para o ambiente por exocitose, após estimulação pré-sináptica. Já no segundo caso, sua ativação acontece quando o estímulo extracelular, como citocinas ou fatores de crescimento, aumenta as concentrações de óxido nítrico e estimula a liberação do Zn das metalotioneínas.

A deficiência de Zn prejudica a quimiotaxia e a capacidade de realizar fagocitose pelas células polimorfonucleares (neutrófilos), que são as primeiras células a adentrar o lugar de infecção com o objetivo de realizar a fagocitose do patógeno e matá-lo por meio das proteases liberadas pelo *burst* oxidativo (geração de radicais livres pelo fosfato de dinucleótido de nicotilamida e adenina – NADPH – oxidase) e da geração de óxido nítrico (pela isoforma indutível de óxido nítrico sintase – iNOS). Durante uma deficiência de Zn, também há uma menor maturação de células dendríticas (responsáveis pela apresentação de antígenos), prejuízo no processo de expansão clonal e menor produção de sinalizadores imunológicos (interferon-gama – IFN-γ, IL-1β, IL-2, IL-6, fatores de necrose tumoral alfa –TNF-α –, IL-10, IL-17). Quanto à imunidade adaptativa, a deficiência de Zn causa atrofia do timo (órgão responsável pela maturação dos linfócitos T) e há uma redução na maturação das células B, afetando a futura produção de anticorpos (Bonaventura *et al.*, 2015).

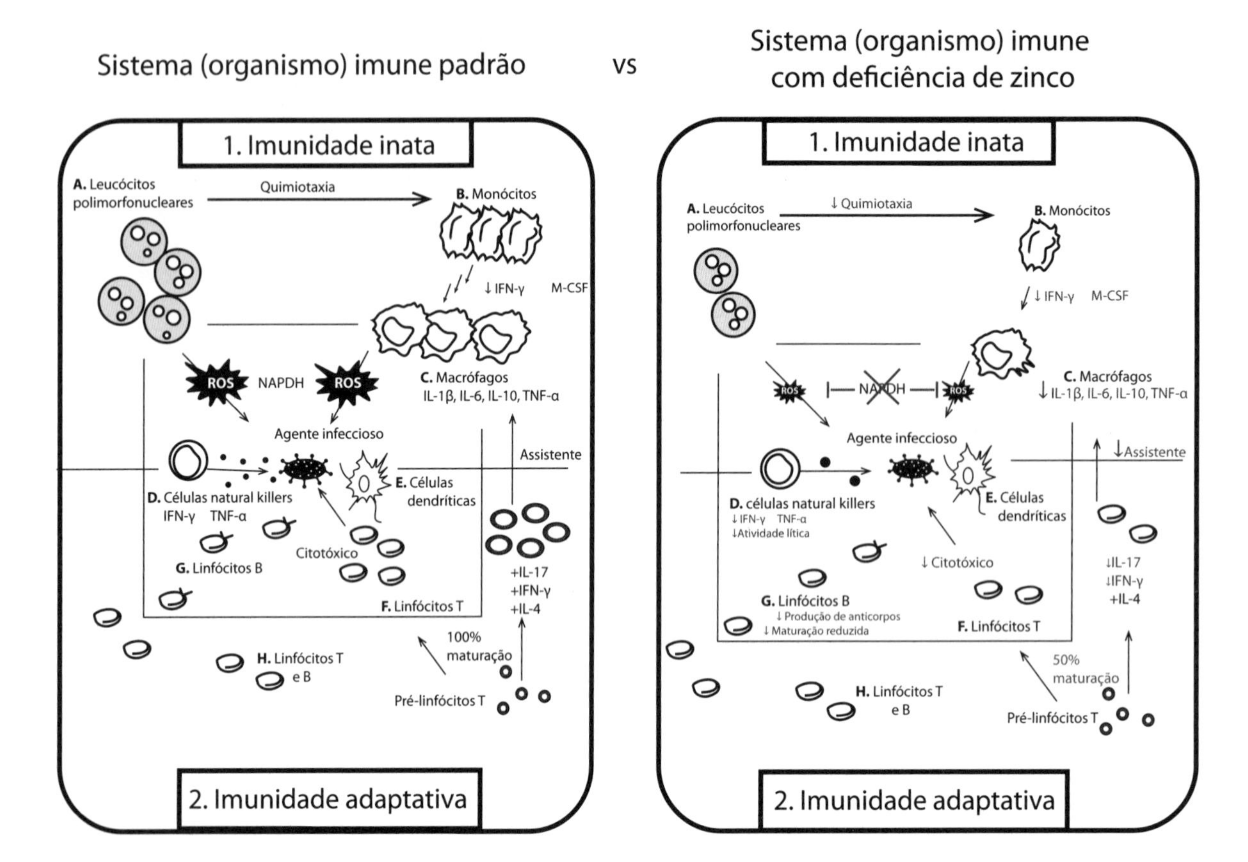

FIGURA 10.4 – Sistema imunológico normal *versus* sistema imunológico durante a deficiência de zinco. ERO: espécies reativas de oxigênio; IFN-γ: interferon-gama; IL-1β: interleucina 1 beta; IL-4: interleucina 4; IL-6: interleucina 6; IL-10: interleucina 10; IL-17: interleucina 17; Linfócitos T e B: aqui se relaciona com memória celular, algo que nosso organismo reconhece como padrão e tem a memória para recuperar; M-CSF: fator estimulante de colônias de macrófagos; NAPDH: fosfato de dinucleótido de nicotinamida e adenina; TNF-α: fator de necrose tumoral alfa.
Fonte: adaptada de Bonaventura *et al.* (2015).

10.2 Obesidade

Uma condição de obesidade está associada a uma menor diversidade bacteriana intestinal, ao aumento da razão Firmicutes/Bacteroidetes, a uma menor tolerância oral e hiper-reatividade aos antígenos alimentares (ocasionada por uma redução dos linfócitos Treg), ao aumento de IFN-γ, IL-17 e IL-1β no intestino (relacionadas a uma maior permeabilidade intestinal), à redução da produção de peptídeos antimicrobianos e de muco. Todos esses fatores contribuem para uma maior permeabilidade ao lipopolissacarídeo, para a inflamação intestinal e para a endotoxemia (Winer *et al.*, 2016).

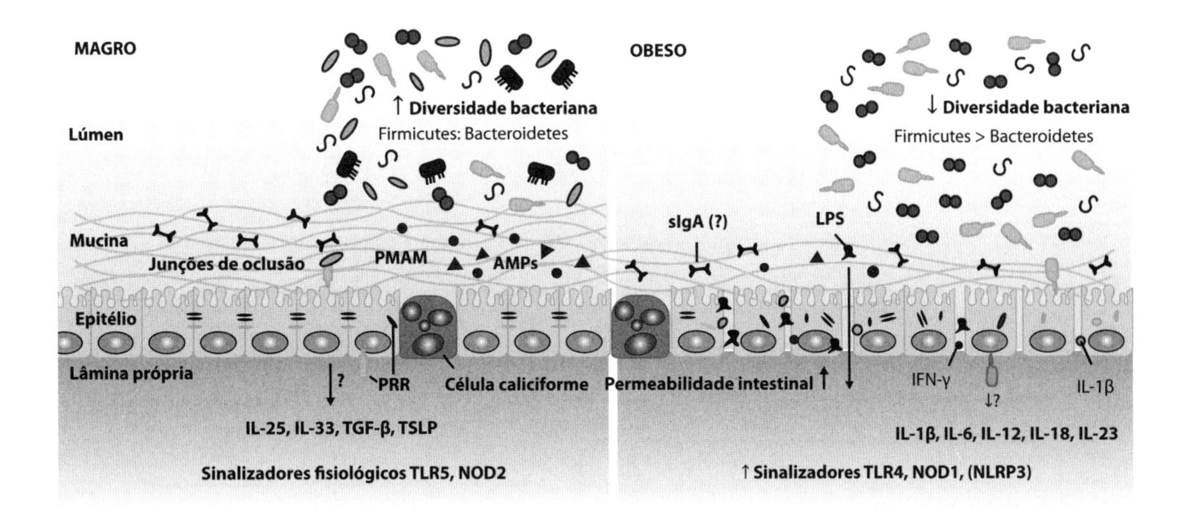

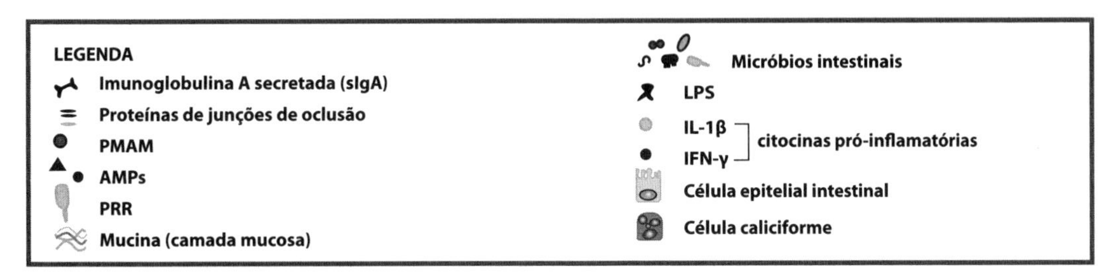

Figura 10.5 – Diferenças no microbioma intestinal entre um indivíduo magro e um indivíduo obeso.
AMPs: peptídeos antimicrobianos; IFN-γ: interferon-gama; IL-1β: interleucina 1-beta; IL-6: interleucina 6; IL-12: interleucina 12; IL-18: interleucina 18; IL-23: interleucina 23; IL-25: interleucina 25; IL-33: interleucina 33; LPS: lipopolissacarídeo; Mucina: camada mucosa; NLRP3: NACHT, LRR *and* PYD *domains-containing protein* 3; NOD1: *nucleotide-binding oligomerization domain containing* 1; NOD2: *nucleotide-binding oligomerization domain containing* 2; PMAM: padrão molecular associado a micróbios; PRR: receptor de reconhecimento de padrão extracelular ou intracelular; sIgA: imunoglobulina A secretada; TGF-β: fator de transformação do crescimento beta; TLR4: receptor do tipo Toll 4; TLR5: receptor do tipo Toll 5; TSLP: linfopoetina do estroma tímico.
Fonte: adaptada de Winer *et al.* (2016).

A obesidade é caracterizada por uma condição de inflamação crônica de baixo grau, mediante uma produção anormal de citocinas pró-inflamatórias produzidas em resposta a uma microbiota desregulada e por macrófagos M1 localizados ao redor do tecido adiposo. Tais citocinas contribuem para o desenvolvimento da resistência à insulina que acompanha essa condição e, também, para o desenvolvimento de tumores. Os potenciais fatores para tal infiltração de macrófagos no tecido adiposo é a maior produção de quimiocina C-C motif/ligand 2 (CCL2) e da proteína de quimioatração de monócitos (MCP-1). Já em relação ao intestino, a infiltração de macrófagos ocorre por uma maior permeabilidade ao lipopolissacarídeo (LPS) presente na membrana celular de bactérias gram negativas, que gera um processo chamado de endotoxemia. Esse LPS consegue se ligar a receptores de reconhecimento padrão (TLR4), desencadeando uma resposta pró-inflamatória.

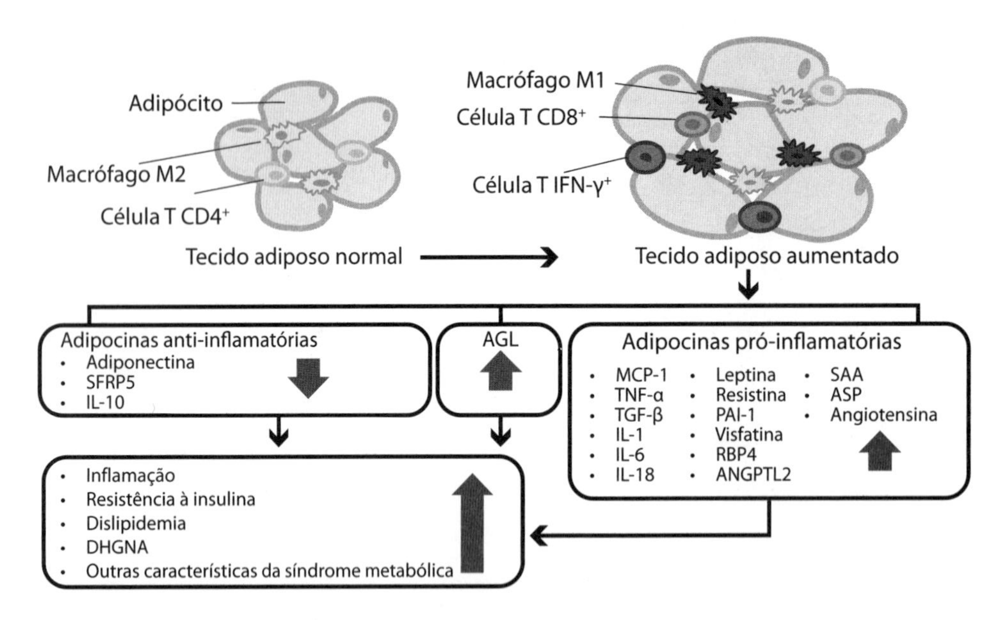

Figura 10.6 – Condição pró-inflamatória ocasionada por uma hipertrofia do tecido adiposo.
AGL: ácidos graxos livres; ANGPTL2: proteína 2 semelhante à angiopoietina; ASP: *proteína* estimuladora de *acilação;* CD4: grupamento de diferenciação 4; DHGNA: doença hepática gordurosa não alcoólica; IFN-γ: interferon-gama; IL-1: interleucina 1; IL-6: interleucina 6; IL-10: interleucina 10; IL-18: interleucina 18; MCP-1: *monocyte chemoattractant protein-1*; PAI-1: inibidor do ativador de plasminogênio tipo 1; RBP4: proteína ligante do retinol 4; SAA: amiloide sérica A; SFRP5: *secreted frizzled-related protein 5;* TGF-β: fator de transformação do crescimento beta; TNF-α: fator de necrose tumoral alfa.
Fonte: adaptada de Jung e Choi (2014).

Essa inflamação pode ser detectada por maiores níveis da proteína C-reativa (PCR) de fase aguda, cuja produção pelos hepatócitos é estimulada pela IL-6, e, também, pela maior produção de cortisol, já que essa mesma interleucina consegue ativar o eixo hipotálamo-hipófise-adrenal, como um ciclo vicioso. O cortisol consegue aumentar a atividade da lipase lipoproteica do tecido adiposo visceral (mais pró-inflamatório), que está bastante envolvido na gênese de diversas características da síndrome metabólica. Um fato curioso é que esse tecido adiposo consegue realizar uma maior reativação do cortisol, ou seja, facilita a via cortisona → cortisol.

A leptina tem diversas funções no sistema imunológico, como estimular o desenvolvimento das células mieloides progenitoras; ativar monócitos/macrófagos; modular as células dendríticas e NK; influenciar a proliferação e a produção de citocinas pelos linfócitos T. É possível que as células imunes de indivíduos obesos adquiram resistência à leptina, tornando-os resistentes à estimulação de leptina, apesar da sua alta concentração no soro. Como estratégia nutricional, a restrição calórica proporciona melhora de alguns parâmetros imunológicos, como a resposta das células T aos mitógenos, a atividade das NK e a habilidade das células mononucleares de produzir citocinas pró-inflamatórias (Banasik *et al.*, 2013).

Uma redução da hipertrofia do tecido adiposo está associada a menores níveis plasmáticos de leptina, a uma menor quantidade de macrófagos M1 secretores de sinalizadores pró-inflamatórios e a um aumento nas concentrações plasmáticas de adiponectina (adipocina anti-inflamatória relacionada à melhora da sensibilidade à insulina). Porém, muito cuidado deve ser tomado com relação à restrição calórica realizada na prescrição dietética, pois dietas com calorias bem abaixo das necessidades energéticas diárias podem ocasionar grande perda de massa muscular (dificilmente recuperada sem o treinamento resistido) e redução da taxa metabólica de repouso (TMR). Em virtude do nível de restrição, os indivíduos acabam não conseguindo seguir tal dieta por muito tempo e recuperam todo o peso perdido (efeito sanfona), ficando com uma quantidade maior de gordura, sobretudo a visceral, do que no início da dieta. Além desses problemas, ainda há o fato de que dietas restritivas demais normalmente são acompanhadas por episódios de compulsão alimentar e diversas deficiências de micronutrientes (Chaston, Dixon e O'Brien, 2007; Banasik *et al.*, 2013; Rossmeislová *et al.*, 2013).

10.3 Modulação do sistema imune por meio de carboidratos e de atividade física

Pedersen *et al.* (2000) buscaram avaliar as diferenças entre uma dieta rica em gorduras e uma dieta rica em carboidratos, durante 7 semanas, em 20 indivíduos saudáveis e destreinados. Ambos os grupos realizaram um treinamento de 3-4 vezes por semana, com duração de 60-75 min, a 50%-85% do volume máximo de oxigênio (VO_2máx), em que a intensidade do treinamento foi ajustada conforme a evolução do VO_2máx. Ao final do estudo, foi mostrado que a única diferença entre as dietas é que a mais rica em carboidratos acaba causando uma maior estimulação das células NK, ou seja, esses atletas tinham mais benefícios contra infecções virais e tumores. Já o grupo da dieta rica em gorduras apresentou uma redução da atividade das células NK. Outro efeito interessante de uma dieta rica em carboidratos (8 a 12 g/kg ao dia) comparada a uma dieta baixa em carboidratos (0,5 g/kg ao dia) e rica em gorduras é o aumento da glicemia, que ocasiona uma redução no cortisol. Além disso, nesse tipo de dieta também há maiores concentrações de imunoglobulina A (IgA) salivar (Gunzer, Konrad e Pail, 2012). O consumo de carboidratos durante atividades prolongadas (com mais de 1 hora de duração) reduz os níveis de hormônios contrarregulatórios, além de atrasar os sintomas de *overreaching* durante períodos de treinamento intensivo.

O exercício físico moderado está associado a condições anti-inflamatórias, pois a atividade contrátil do músculo esquelético estimula a produção de IL-6 (agora com características anti-inflamatórias, já que não é precedida por elevação do TNF-α). Essa interleucina atua nos monócitos/macrófagos, aumentando a expressão de IL-10 e de IL-1RA (antagonista do receptor da IL-1β). Somada a esses fatores, está uma menor expressão de TLR4 (local de ligação de LPS e de ácidos graxos livres, ocasionando uma resposta pró-inflamatória) em algumas células, como os hepatócitos. A ação adrenérgica estimulada após uma sessão de exercícios com intensidade moderada é responsável pelo aumento de células NK, de neutrófilos, de linfócitos e de monócitos após uma sessão aguda de atividade física, fortalecendo as defesas do organismo.

O aumento drástico do cortisol durante atividades de alto volume e alta intensidade, atrelado a curtos períodos de descanso entre as sessões de treinamento, está associado a um estado imunológico conhecido como *janela-aberta* (que pode durar de 3 a 72 horas depois da sessão de treinamento) para infecções oportunistas, como as infecções do trato respiratório superior (ITRS), que são bem comuns em razão da hiperventilação ocasionada pelo exercício, havendo, assim, uma maior exposição dessa região aos patógenos ambientais. Os fatores associados a essa maior chance de infecção ocorrem pelo efeito imunossupressor do cortisol sobre a comunicação do sistema imune (menores concentrações de imunoglobulinas, interleucinas, citocina; menor proliferação estimulada por mitógenos; maior apoptose de células imunológicas; menor atividade fagocitária etc.).

A secreção salivar é menor durante o exercício em um estado de pobre hidratação. Essa secreção contém diversas proteínas antimicrobianas, como lisozima, α-amilase, IgA, lactoferrina e defensinas. Portanto, é de fundamental importância ter um bom plano de hidratação durante o exercício, a fim de preservar a *performance* e a imunidade do atleta.

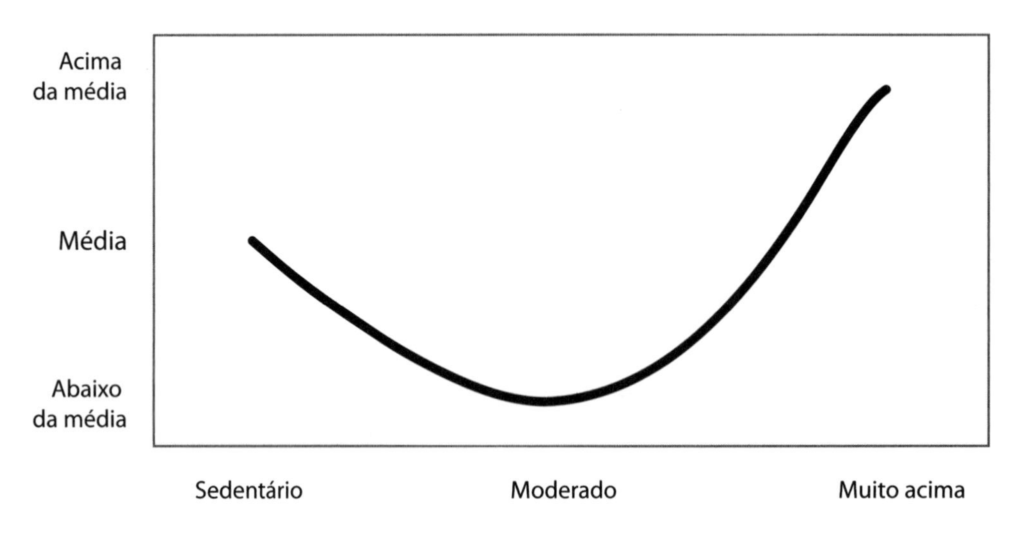

Figura 10.7 – Modelo da curva em "J" da relação entre cargas de trabalho da atividade física sobre o sistema imune e o risco de infecções.
Fonte: adaptada de Nieman (1994).

Durante os esportes de combate, vários atletas buscam uma grande redução de peso para se encaixar em categorias mais leves, por meio de restrições calóricas, de aumento das atividades físicas e de desidratação. Em um estudo realizado por Tsai *et al.* (2011) com 16 jovens atletas de elite de *tae kwon do*, com, no mínimo, 8 anos de experiência no esporte, que treinavam durante 4-6 horas por semana na fase de pré-competição, os atletas perderam, em média, 2 kg durante a semana que antecedia a competição. Foi observada uma queda nas concentrações de IgA salivar durante esse período, e uma incidência de 62,5% (10/16) de ITRS na semana pós-competição. Essa incidência permaneceu em torno de 50% nas três semanas posteriores à competição. Portanto, reduções drásticas de peso, sobretudo quando associadas a um grande *deficit* energético e à redução drástica de carboidratos e de líquidos, estão relacionadas a uma queda da imunidade de mucosa (IgA), que precedeu os casos de infecções tanto no público geral como em atletas.

O aumento do VO_2 durante o exercício gera uma maior capacidade de transporte, absorção e metabolização do oxigênio. Consequentemente, a mitocôndria recebe uma quantidade maior de oxigênio para ser o aceptor final dos elétrons na cadeia transportadora; contudo, parte do oxigênio metabolizado acaba se transformando em radicais livres, substâncias altamente reativas com elétrons desemparelhados na sua camada de valência (por exemplo, superóxido, oxigênio singlete, peróxido de hidrogênio, radicais hidroxila etc.), que, para se estabilizarem, acabam oxidando diversos componentes celulares, como as proteínas estruturais, o DNA, e as camadas lipídicas (peroxidação lipídica). Entretanto, esses radicais livres produzidos em quantidades ótimas (o excesso gera maior transcrição pró-inflamatória mediada pelo fator nuclear kappa B – NF-kB) servem para promover maiores adaptações aos treinamentos por meio da translocação do fator de respiração nuclear (NRF) para o núcleo celular, onde irá atuar tanto no processo de biogênese mitocondrial quanto no aumento das enzimas superóxido dismutase, catalase e glutationa peroxidase, que são responsáveis pelas defesas antioxidantes endógenas.

O uso de alguns antioxidantes, como a vitamina C e a vitamina E, acaba reduzindo as concentrações de marcadores de oxidação pelos radicais livres, bem como os sintomas de ITRS e a duração dos resfriados, mas, infelizmente, também reduzem as adaptações ao treinamento e a geração de força. Assim, recomenda-se utilizar tais antioxidantes próximo das competições em que se busca a *performance*, e não o aumento de adaptações.

10.4 Suplementação para modulação imune

A utilização de colostro bovino, rico em compostos bioativos e em fatores antimicrobianos (imunoglobulinas, lisozima, lactoferrina etc.), também pode ser uma estratégia interessante. Mero *et al.* (2002) realizaram um estudo randomizado e duplo-cego de duas semanas, com o intuito de avaliar os efeitos da suplementação com 20 g de colostro bovino em 30 atletas com mais de 6 anos de experiência com treinamento resistido. O volume e a intensidade do treinamento foram semelhantes durante as sessões. Ao final do estudo, foi observado que o grupo que realizou a suplementação com o colostro apresentou uma concentração de IGF-1 17% maior que o grupo que recebeu placebo (maltodextrina) e 33% a mais de IgA salivar. A explicação para tal efeito sobre a imunidade de mucosa se dá pelo fato de o colostro apresentar boas concentrações de TGF-β, capaz de aumentar a produção de IgA.

O leite também é um alimento de grande valor, tanto por conter um ótimo conteúdo de aminoácidos de alto valor biológico, estimulando o processo de hipertrofia e de reparo muscular, quanto por reduzir diversos fatores inflamatórios. Sim, o leite tem ação anti-inflamatória. De acordo com o estudo de Bordoni *et al.* (2017), tanto o leite integral quanto o desnatado apresentam atividade anti-inflamatória. Então, é preciso ter cuidado com generalizações e radicalismos sem embasamento científico a respeito do consumo de certos alimentos. O leite, por exemplo, está longe de dever ser proibido e, como qualquer alimento, deve ser prescrito de forma individualizada pelo nutricionista.

Stancliffe, Thorpe e Zemel (2011) fizeram um estudo sobre as propriedades anti-inflamatórias de lácteos. Para isso, recrutaram 40 indivíduos com diagnóstico de síndrome metabólica. Todos eles realizaram uma intervenção com dieta para manutenção de peso composta por carboidratos (± 49% kcal), lipídios (± 35% kcal) e proteínas (± 16% kcal). Os indivíduos foram divididos em dois grupos: um consumia menos que 0,5 porção de lácteos por dia, ao passo que o outro grupo consumia mais de 3,5 porções de lácteos por dia. A duração total do estudo foi de 3 meses. Ao fim desse período, o grupo que consumia mais alimentos lácteos ao dia apresentou: melhora da sensibilidade (resistência) à insulina (modelo de avaliação da homeostase em resistência à insulina – HOMA-IR); menores níveis de malondialdeído (marcador de peroxidação lipídica); menores níveis de colesterol LDL oxidado (grande responsável pelo processo de aterogênese); menores concentrações de TNF-α, MCP-1, IL-6, PCR (–47%); maiores níveis de adiponectina (+53%).

O aumento da permeabilidade intestinal ocasionada por lesões de isquemia/reperfusão sobre o intestino em virtude da conversão de xantina desidrogenase para xantina oxidase, pelo deslocamento do fluxo sanguíneo ocasionado pela atividade física prolongada (ocasionando hipóxia intestinal), somado ao estresse térmico, pode contribuir para a entrada de toxinas bacterianas na circulação (endotoxemia). Uma boa estratégia para tratar atletas que se exercitam por bastante tempo e indivíduos com possível caso de permeabilidade intestinal é o uso de glutamina, pois, no estudo de Coëffier *et al.* (2003), foram observados menores níveis do RNA mensageiro (RNAm) de ubiquitina em biópsias intestinais, após uma infusão entérica com glutamina em 10 indivíduos jovens, saudáveis e eutróficos. Já em relação à suplementação de glutamina para atletas com o objetivo de restaurar as concentrações plasmáticas após uma competição, há apenas o estudo de Castell, Poortmans e Newsholme (1996), em que foram observados resultados positivos da suplementação (5 g antes da competição e 5 g 2 horas após a competição), reduzindo as taxas de incidência de infecção em 151 atletas.

Não basta só utilizar a glutamina e esperar que o enterócito esteja em boas condições; também é de grande importância usar fibras solúveis, que são substratos para a fermentação realizada por bactérias anaeróbias, modulando o microbioma por meio de modificações do pH intestinal, produzindo, também, alguns fatores, como os ácidos graxos de cadeia curta. Estes servirão de substrato para as células epiteliais do intestino, além de produzir peptídeo semelhante a glucagon 1 e 2 (GLP-1 e GLP-2) pelas células L-enteroendócrinas, que irão modular a secreção de insulina e as forças de junção da parede intestinal (*tight junctions*), melhorando o controle glicêmico e reduzindo a endotoxemia.

O uso de probióticos junto com fibras solúveis e glutamina vem para completar a estratégia de modulação imunológica intestinal. Os efeitos dos probióticos acabam sendo específicos para cada cepa e concentração utilizada. Os probióticos mortos por processos térmicos também conseguem modular a inflamação em virtude de diferentes interações com receptores de reconhecimento padrão da imunidade. Shinkai *et al.* (2013) mostraram, em estudo que durou 5 meses, o efeito da suplementação com a cepa b240 de *lactobacillus pentosus* (10^10 UFC – unidades formadoras de colônia) em 280 idosos (acima de 65 anos), uma população com grande risco de desenvolvimento de infecções do trato respiratório superior, em razão da menor secreção de IgA salivar com a idade. Ao final do estudo, o grupo suplementado apresentou uma redução de 18 incidências (–38,7%) de episódios de resfriados, em comparação ao grupo que recebeu placebo, além de melhores pontuações em um questionário aplicado com vistas a acessar a percepção da saúde geral da população.

Berggren *et al.* (2011) também mostraram bons resultados com a utilização do *lactobacillus plantarum* e do *lactobacillus paracasei* (10^10 UFC cada um), em 272 indivíduos eutróficos, durante 12 semanas, resultando em uma redução de 29% na incidência de resfriados.

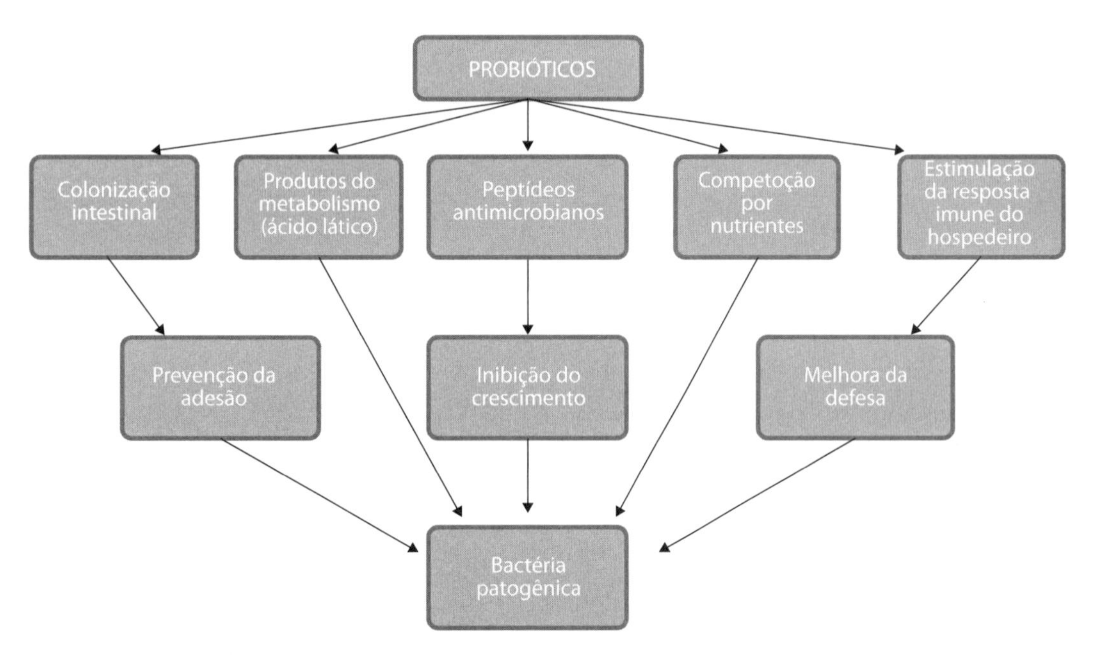

Figura 10.8 – Efeitos dos probióticos na modulação do microbioma intestinal.
Fonte: adaptada de Calder e Kew (2002).

O gengibre contém compostos fenólicos como gingerol, paradol e shogol, que têm atividade antioxidade e anti-inflamatória, observada em estudos *in vitro* e com animais. Ao longo de 12 semanas, Zehsaz, Farhangi e Mirheidari (2014) observaram concentrações plasmáticas estatisticamente menores de IL-1β, IL-6 e TNF-α em 28 corredores jovens, com mais de 4 anos de experiência, após um teste progressivo até a exaustão, com suplementação de 500 mg do pó do rizoma do *Zingiber officinale Roscoe* durante as primeiras 6 semanas, evoluindo as dosagens para 1.500 mg nas últimas 6 semanas.

Uma meta-análise de 6 estudos randomizados e controlados por placebo, com um total de 2.458 indivíduos e com duração de 2 a 4 meses, realizada por Schapowal, Klein e Johnston (2015), relatou uma menor recorrência de infecções do trato respiratório superior e menores sintomas de pneumonia, faringite e otite com a suplementação de extrato etanólico e aquoso da *Echinacea purpurea* e da *Echinacea angustifolia*, com doses entre 500 e 4.000 mg por dia, para o extrato etanólico, e de 6,2 e 10 g por dia, para o suco da *Echinacea purpurea*. O mecanismo proposto pelos autores foi o efeito imunomodulador pela interação com receptores endocanabinoides (CBR2), causando *down-regulation* do TNF-α e aumentando a produção de IFN-γ e de MCP-1.

Derosa *et al.* (2012) realizaram um estudo randomizado, duplo-cego e placebo controlado em 157 pacientes dislipidêmicos, em que um dos 2 grupos foi suplementado com 1,2 g de ácido eicosapentaenoico (EPA) e 1,35 g de ácido doco-hexaenoico (DHA) por dia. Ambos os grupos realizavam caminhadas com duração de 20-30 min, por 2-5 vezes na semana, e receberam uma dieta hipocalórica (–600 kcal por dia), composta por 50% de carboidratos, 30% de lipídios (6% de gordura saturada), 20% de proteínas e 35 g de fibras. Ao fim de 6 meses, o grupo suplementado com ômega-3 (EPA), em comparação com o grupo de controle, apresentou menores níveis de: triglicerídeos, metaloproteinases-2 e 9, moléculas de adesão (ICAM-1, VCAM-1, E-selectina), TNF-α e PCR, e houve uma maior sensibilidade (resistência) à insulina, ou seja, a suplementação com ômega-3 melhorou diversos parâmetros inflamatórios e reduziu os receptores de adesão leucocitária e de proteínas que degradam a matriz extracelular.

Referências

Banasik, J. L. *et al.* Low-calorie diet induced weight loss may alter regulatory hormones and contribute to rebound visceral adiposity in obese persons with a family history of type-2 diabetes. *J. Am. Assoc. Nurse Pract.*, v. 25, n. 8, p. 440-8, 2013.

Berggren, A. *et al.* Randomised, double-blind and placebo-controlled study using new probiotic lactobacilli for strengthening the body immune defence against viral infections. *Eur. J. Nutr.*, v. 50, n. 3, p. 203-10, 2011.

Bonaventura, P. *et al.* Zinc and its role in immunity and inflammation. *Autoimmun. Rev.*, v. 14, n. 4, p. 277-85, 2015.

Bordoni, A. *et al.* Dairy products and inflammation: a review of the clinical evidence. *Crit. Rev. Food Sci. Nutr.*, v. 57, n. 12, p. 2497-525, 2017.

Calder, P. C.; Kew, S. The immune system: a target for functional foods? *Br. J. Nutr.*, v. 88, n. S2, p. S165-76, 2002.

Castell, L. M.; Poortmans, J. R.; Newsholme, E. A. Does glutamine have a role in reducing infections in athletes? *Eur. J. Appl. Physiol. Occup. Physiol.*, v. 73, n. 5, p. 488-90, 1996.

Chaston, T. B.; Dixon, J. B.; O'Brien, P. E. Changes in fat-free mass during significant weight loss: a systematic review. *Int. J. Obes. (Lond.)*, v. 31, n. 5, p. 743-50, 2007.

Coëffier, M. *et al.* Enteral glutamine stimulates protein synthesis and decreases ubiquitin mRNA level in human gut mucosa. *Am. J. Physiol. Gastrointest. Liver Physiol.*, v. 285, n. 2, p. G266-73, 2003.

Derosa, G. *et al.* Effects of n-3 PUFAs on postprandial variation of metalloproteinases, and inflammatory and insulin resistance parameters in dyslipidemic patients: evaluation with euglycemic clamp and oral fat load. *J. Clin. Lipidol.*, v. 6, n. 6, p. 553-64, 2012.

GUNZER, W.; KONRAD, M.; PAIL, E. Exercise-induced immunodepression in endurance athletes and nutritional intervention with carbohydrate, protein and fat—what is possible, what is not? *Nutrients*, v. 4, n. 9, p. 1187-212, 2012.

HE, C. S. *et al.* The effect of 14 weeks of vitamin D3 supplementation on antimicrobial peptides and proteins in athletes. *J. Sports Sci.*, v. 34, n. 1, p. 67-74, 2016.

JUNG, U. J.; CHOI, M. S. Obesity and its metabolic complications: the role of adipokines and the relationship between obesity, inflammation, insulin resistance, dyslipidemia and nonalcoholic fatty liver disease. *Int. J. Mol. Sci.*, v. 15, n. 4, p. 6184-223, 2014.

KUNISAWA, J; KIYONO, H. Vitamin-mediated regulation of intestinal immunity. *Front. Immunol.*, v. 4, p. 189, 2013.

MERO, A. *et al.* IGF-I, IgA, and IgG responses to bovine colostrum supplementation during training. *J. Appl. Phys. (1985)*, v. 93, n. 2, p. 732-9, 2002.

NIEMAN, D. C. Exercise, infection, and immunity. *Int. J. Sports Med.*, v. 15, p. S131-41, 1994. Supplement 3.

PEDERSEN, B. K. *et al.* Training and natural immunity: effects of diets rich in fat or carbohydrate. *Eur. J. Appl. Physiol.*, v. 82, n. 1-2, p. 98-102, 2000.

ROSSMEISLOVÁ, L. *et al.* Adaptation of human adipose tissue to hypocaloric diet. *Int. J. Obes.*, v. 37, n. 5, p. 640-50, 2013.

SCHAPOWAL, A.; KLEIN, P.; JOHNSTON, S. L. Echinacea reduces the risk of recurrent respiratory tract infections and complications: a meta-analysis of randomized controlled trials. *Adv. Ther.*, v. 32, n. 3, p. 187-200, 2015.

SHINKAI, S. *et al.* Immunoprotective effects of oral intake of heat-killed Lactobacillus pentosus strain b240 in elderly adults: a randomised, double-blind, placebo-controlled trial. *Br. J. Nutr.*, v. 109, n. 10, p. 1856-65, 2013.

STANCLIFFE, R. A.; THORPE, T.; ZEMEL, M. B. Dairy attentuates oxidative and inflammatory stress in metabolic syndrome. *Am. J. Clin. Nutr.*, v. 94, n. 2, p. 422-30, 2011.

TSAI, M. L. *et al.* Changes of mucosal immunity and antioxidation activity in elite male Taiwanese taekwondo athletes associated with intensive training and rapid weight loss. *Br. J. Sports Med.*, v. 45, n. 9, p. 729-34, 2011.

WINER, D. A. *et al.* The intestinal immune system in obesity and insulin resistance. *Cell Metab.*, v. 23, n. 3, p. 413-26, 2016.

ZEHSAZ, F.; FARHANGI, N.; MIRHEIDARI, L. The effect of Zingiber officinale R. rhizomes (ginger) on plasma pro-inflammatory cytokine levels in well-trained male endurance runners. *Cent. Eur. J. Immunol.*, v. 39, n. 2, p. 174-80, 2014.

11 Modulação da microbiota e emagrecimento

André Heibel
Jefferson Bitencourt Borges
Guilherme Schweitzer

Há alguns anos, a expressão *flora intestinal* caiu em desuso e deu lugar aos termos *microbioma* e *microbiota*. Em se tratando de pesquisa científica em Nutrição, o *microbioma* provavelmente foi o assunto mais explorado da última década.

O termo *microbioma* faz referência ao conjunto de bactérias e de metabólitos por elas produzidas, e a todo o ambiente onde estão hospedadas. A variedade e a quantidade de microrganismos presentes na microbiota intestinal são moduladas principalmente pela dieta do hospedeiro, por medicamentos ou por quaisquer outras substâncias que atinjam o microambiente em que estão inseridos. Logo, qualquer composto administrado pelo trato gastrointestinal pode influenciar diretamente no perfil microbiano intestinal (Rosenbaum, Knight e Leibel, 2015).

Cada vez mais, diversos estudos vêm demonstrando a magnitude dos efeitos dos microrganismos comensais no organismo humano. Acredita-se que cerca de 1,5 kg do peso total de um adulto eutrófico é composto por bactérias intestinais, correspondendo a aproximadamente 10 a 100 trilhões de células simbióticas. O genoma humano, por exemplo, compreende cerca de 23 mil genes, ao passo que a microbiota, como um todo, tem mais de 3 milhões de genes (Moore e Stanley, 2016).

Mais de mil espécies de bactérias podem habitar o corpo humano. A maior parte dos microrganismos provém dos filos Firmicutes e Bacteroidetes. *Lactobacillus*, *Mycoplasma*, *Bacillus*, *Clostridium* e *Bacterioides* são os gêneros mais comuns. Existem, ainda, bactérias gram-negativas, como as dos filos *Proteobacteria* e *Verrucomicrobia*, que podem coexistir em nosso sistema digestivo (Jaeggi *et al.*, 2015).

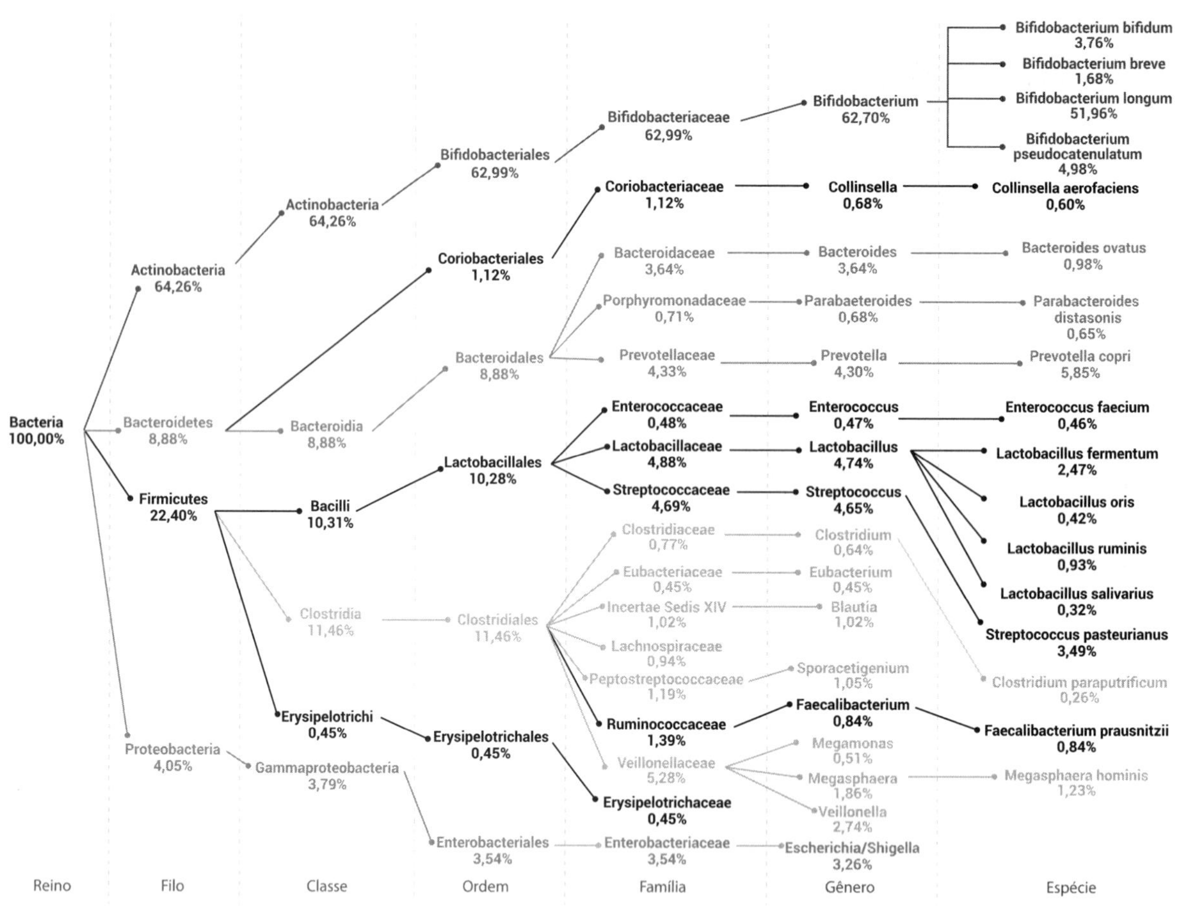

Figura 11.1 – Esquema da classificação biológica das bactérias, seus filos, classes, ordens, famílias, gêneros e espécies. Fonte: adaptada de Jaeggi *et al.* (2015).

De forma resumida, a maior parte da literatura científica identifica as bactérias gram-positivas como benéficas e/ou simbiontes, ao passo que as gram-negativas seriam, possivelmente, patogênicas. Entretanto, essa classificação não é precisa em todos os casos, uma vez que existe uma grande variedade de microrganismos e que a interação com o hospedeiro e com a própria microbiota também varia muito (Graham, Mullen e Whelan, 2015).

Além da saúde, o emagrecimento e a melhora estética são estreitamente ligados à saúde intestinal e ao padrão do microbioma. Portanto, a modulação intestinal é o passo inicial ao se buscar a melhora estética por meio da alimentação.

11.1 Disbiose intestinal e endotoxemia metabólica

Tendo em vista a variabilidade que a microbiota pode apresentar, poderão ocorrer certos desbalanços e irregularidades, dependendo do padrão de bactérias que a compõem.

O termo *disbiose* diz respeito ao desequilíbrio entre as bactérias benéficas e as potencialmente patogênicas. Os quadros de disbiose podem ser caracterizados pelo aumento anormal da população de bactérias possivelmente patogênicas, pela diminuição da quantidade de bactérias consideradas benéficas ou mesmo pela redução da diversidade de bactérias, como descrito a seguir (Petersen e Round, 2014; Whiteside *et al.*, 2015):

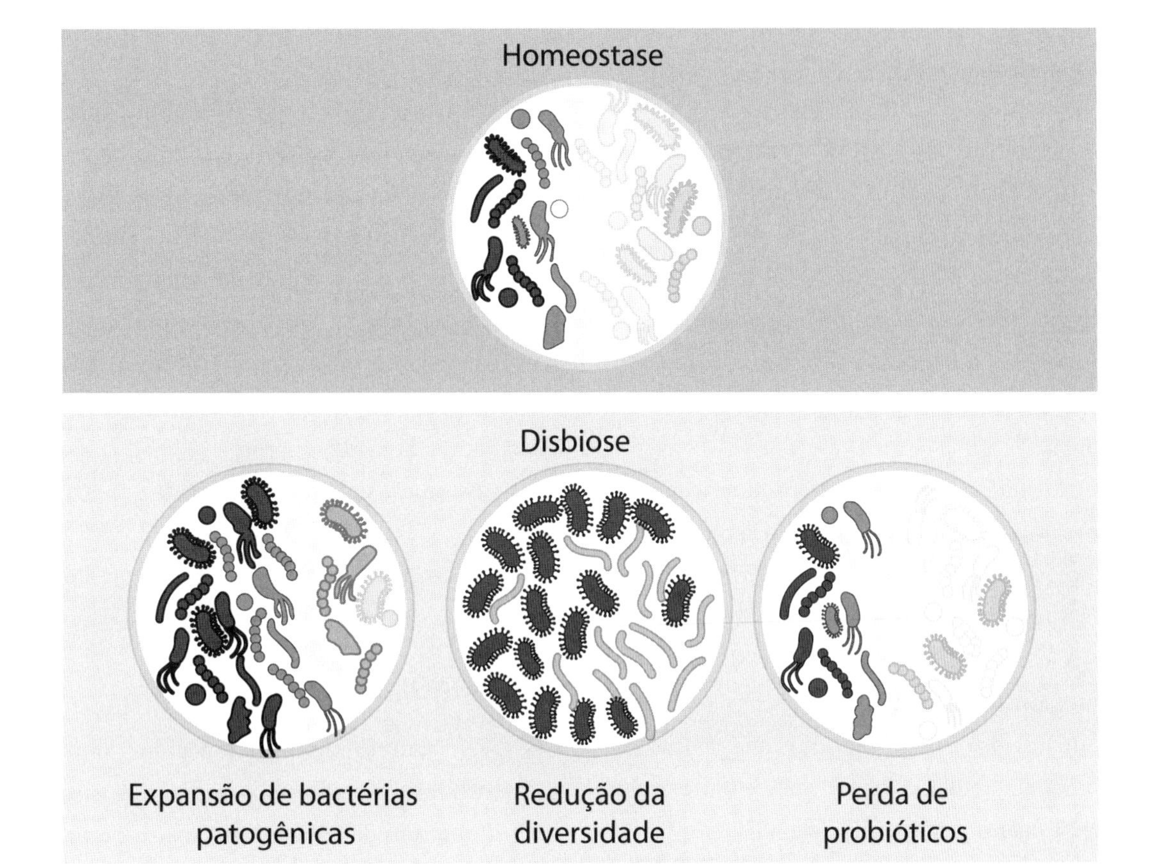

Figura 11.2 – Exemplo de um ambiente de simbiose e dos três tipos clássicos de disbiose (expansão de bactérias patogênicas, redução da diversidade e perda de probióticos).
Fonte: adaptada de Petersen e Round (2014).

- *Aumento da população de bactérias com potencial patogênico*: o aumento dessa população pode induzir, por meio de uma competição por alimentos, a diminuição da população de bactérias simbióticas. Além da competição por substratos, alguns gêneros de bactérias podem produzir enzimas que neutralizam e eliminam as bactérias gram-positivas. De forma geral, esse aumento pode levar à liberação de moléculas possivelmente patogênicas e, depois, a um quadro inflamatório sistêmico.
- *Diminuição da quantidade de bactérias comensais*: a ausência de prebióticos e de outros substratos energéticos pode ser uma causa para essa condição. O uso de antibióticos também pode influenciar na redução de bactérias produtoras de proteínas e de ácidos graxos benéficos à saúde.
- *Redução da diversidade bacteriana*: além da quantidade, a variedade de espécies de bactérias é um fator importante na avaliação da saúde intestinal. Acredita-se que a diversidade seja fundamental para a manutenção da saúde intestinal e que sua diminuição esteja associada a problemas metabólicos e à obesidade.

Uma disbiose, quando agravada, pode gerar endotoxemia metabólica. Esse quadro é caracterizado pela translocação de bactérias e/ou seus fragmentos para a corrente sanguínea. A endotoxemia gera uma inflamação sistêmica e de baixo grau em diversos tecidos, o que está ligado a uma piora na saúde e a um aumento da gordura corporal por diversos meios, entre eles, a quebra na homeostase de glicose, a resistência à leptina e o aumento do estresse oxidativo (Boutagy *et al.*, 2016).

Os efeitos negativos da disbiose e da endotoxemia estão relacionados sobretudo com a alteração em parâmetros inflamatórios, uma vez que o microbioma exerce estreita relação com nosso sistema imunológico. Sabe-se que indivíduos obesos e com sobrepeso têm um perfil inflamatório mais agravado do que pessoas eutróficas, e acredita-se que o microbioma exerça papel fundamental na fisiopatologia da inflamação presente na obesidade.

A conexão entre intestino e sistema imune se dá por meio de substâncias presentes na microbiota, como os padrões moleculares associados a patógenos (PAMPS) e os padrões moleculares associados a danos e/ou perigo (DAMPS). Essas moléculas são endotoxinas produzidas por microrganismos que desencadeiam respostas em alguns tipos de células de defesa. Por exemplo, um dos mais importantes PAMPS conhecidos são os lipopolissacarídeos (LPS) de membrana. Tais substâncias estão, normalmente, nas membranas celulares de bactérias gram-negativas, e a presença delas no lúmen intestinal ou no sangue indica ao sistema imune a presença de bactérias patogênicas que desencadeariam a resposta imune (Greenfield, 2014; Taghavi *et al.*, 2017).

Diversos PAMPS e DAMPS são capazes de promover uma ligação com receptores do tipo Toll (TLR). Esse estímulo gera ativação de células como as *natural killers* (NK) e linfócitos T e B, que iniciam cascatas inflamatórias por meio da secreção de citocinas, como interleucinas ou prostaglandinas, e posterior ativação do fator nuclear kappa B (NF-κB). A presença de PAMPS ou DAMPS (como o LPS e a flagelina) no lúmen intestinal é uma das causas da ativação do sistema imunológico e da geração da inflamação sistêmica e de baixo grau citada (Greenfield, 2014).

11.1.1 Causas da disbiose

Destacam-se alguns fatores que podem causar disbiose, como a sanitização excessiva, o tipo do método de concepção (cesárea ou parto normal), o uso de fórmulas de alimentação infantil e o uso de medicamentos (antibióticos, inibidores da bomba de prótons e anti-inflamatórios), além, principalmente, dos maus hábitos alimentares.

No que diz respeito às causas alimentares, destacam-se a baixa ingestão de prebióticos e o alto consumo de alimentos industrializados e processados (Fujimura, 2011; Sonnenburg e Sonnenburg, 2014). Os prebióticos são substâncias – em geral, fibras fermentáveis – que servem como substrato para o crescimento da microbiota gram-positiva. De modo geral, as principais fontes de fibras prebióticas são vegetais, frutas, oleaginosas e cereais integrais (Sonnenburg e Sonnenburg, 2014).

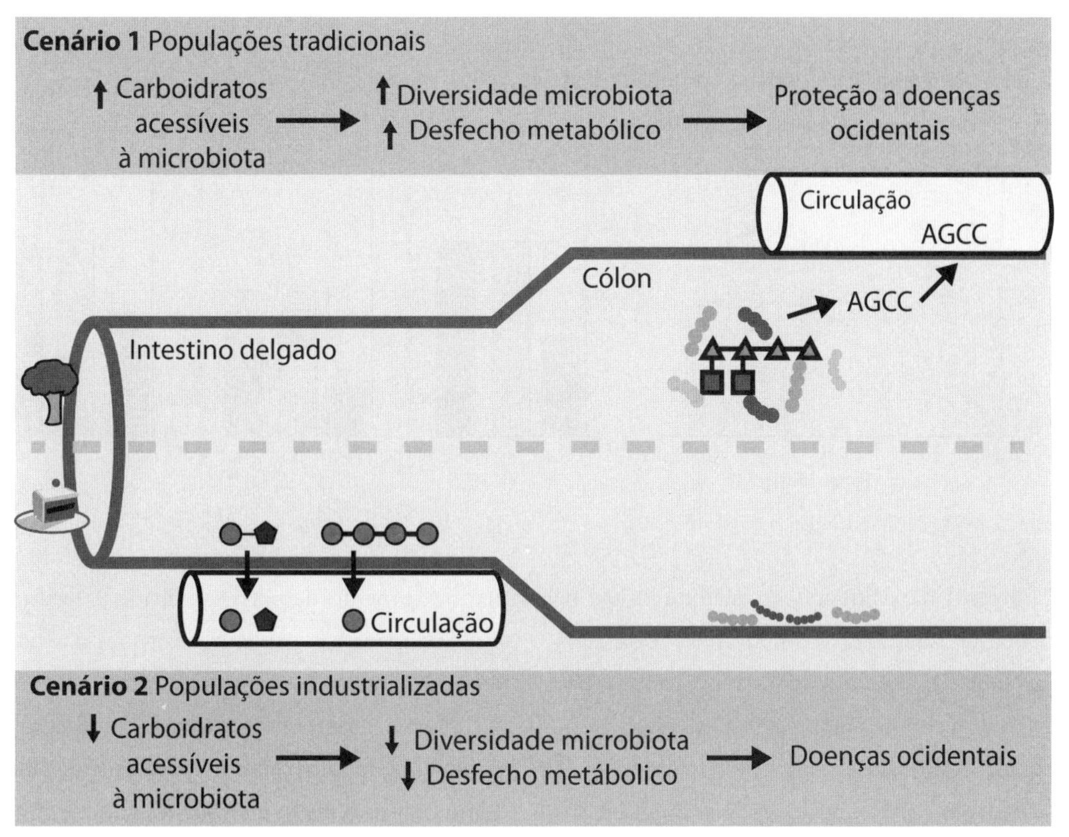

Figura 11.3 – Representação do metabolismo de carboidratos simples e de carboidratos acessíveis à microbiota e sua repercusão sistêmica.
AGCC: ácidos graxos de cadeia curta.
Fonte: adaptada de Sonnenburg e Sonnenburg (2014).

O uso de edulcorantes artificiais também pode gerar disbiose. O consumo de adoçantes está associado a um maior crescimento de bactérias dos gêneros *Bacteroides* e *Clostridiales*, apontando, assim, para uma possível relação com o desenvolvimento de disbiose causada pelo desbalanço bacteriano. A ingestão de sacarina sódica em quantidades habituais pode, por exemplo, favorecer quadros de intolerância à glicose, independentemente do consumo de carboidratos, caracterizando, desse modo, o processo inicial de resistência à insulina. A intolerância à glicose é, muitas vezes, considerada fator impeditivo ou agravante à perda de peso (Suez *et al.*, 2014).

Os emulsificantes alimentares são potentes moduladores da microbiota. A ingestão de carboximetilcelulose e de polisorbato está associada a um aumento na inflamação sistêmica. Além disso, os emulsificantes causam diminuição no muco protetor intestinal e, por consequência, uma maior aproximação das bactérias gram-negativas no epitélio do intestino. Observa-se, também, uma queda significativa na produção de butirato (ácido graxo de cadeia curta) e um aumento significativo no consumo alimentar, na glicose sanguínea e no peso relacionado com o consumo desses emulsificantes (Chassaing *et al.*, 2015).

Gráfico 11.1 – (a) curva de ganho de peso dos 3 diferentes grupos de ratos alimentados com água, com carboximetilcelulose (CMC) e com polisorbato 80 (P80). (b) peso em gordura. (c) ingestão alimentar em 24 h. (d) glicemia em jejum de 15 h.

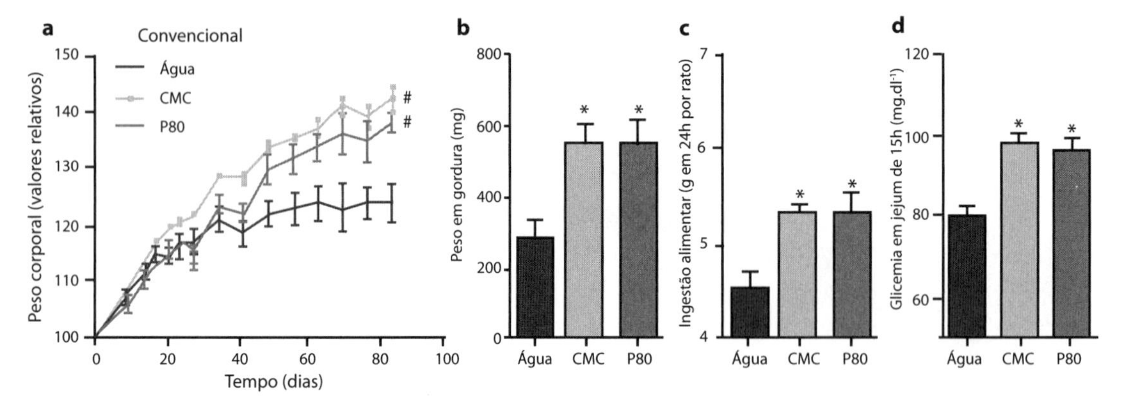

Fonte: adaptado de Chassaing *et al.* (2015).

Acerca da influência de medicamentos na microbiota intestinal, é importante ressaltar o impacto exercido no perfil da microbiota por inibidores da bomba de prótons (omeprazol, esomeprazol e similares), usados para tratamento de gastrites e de refluxo gastroesofágico. Segundo os achados da literatura, a principal repercussão se dá justamente pela baixa produção de suco gástrico que esses medicamentos induzem. Autores mostram que indivíduos que faziam uso frequente dessa classe de fármacos desenvolviam a síndrome do supercrescimento bacteriano no intestino delgado (SIBO). Isso acontece em virtude da diminuição da barreira de imunidade inata promovida pelo pH ácido do estômago, fazendo com que o hospedeiro perca sua proteção contra bactérias gram-negativas sensíveis ao pH ácido. Assim, o uso de inibidores da bomba oxíntica pode causar disbiose, atrapalhando, posteriormente, o processo de perda de peso (Ponziani, Gerardi e Gasbarrini, 2016; Tsuda *et al.*, 2015).

O uso de anti-inflamatórios não esteroidais (AINEs) está associado a um aumento na hiperpermeabilidade intestinal. Duas principais formas de aumento de permeabilidade pelo uso de anti-inflamatórios ganham destaque: a atuação destes por meio da inibição de ciclo-oxigenases (COX) e a diminuição da produção de prostaglandinas também causam queda na produção do muco protetor do intestino delgado. Também no caso do uso de inibidores da bomba de prótons, a alteração nessa barreira resulta na perda da defesa que ela promove, causando, assim, a hiperpermeabilidade intestinal. Em contrapartida, os anti-inflamatórios que não têm ações sobre a COX poderiam gerar disfunções mitocondriais e, por conseguinte, aumentar a produção de espécies reativas de oxigênio e radicais livres, prejudicando as junções de epitélio intestinal (do inglês *tight junctions*) (Handa *et al.*, 2014).

De qualquer forma, a utilização dos medicamentos citados é prejudicial, em se tratando de modulação da saúde intestinal. Seu uso é relacionado ao aumento na permeabilidade intestinal e posterior translocação de LPS de membrana para a corrente sanguínea, além do próprio desbalanço na população de bactérias intestinais (Handa *et al.*, 2014).

Quanto aos antibióticos, estudos já demonstraram que crianças que receberam antibióticos no primeiro ano de vida têm maior tendência a apresentar sobrepeso na adolescência, sobretudo em se tratando de adiposidade central. Alguns antibióticos específicos vêm sendo relacionados ao ganho de peso em humanos, como a vancomicina e as tetraciclinas (Angelakis, Merhej e Raoult, 2013; Azad *et al.*, 2014). Em contrapartida, alguns são até relacionados à perda de peso, como é o caso da penicilina (Guess *et al.*, 2015; Kim *et al.*, 2017).

11.2 Qual a relação da microbiota com sobrepeso e obesidade?

A microbiota intestinal é capaz de exercer funções importantes para o funcionamento fisiológico, como absorção de micronutrientes, síntese de vitaminas, biotransformação de xenobióticos e modulação do sistema imune, entre outras. Dessa forma, é possível estabelecer diversas correlações entre o microbioma intestinal e o equilíbrio metabólico de um indivíduo, condição necessária para que se consiga efetivar o processo de emagrecimento. Em acordo com essa condição, sabe-se que uma população bacteriana escassa, seja em quantidade, seja em qualidade, está diretamente ligada com os processos de sobrepeso e de obesidade (Nova *et al.*, 2016).

No que diz respeito à relação entre o perfil bacteriano intestinal e o processo de obesidade, há diferentes hipóteses capazes de explicá-la. A primeira hipótese atribui ao microbioma uma posição de agente causador do ganho de peso; a segunda trata as modificações nessa população bacteriana como uma adaptação ante a ingestão de uma dieta rica em gorduras e em açúcares (Jumpertz *et al.*, 2011). O que se deve saber, porém, é que a correlação entre a microbiota intestinal e o processo de obesidade está evidente.

Alguns estudos em animais sugerem que essa correlação exista de maneira bem clara. Ratos desprovidos de microbiota, os *germ-free*, que receberam transplante fecal proveniente de obesos tiveram maior propensão ao ganho de peso e de gordura visceral. Acredita-se que a mudança tenha ocorrido prioritariamente por causa da piora no padrão bacteriano dos animais, uma vez que o padrão alimentar dos animais não foi alterado em relação ao controle (Ridaura *et al.*, 2013).

A situação oposta também parece ser verídica, isto é, o transplante fecal proveniente de animais saudáveis (lê-se microbiota intestinal em equilíbrio) atua de forma a melhorar o processo de resistência à insulina, condição altamente prevalente em indivíduos obesos, capaz de agravar o quadro metabólico da obesidade (Vrieze *et al.*, 2012). As condições mencionadas mostram que o perfil bacteriano intestinal tem relação direta com alterações metabólicas capazes de culminar no processo de obesidade. Tratar um possível quadro de disbiose torna-se de extrema importância para favorecer o processo de emagrecimento.

O consumo de alimentos ricos em fibras e com poucas gorduras está associado a uma mudança positiva na microbiota, como o aumento do filo Firmicutes e a diminuição do filo Proteobacteria. Em paralelo, a alteração das bactérias citadas está ligada a um menor índice de massa corporal (IMC), por exemplo. A perda de peso está associada a uma diminuição na razão Firmicutes/Bacteroidetes, ao passo que a obesidade estaria ligada a um aumento nesse índice.

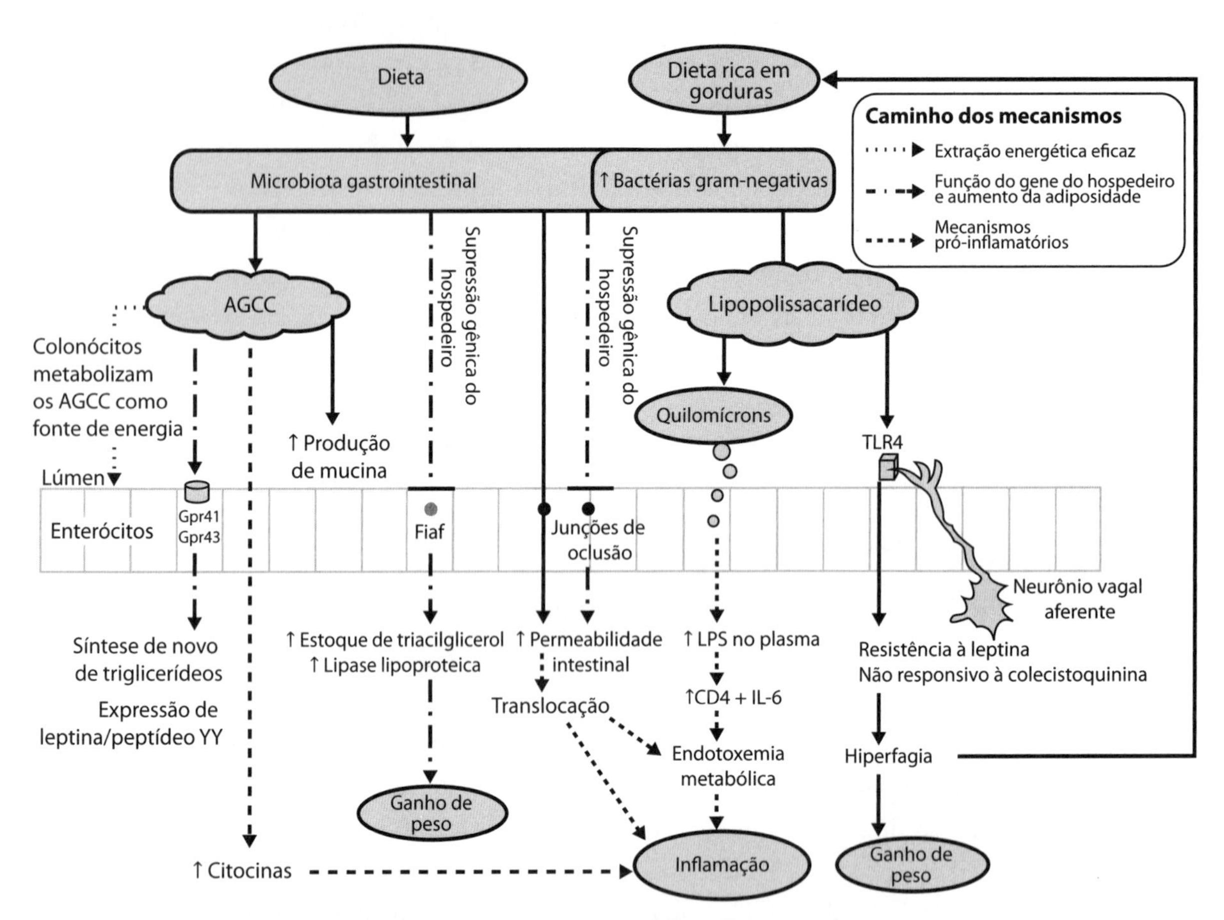

Figura 11.4 – Inter-relação entre dieta, microbiota e ganho de peso. Uma microbiota saudável, modulada pela dieta, é capaz de produzir ácidos graxos de cadeia curta, que atuam inibindo a síntese de lipídios e aumentando o muco protetor do intestino. Em contrapartida, quando há o desequilíbrio das bactérias intestinais, o aumento do LPS sanguíneo pode levar ao quadro de inflamação sistêmica, acarretando o ganho de peso.
AGCC: ácidos graxos de cadeia curta; CD4: grupamento de diferenciação 4; FIAF: fator rápido de adiposidade induzida; IL-6: interleucina 6; LPS: lipopolissacarídeo; TLR4: receptor do tipo Toll 4.
Fonte: adaptada de Graham, Mullen e Whelan (2015).

Tendo em vista o papel fisiológico da leptina no controle do apetite, a inflamação decorrente da endotoxemia metabólica pode afetar o consumo alimentar, já que está relacionada ao quadro de resistência à leptina. Uma vez que esse hormônio proteico perde sua eficiência, a regulação da fome no sistema nervoso central (SNC) fica prejudicada. O quadro de mau funcionamento da leptina gera um estado de fome constante, pois a leptina circulante não consegue agir de maneira eficaz e inibir a ação de neurônios orexígenos (Cani e Delzenne, 2011).

Além da fome e da saciedade, a regulação do gasto energético basal por meio da produção de ácidos graxos de cadeia curta pode estimular receptores de proteína G 41 (GRP41) localizados no gânglio simpático. Isso acarretaria um maior estímulo de liberação de norepinefrina, gerando um aumento da atividade simpática e do gasto energético basal. A ativação simpática estimulada por mecanismos semelhantes ao da norepinefrina é amplamente conhecida. Uma vez com a cascata bioquímica ativada, as catecolaminas estimulariam enzimas como a lipase hormônio-sensível e a lipase de tecido adiposo. Além disso, a degradação de glicogênio e a ativação de proteína quinase ativada por monofosfato de adenosina (AMPK) gerariam diversas adaptações que favorecem o emagrecimento (Inoue, Tsujimoto e Kimura, 2014).

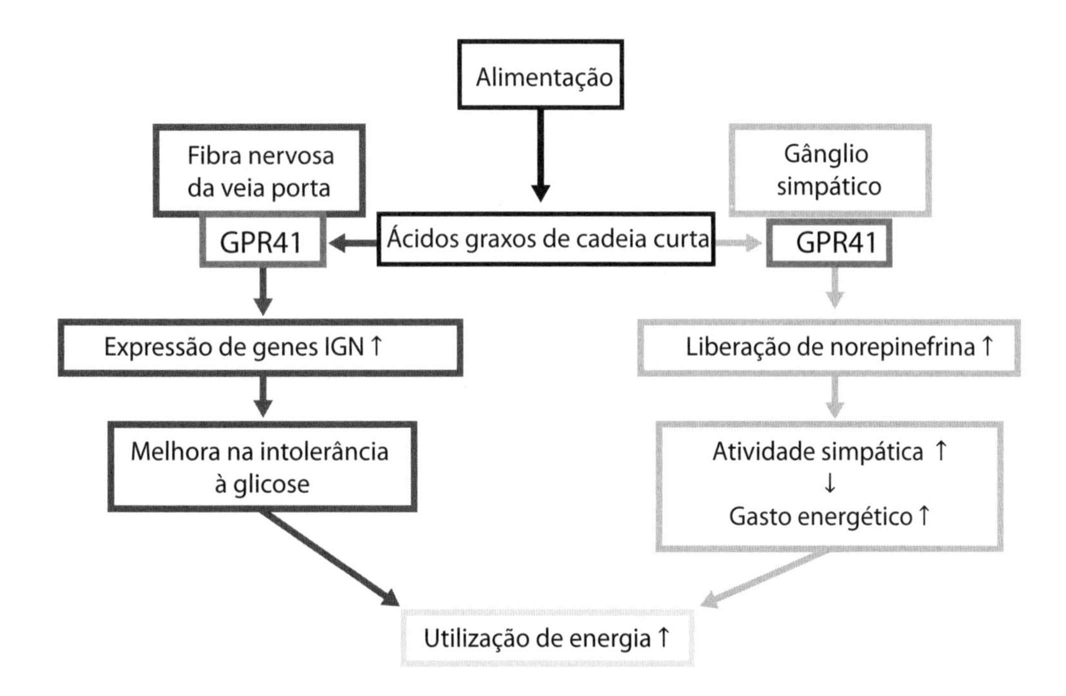

FIGURA 11.5 – Esquema teórico de otimização do gasto energético por meio dos AGCC, via ativação de GRP41. GPR41: receptores acoplados à proteína G; IGN: *imprinted gene network*.

Pelos mecanismos apresentados, existem boas evidências do impacto da microbiota, sobretudo da ingestão adequada de fibras, nas sinalizações promovidas pelo intestino ao corpo. Desse modo, por diversos mecanismos (ingestão e frequência alimentares, ativação simpática etc.), a microbiota consegue interferir no processo de emagrecimento sustentável e, possivelmente, gerar um aumento no gasto energético. No entanto, mais estudos são necessários para comprovar esses efeitos.

11.3 Estratégias nutricionais para modulação da microbiota e emagrecimento

Tendo em vista que a alimentação é fator preponderante para a determinação de diversos parâmetros da microbiota humana, a dieta de um indivíduo é um fator-chave para a saúde e o emagrecimento. Uma ampla variedade de efeitos que o consumo de diversos nutrientes provoca na fisiologia intestinal, na microbiota e no organismo está descrita pela literatura científica (Shankar *et al.*, 2017).

A manipulação da microbiota intestinal deve ser uma estratégia primária em todo processo de emagrecimento. O aumento na população de espécies dos filos Bacteroidetes e Firmicutes é relacionado a uma melhora na composição corporal. O uso de antibióticos e o consumo de certos tipos de conservantes químicos utilizados em alimentos industrializados geram piora na microbiota, e estão relacionados com dificuldades no emagrecimento e possível ganho de peso (Dror *et al.*, 2015).

11.3.1 Manejo nutricional da disbiose

Em se tratando do manejo dietoterápico da disbiose, um dos principais pontos é a oferta de alimentos ricos em prebióticos. Os *prebióticos* são substâncias não digeríveis, que atuam como substratos para o crescimento e o metabolismo das bactérias entéricas (Ghouri *et al.*, 2014).

As fibras são os nutrientes mais conhecidos como agentes benéficos para a saúde intestinal e a modulação de microbiota. Estudos observacionais apontam que o consumo de cereais integrais pode estar associado com valores menores de IMC. Entretanto, dados de ensaios clínicos randomizados parecem ser menos consistentes. De qualquer forma, o consumo de carboidratos refinados é, sabidamente, prejudicial para o microbioma humano (Pol *et al.*, 2013).

Uma meta-análise avaliou o consumo de cereais integrais na alteração da composição corporal em indivíduos saudáveis e mostrou que aqueles que consumiam os alimentos sem refino tinham sido afetados positivamente em termos de percentual de gordura, apesar de a variação do peso total não ter tido significância estatística (Pol *et al.*, 2013).

Os benefícios do consumo de fibras insolúveis estão relacionados com o aumento do trânsito intestinal, o que reduziria o tempo disponível para bactérias possivelmente patogênicas fermentarem restos de alimentos. A viscosidade desse tipo de fibra pode auxiliar, também, no controle glicêmico, uma vez que retarda a absorção de monossacarídeos pelos canais transportadores de glicose (GLUT) e pelo transportador de glicose dependente de sódio (SGLT) no intestino (Holscher, 2017).

O efeito na secreção do peptídeo semelhante a glucagon 1 (GLP-1) também pode explicar a melhora no controle glicêmico causado pelo consumo de fibras solúveis. Isso acontece quando ocorre a formação de gel na presença das fibras e do meio aquoso do intestino (Gibb *et al.*, 2015).

O consumo de fibras está ligado à melhora em diferentes parâmetros que podem ser relacionados com o emagrecimento. Redução na glicemia em jejum, concentração de hemoglobina glicada, insulinemia, níveis de peptídeo C e modelo de avaliação da homeostase em resistência à insulina (HOMA-IR) são comumente vistos com o consumo de *psyllium*, fibra derivada da planta *Plantago ovata*. É possível observar diminuição de peso total, de IMC e de circunferência de cintura e de quadril após o consumo diário de 10,5 g de fibras solúveis advindas da *Plantago ovata* (Abutair, Naser e Hamed, 2016).

A inulina é um polímero de frutose extraído da chicória e comumente utilizado na prática clínica pelo seu efeito prebiótico.

O consumo de inulina mostrou ser capaz de aumentar a população de *Bifidobacterium* e *Anaerostipes*, bactérias produtoras de ácidos graxos de cadeia curta. Ao mesmo tempo, o consumo da fibra reduziu o número de colônias de bactérias do gênero *Bilophila*, um microrganismo gram-negativo associado a problemas gástricos (Vandeputte *et al.*, 2017).

Além do seu efeito específico na microbiota, a inulina é capaz de colaborar com a redução do peso corporal e diminuir o consumo alimentar. Os níveis de GLP-1 são elevados com o consumo desse tipo de prebiótico. Com o aumento da secreção de GLP-1, acredita-se que ocorreria melhora na sensibilidade (resistência) à insulina e diminuição na sensação de fome (Guess *et al.*, 2015).

Parte dos efeitos positivos do consumo de frutas e hortaliças acontece pelo resultado dos polifenóis e dos compostos bioativos (CBAs) na microbiota. Sabe-se que esse tipo de substância tem baixa biodisponibilidade e absorção, ficando, assim, disponível para metabolização bacteriana no meio intestinal (Anhê *et al.*, 2015).

Existe uma forte evidência científica de que o consumo de CBAs contribuiria para a diminuição das bactérias patogênicas e favoreceria a expansão da população de bactérias benéficas. Espécies potencialmente positivas para a saúde, como *Lactobacillus* e *Bifidobacterium*, têm o crescimento favorecido pela presença de polifenóis, ao passo que *Enterobactericeae* e *Clostridium* têm o crescimento inibido (Anhê *et al.*, 2015).

Além dos compostos prebióticos, a ingestão das bactérias propriamente ditas (probióticos) também é eficaz no restabelecimento da microbiota e na redução de peso. O mecanismo pelo qual a administração de probióticos poderia auxiliar na diminuição do peso está relacionado ao combate da inflamação e do estresse oxidativo causados pela disbiose (Kim *et al.*, 2017).

A suplementação com cepas de lactobacilos promove um aumento na concentração intestinal de ácidos graxos de cadeia curta, como o butirato, o propionato e o acetato. Além disso, pode promover redução de peso e de adiposidade em indivíduos saudáveis ou com sobrepeso. Possivelmente, esse resultado também está relacionado com a melhora nos parâmetros de glicemia e de insulinemia, mesmo em indivíduos sem diabetes ou sem resistência à insulina (Kim *et al.*, 2017).

Em se tratando de emagrecimento, destacam-se as cepas de *Lactobacillus paracasei* e de *Lactobacillus acidophilus*. O tempo de uso de probióticos, em geral, varia entre 4 e 12 semanas, com a quantidade administrada regulada de acordo com o caso do paciente em questão (Nova *et al.*, 2016). Outras cepas vêm sendo estudadas com resultados bastante promissores em relação ao emagrecimento, como *Lactobacillus gasseri*, *Lactobacillus plantarum*, *Lactobacillus amylovorus* e *Lactobacillus fermentum*. Os estudos mostram melhoras significativas na redução de gordura visceral, demonstrando, assim, uma efetiva melhora em termos de saúde (Anhê *et al.*, 2015; Angelakis, Merhej e Raoult, 2013; Guess *et al.*, 2015; Kadooka *et al.*, 2013).

Em contrapartida, a suplementação de alguns probióticos tem sido relacionada ao ganho de peso, como é o caso de *Lactobacillus acidophilus*, *Lactobacillus rhamnosus e Bifidobacterium breve*. Indo para além da visão do excesso de peso, essas cepas específicas vêm sendo estudadas para tratamento conjunto de desnutrição e de baixo peso (Angelakis, Merhej e Raoult, 2013).

O efeito direto dos probióticos no emagrecimento precisa ser mais bem estudado, uma vez que diversas variáveis tornam difícil a interpretação dos resultados correlacionando os dois fatores. Em termos gerais, a suplementação de probióticos parece diminuir fatores inflamatórios e ter efeitos modestos na composição corporal. Mais estudos são necessários para confirmar a eficácia do uso de probióticos no emagrecimento (Dror *et al.*, 2015).

A administração desses microrganismos deve ser acompanhada por mudanças de hábitos de vida, como o aumento na atividade física e a melhora no padrão alimentar, para que resultados positivos sejam atingidos (Park e Bae, 2015).

Referências

ABUTAIR, A. S.; NASER, I. A.; HAMED, A. T. Soluble fibers from psyllium improve glycemic response and body weight among diabetes type 2 patients (randomized control trial). *Nutr. J.*, v. 15, p. 86, 2016.

ANGELAKIS, E.; MERHEJ, V.; RAOULT, D. Related actions of probiotics and antibiotics on gut microbiota and weight modification. *Lancet Infect. Dis.*, v. 13, n. 10, p. 889-99, 2013.

ANHÊ, F. F. *et al.* Gut microbiota dysbiosis in obesity-linked metabolic diseases and prebiotic potential of polyphenol-rich extracts. *Curr. Obes. Rep.*, v. 4, n. 4, p. 389-400, 2015.

AZAD, M. B. *et al.* Infant antibiotic exposure and the development of childhood overweight and central adiposity. *Int. J. Obes. (Lond.)*, v. 38, n. 10, p. 1290-8, 2014.

BOUTAGY, N. E. *et al.* Metabolic endotoxemia with obesity: is it real and is it relevant? *Biochimie*, v. 124, p. 11-20, 2016.

CANI, P. D.; DELZENNE, N. M. The gut microbiome as therapeutic target. *Pharmacol. Ther.*, v. 130, n. 2, p. 202-12, 2011.

CHASSAING, B. *et al.* Dietary emulsifiers impact the mouse gut microbiota promoting colitis and metabolic syndrome. *Nature*, v. 519, n. 7541, p. 92-6, 2015.

DROR, T. *et al.* Microbiota manipulation for weight change. *Microb. Pathog.*, v. 106, p. 146-61, 2015.

FUJIMURA, K. E. Role of the gut microbiota in defining human health. *Expert. Rev. Anti. Infect. Ther.*, v. 8, n. 4, p. 435-54, 2011.

GHOURI, Y. A. *et al.* Systematic review of randomized controlled trials of probiotics, prebiotics, and synbiotics in inflammatory bowel disease. *Clin. Exp. Gastroenterol.*, v. 7, p. 473-87, 2014.

GIBB, R. D. *et al.* Psyllium fiber improves glycemic control proportional to loss of glycemic control: a meta-analysis of data in euglycemic subjects, patients at risk of type 2 diabetes mellitus, and patients being treated for type 2 diabetes mellitus 1. *Am. J. Clin. Nutr.*, v. 102, n. 6, p. 1604-14, 2015.

GRAHAM, C.; MULLEN, A.; WHELAN, K. Obesity and the gastrointestinal microbiota: a review of associations and mechanisms. *Nutr. Rev.*, v. 73, n. 6, p. 376-85, 2015.

GREENFIELD, E. M. Do genetic susceptibility, Toll-like receptors, and pathogen-associated molecular patterns modulate the effects of wear? *Clin. Orthop. Relat. Res.*, v. 472, n. 12, p. 3709-17, 2014.

GUESS, N. D. *et al.* A randomized controlled trial: the effect of inulin on weight management and ectopic fat in subjects with prediabetes. *Nutr. Metab.*, v. 12, n. 1, p. 36, 2015.

HANDA, O. *et al.* The impact of non-steroidal anti-inflamatory drugs on the small intestinal epithelium. *J. Clin. Biochen. Nutr.*, v. 54, n. 1, p. 2-6, 2014.

HOLSCHER, H. D. Dietary fiber and prebiotics and the gastrointestinal microbiota. *Gut Microbes*, v. 8, n. 2, p. 172-84, 2017.

INOUE, D.; TSUJIMOTO, G.; KIMURA, I. Regulation of energy homeostasis by GPR41. *Front. Endocrinol. (Lausanne)*, v. 5, p. 81, 2014.

JAEGGI, T. *et al.* Iron fortification adversely affects the gut microbiome, increases pathogen abundance and induces intestinal inflammation in Kenyan infants. *Gut*, v. 64, n. 5, p. 731-42, 2015.

JUMPERTZ, R. *et al.* Energy-balance studies reveal associations between gut microbes, caloric load, and nutrient absorption in humans. *Am. J. Clin. Nutr.*, v. 94, n. 1, p. 58-65, 2011.

KADOOKA, Y. *et al.* Effect of Lactobacillus gasseri SBT2055 in fermented milk on abdominal adiposity in adults in a randomised controlled trial. *Br. J. Nutr.*, v. 110, n. 9, p. 1696-703, 2013.

KIM, M. *et al.* Effects of weight using supplementation with Lactobacillus strains on body fat and medium-chain acylcarnitines in overweight individuals. *Food Funct.*, v. 25, n. 1, p. 250-61, 2017.

MOORE, R. J.; STANLEY, D. Experimental design considerations in microbiota/inflammation studies. *Clin. Transl. Immunology*, v. 5, n. 7, p. e92, 2016.

NOVA, E. *et al.* The role of probiotics on the microbiota effect on obesity. *Nutr. Clin. Pract.*, v. 31, n. 3, p. 387-400, 2016.

PARK, S.; BAE, J. H. Probiotics for weight loss: a systematic review and meta-analysis. *Nutr. Res.*, v. 35, n. 7, p. 566-75, 2015.

PETERSEN, C.; ROUND, J. L. Defining dysbiosis and its influence on host immunity and disease. *Cell. Microbiol.*, v. 16, n. 7, p. 1024-33, 2014.

POL, K. *et al.* Whole grain and body weight changes in apparently healthy adults: a systematic review and meta-analysis of randomized controlled studies. *Am. J. Clin. Nutr.*, v. 98, n. 4, p. 872-84, 2013.

PONZIANI, F. R.; GERARDI, V.; GASBARRINI, A. Diagnosis and treatment of small intestinal bacterial overgrowth diagnosis and treatment of small intestinal bacterial overgrowth. *Expert Rev. Gastroenterol. Hepatol.*, v. 10, n. 2, p. 215-27, 2016.

ROSENBAUM, M.; KNIGHT, R.; LEIBEL, R. L. The gut microbiota in human energy homeostasis and obesity. *Trends Endocrinol. Metab.*, v. 26, n. 9, p. 493-501, 2015.

RIDAURA, V. K. *et al.* Gut microbiota from twins discordant for obesity modulate metabolism in mice. *Science*, v. 341, n. 6150, p. 1241214, 2013.

SHANKAR, V. *et al.* Differences in gut metabolites and microbial composition and functions. *mSystems*, v. 2, n. 1, p. e00169-16, 2017.

SONNENBURG, E. D.; SONNENBURG, J. L. Starving our microbial self: the deleterious consequences of a diet deficient in microbiota-accessible carbohydrates. *Cell Metab.*, v. 20, n. 5, p. 779-86, 2014.

SUEZ, J. *et al.* Artificial sweeteners induce glucose intolerance by altering the gut microbiota. *Nature*, v. 514, n. 7521, p. 181-6, 2014.

TAGHAVI, M. *et al.* Role of pathogen-associated molecular patterns (PAMPS) in immune responses to fungal infections. *Eur. J. Pharmacol.*, v. 808, p. 8-13, 2017.

TSUDA, A. *et al.* Influence of proton-pump inhibitors on the luminal microbiota in the gastrointestinal tract. *Clin. Transl. Gastroenterol.*, v. 6, p. e89, 2015.

VANDEPUTTE, D. *et al.* Prebiotic inulin-type fructans induce specific changes in the human gut microbiota. *Gut*, v. 66, n. 11, p. 1968-74, 2017.

VRIEZE, A. *et al.* Transfer of intestinal microbiota from lean donors increases insulin sensitivity in individuals with metabolic syndrome. *Gastroenterology*, v. 143, n. 4, p. 913-6.e7, 2012.

WHITESIDE, S. A. *et al.* The microbiome of the urinary tract – a role beyond infection. *Nat. Rev. Urol.*, v. 12, n. 2, p. 81-90, 2015.

PARTE 5 ■

NUTRIGENÉTICA

12 Balanço proteico muscular e nutrigenética no emagrecimento

Monica Yamada
Marcelo Macedo Rogero

O estudo do metabolismo de proteínas durante o emagrecimento é de grande relevância. Dietas com restrição calórica promovem redução da massa corporal, sendo parte dessa perda na forma de gordura corporal. Contudo, a massa muscular também é reduzida e pode responder por 25% ou mais da perda de massa corporal. Em indivíduos com excesso de peso, a redução da massa muscular provoca diminuição de diferentes processos metabólicos, incluindo o *turnover* proteico e a taxa metabólica basal (TMB), que podem prejudicar o planejamento relacionado à perda e à manutenção do peso corporal (Weinheimer, Sands e Campbell, 2010).

No contexto de obesidade e emagrecimento, destacam-se, também, os estudos envolvendo a nutrigenética, que investiga a influência de variações na sequência do DNA sobre a resposta a alterações nutricionais e sobre o risco de doenças relacionadas à nutrição (Ferguson *et al.*, 2016).

Nesse sentido, o presente capítulo abordará aspectos relacionados à ingestão de proteínas, ao emagrecimento e à composição corporal, bem como aspectos relacionados à nutrigenética e à obesidade.

12.1 Metabolismo de proteínas

Proteínas representam o principal componente estrutural e funcional de todas as células do organismo, como enzimas, carreadores de membrana, moléculas de transporte sanguíneas, matriz extracelular, queratina, colágeno etc. Muitos hormônios e uma parte das membranas celulares também são proteínas. Cabe destacar que apenas quatro proteínas – miosina, actina, colágeno e hemoglobina – respondem por cerca de 50% do conteúdo proteico total em humanos, e o colágeno representa cerca de 25% do total (Young e Marchini, 1990). O *turnover* proteico representa um estado contínuo de síntese e de degradação de proteínas, que possibilita manter o *pool* metabólico de aminoácidos e atender à demanda celular de aminoácidos para a síntese de novas proteínas (Wagenmakers, 1998).

O *turnover* proteico diário é de 300 a 400 g em uma pessoa adulta com uma alimentação adequada. Cabe destacar que esse valor representa apenas um valor médio, uma vez que a meia-vida das proteínas endógenas apresenta uma enorme variação. Nesse contexto, por exemplo, proteínas como enzimas digestivas e proteínas plasmáticas – que têm meias-vidas de horas ou de dias – são rapidamente degradadas, ao passo que proteínas estruturais – que têm meias-vidas de meses ou anos –, como o colágeno, são metabolicamente estáveis. Entre os tecidos mais ativos do organismo, responsáveis pelo *turnover* proteico, podemos destacar o plasma, a mucosa intestinal, o pâncreas, o fígado e os rins (Young e Marchini, 1990; Wagenmakers, 1998).

12.2 Balanço proteico muscular

Tomando-se como exemplo um ser humano com 70 kg, em seu organismo há aproximadamente 12 kg de proteína e 200-230 g de aminoácidos livres. O músculo esquelético representa de 40% a 45% da massa corporal total, e contém cerca de 7 kg de proteína, sendo cerca de 66% na forma de proteínas contráteis e 34% na forma de proteínas não contráteis. Aproximadamente 130 g de aminoácidos livres estão presentes no espaço intramuscular, ao passo que apenas 5 g encontram-se na circulação sanguínea. Os dois componentes dominantes do músculo esquelético são água e proteínas, em uma razão de 4:1, aproximadamente. Esse fato sugere que, para o aumento de 1 kg de massa do músculo esquelético, deve haver um aumento de cerca de 200 g de proteína muscular (Gibala, 2001).

O balanço proteico no músculo esquelético corresponde à diferença entre a síntese e a degradação de proteínas. Considerando um indivíduo adulto saudável, verifica-se que o balanço proteico muscular se torna positivo no estado alimentado, ao passo que, nos períodos pós-absortivo/jejum, o balanço é negativo. Além disso, indivíduos idosos são resistentes aos efeitos anabólicos induzidos pela ingestão de proteínas (Gráfico 12.1) (Breen e Phillips, 2011).

A ingestão proteica inadequada, tanto em dietas hipoproteicas quanto em dietas com ausência ou com baixa concentração de um ou mais aminoácidos indispensáveis (denominados, nessa situação, de *aminoácidos limitantes*), promove alteração no balanço proteico. Nesse sentido, verifica-se redução da taxa de síntese de algumas proteínas corporais enquanto a degradação proteica continua, o que propicia o fornecimento de aminoácidos a partir da proteína endógena (Lemon, 1998).

Gráfico 12.1 – Balanço proteico muscular em adultos jovens e em idosos, em resposta a estímulo anabólico (exercício físico e/ou ingestão de proteínas).

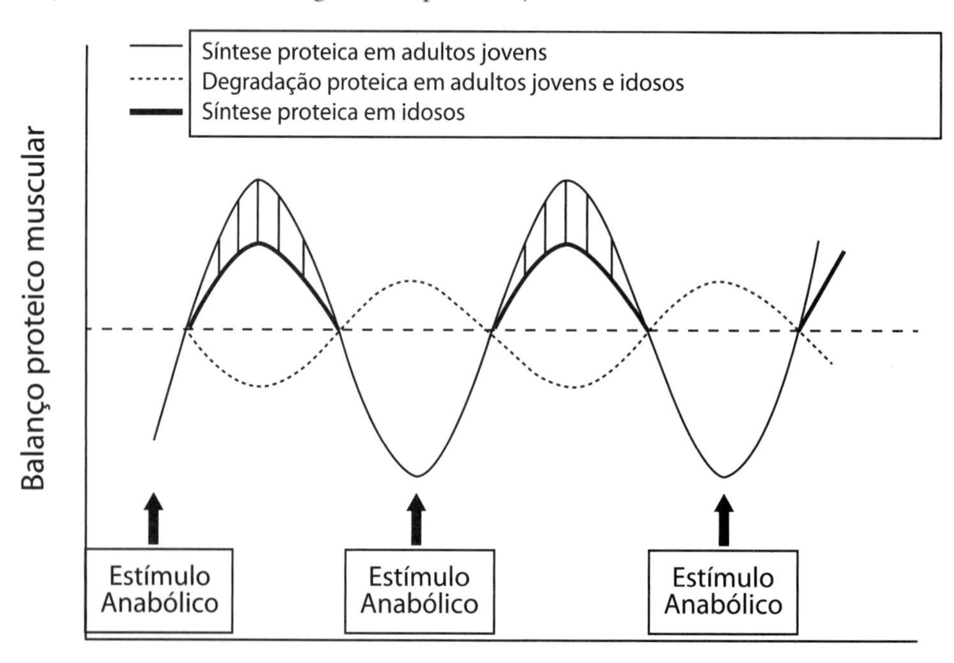

Fonte: adaptado de Breen e Phillips (2011).

O exercício de força representa um estímulo potente para a hipertrofia do músculo esquelético em humanos. A hipertrofia ocorre quando a taxa de síntese proteica muscular excede a taxa de degradação, de tal modo que o balanço proteico muscular seja positivo. O efeito agudo do exercício de força intenso melhora o balanço proteico, porém, na ausência de ingestão de alimentos, o balanço permanece negativo (catabólico). O aumento de proteína muscular como resultado do treinamento implica um saldo proteico muscular positivo. Assim, embora em determinado momento o saldo proteico possa estar positivo ou negativo, o somatório geral do balanço proteico deve ser positivo. É mais provável que a hipertrofia muscular ocorra em razão de diversos aumentos transitórios no balanço proteico muscular em resposta ao exercício, do que em razão de um aumento do saldo proteico muscular basal (Houston, 1999; Tipton e Wolfe, 2001; Rasmussen e Phillips, 2003).

12.3 Ingestão de proteínas e emagrecimento

A ingestão de proteínas em valores acima daqueles recomendados para indivíduos adultos saudáveis tem evidenciado potenciais vantagens durante o período de emagrecimento, incluindo (Halton e Hu, 2004):

- maior efeito termogênico, em comparação à ingestão de carboidratos e de lipídios;
- maior poder sacietógeno;
- maior redução de massa corporal e de massa gorda, e atenuação da perda de massa magra.

A proteína apresenta maior poder sacietógeno em relação aos carboidratos e aos lipídios, quando essa comparação é realizada com o mesmo conteúdo calórico e a mesma densidade energética. Estudos demonstram que a ingestão de uma refeição contendo cerca de 40% do valor calórico total na forma de proteínas promove aumento da saciedade nas horas subsequentes. Além disso, a ingestão de uma refeição contendo cerca de 50% do valor calórico total na forma de proteínas promove redução da ingestão calórica na refeição subsequente (Poppitt, McCormack e Buffenstein, 1998; Westerterp-Plantenga, 2003).

No tocante aos mecanismos relacionados ao potencial efeito sacietógeno das proteínas, destaca-se a capacidade de esse macronutriente induzir aumento da osmolaridade, o que resulta em distensão gástrica prolongada e estimulação de mecanorreceptores gástricos. Além disso, a ingestão de proteínas induz a secreção de hormônios envolvidos na saciedade, como colecistoquinina (CCK), peptídeo semelhante a glucagon 1 (GLP-1), peptídeo YY (PYY) e insulina, e a redução da produção de grelina. Aminoácidos específicos, como a leucina, de cadeia ramificada, podem contribuir para o controle da ingestão alimentar induzido pelas proteínas, por meio de mecanismos relacionados ao sistema nervoso central (SNC) (Fromentin *et al.*, 2012).

Uma meta-análise (Wycherley *et al.*, 2012) e uma metarregressão (Krieger *et al.*, 2006) demonstram que dietas com maior teor de proteína (25%-35% do valor calórico total oriundos de proteínas), quando comparadas com dietas com valores considerados normais (12%-15% do valor calórico total oriundos de proteínas), podem atenuar a redução da massa muscular esquelética induzida pela restrição calórica, bem como promover maior redução da massa corporal total e da massa gorda. Além disso, o exercício de força é um potente estimulador da síntese proteica muscular, e auxilia no balanço proteico muscular durante o período de restrição calórica. Constata-se que uma dieta com maior teor de proteína associado ao exercício (de força ou combinação entre de força e aeróbios) atenua a perda de massa magra em indivíduos submetidos a protocolos de emagrecimento (Weinheimer, Sands e Campbell, 2010).

Estudos mostram que dietas hiperproteicas podem atenuar a perda de massa magra durante o período de *deficit* energético. Nesse sentido, Pasiakos *et al.* (2013) verificaram, em indivíduos submetidos a um protocolo de *deficit* energético de 40% durante 21 dias, menor perda de massa magra e maior perda de massa gorda em indivíduos que ingeriram 2 e 3 vezes a ingestão dietética recomendada (RDA, do inglês *recommended dietary allowance*) de proteína, ou seja, 1,6 g e 2,4 g de proteína por quilograma de peso corporal por dia, respectivamente, em relação ao grupo controle (0,8 g de proteína por quilograma de peso corporal por dia). Além disso, não houve diferença significativa entre os grupos que ingeriram 2 e 3 vezes a RDA, em relação aos resultados de composição corporal, bem como em relação ao balanço nitrogenado ao final do protocolo de estudo (Gráfico 12.2).

De modo geral, os resultados sugerem que dietas com maior teor de proteínas, contendo 1,2-1,6 g de proteína por quilograma de peso por dia, e que apresentem adequada distribuição da quantidade de proteína por refeição (25-30 g proteína por refeição) promovem efeitos benéficos no tocante à saciedade, ao gerenciamento do peso corporal e aos fatores de risco cardiometabólicos (Leidy *et al.*, 2015).

Gráfico 12.2 – Balanço nitrogenado durante a fase de restrição energética moderada. O protocolo consistiu em 10 dias de manutenção do peso corporal, seguidos de 21 dias de restrição energética de 40%.

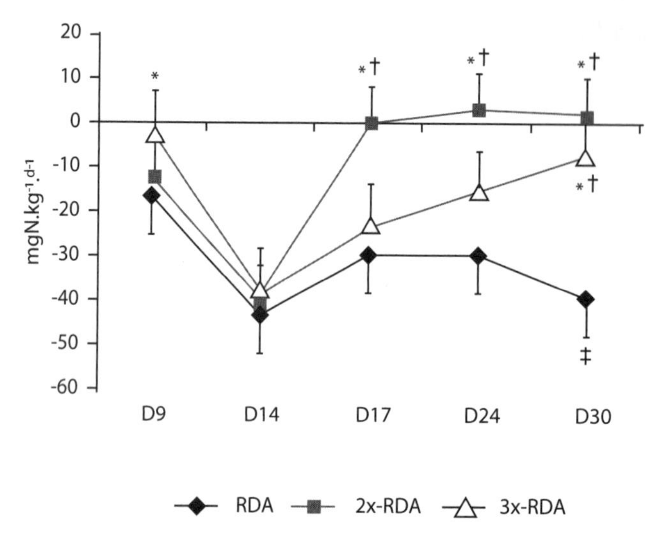

*P < 0,05 *versus* D14, interação tempo *versus* dieta; †P < 0,05 *versus* RDA, interação proteína *versus* tempo; ‡ P < 0,05 *versus* D9, interação tempo *versus* proteína.
D: dia; mgN: miligramas de nitrogênio; RDA: ingestão dietética recomendada.
Fonte: adaptado de Pasiakos *et al.* (2013).

12.4 Nutrigenética e obesidade

A obesidade é a principal causa do desenvolvimento de alterações metabólicas, como a resistência insulínica, a dislipidemia e a hipertensão arterial, condições que aumentam o risco para o diabetes melito tipo 2 e as doenças cardiovasculares. Estudos em gêmeos monozigóticos e dizigóticos sugerem que 40%-70% da variabilidade em relação ao grau de adiposidade sejam resultantes de fatores genéticos. Apesar de algumas mutações genéticas raras causarem obesidade grave de início precoce (por exemplo, genes da leptina e do receptor 4 da melanocortina), a maioria dos casos de obesidade é de ordem poligênica e multifatorial, influenciada pela interação entre fatores genéticos e o ambiente obesogênico (Willyard, 2014).

Na última década, estudos de associação ampla do genoma (GWAS)[1] identificaram diversos polimorfismos de nucleotídeo único (SNPs)[2] associados à predisposição ao desenvolvimento da obesidade. Esses SNPs apresentam alta frequência na população, mas têm modesto efeito na obesidade (Gráfico 12.3) (McCarthy *et al.*, 2008). A primeira importante descoberta foi a identificação de uma variante localizada no gene do FTO (*fat mass and obesity*; rs9930609) e sua associação com o índice de massa corporal (IMC) em indivíduos com diabetes tipo 2. O estudo mostrou que indivíduos homozigotos para o alelo de risco pesavam 3 kg a mais, em comparação aos indivíduos com genótipo selvagem (Frayling *et al.*, 2007). Posteriormente, outras variantes localizadas no primeiro íntron do gene do FTO foram associadas à obesidade, em estudos envolvendo populações de diferentes etnias e idades, sendo o efeito mais acentuado na população jovem e com ancestralidade europeia (Loos e Yeo, 2014).

A segunda variante com maior efeito na obesidade foi identificada próximo ao gene do receptor 4 da melanocortina (MC4R; rs17782313) na população europeia (Loos *et al.*, 2008). Em 2012, uma meta-análise com mais de 80 mil casos e 220 mil controles confirmou o resultado e concluiu que a variante MC4R estava associada com o IMC também na população leste asiática (Xi *et al.*, 2012). Então, novos *loci* foram identificados e associados ao IMC (TMEM18, GNPDA2, SH2B1, MTCH2, KCTD15, NEGR1, ETV5, FAIM2, BDNF e SEC16B), à circunferência da cintura (NRXN3) e ao percentual de gordura corporal (IRS1 e SPRY2) (Thorleifsson *et al.*, 2009; Willer *et al.*, 2009; Kilpeläinen *et al.*, 2011). Até o momento, já foram identificadas mais de 100 variantes genéticas associadas à obesidade, muitas delas próximo a genes com função ainda desconhecida (Wang, Jia e Hu, 2015). A Tabela 12.1 mostra as principais variantes genéticas associadas à obesidade identificadas em GWAS.

---

[1] Estudo de associação ampla do genoma é uma estratégia bastante utilizada na identificação de variantes genéticas comuns associadas a doenças humanas complexas e multifatoriais, como a obesidade. Essa estratégia faz uma varredura no genoma humano, testando mais de dois milhões de variantes genéticas associadas à característica de interesse. As principais variantes genéticas identificadas no GWAS são os polimorfismos de nucleotídeo único (SNP), os quais podem estar localizados em genes candidatos, ou, ainda, podem estar em desequilíbrio de ligação (refere-se a um conjunto de alelos ou haplótipos situados próximos no mesmo cromossomo que são herdados juntos de forma mais frequente do que ao acaso) com variantes causais. Os GWAS requerem um tamanho amostral grande para atingir poder estatístico suficiente para identificar associações genéticas verdadeiras e devem ser seguidos de estudos de replicação. Para evitar associações falso-positivas, as associações devem atingir um alto nível de significância estatística, sendo o $p \leq 5 \times 10^{-8}$ (Loos, 2009).

[2] É a principal variação genética, caracterizada por uma simples troca de base. Eventualmente, a troca de base pode provocar alteração funcional da proteína codificada, podendo aumentar o risco para determinadas doenças.

Tabela 12.1 – Principais variantes genéticas identificadas em GWAS

Gene	Cromossomo	SNP	Alelo de risco	Frequência do alelo de risco	Característica associada	Aumento de IMC por alelo de risco ($kg.m^{-2}$)	Referência
FTO	16	rs9939609	A	0,39	IMC	0,40	Frayling *et al.* (2007)
MC4R*	18	rs17782313	C	0,24	IMC	0,22	Loos *et al.* (2008)
TMEM18*	2	rs6548238	C	0,84	IMC	0,26	Willer *et al.* (2009)
GNPDA2*	4	rs10938397	G	0,45	IMC	0,19	Willer *et al.* (2009)
SH2B1	16	rs7498665	G	0,41	IMC	0,15	Willer *et al.* (2009)
MTCH2	11	rs10838738	G	0,34	IMC	0,07	Willer *et al.* (2009)
KCTD15*	19	rs11084753	G	0,67	IMC	0,06	Willer *et al.* (2009)
NEGR1*	1	rs2815752	A	0,62	IMC	0,10	Willer *et al.* (2009)
ETV5*	3	rs7647305	C	0,77	IMC	0,04	Thorleifsson *et al.* (2009)
FAIM2	12	rs7138803	A	0,43	IMC	NR	Thorleifsson *et al.* (2009)
BDNF	11	rs4923461	A	0,84	IMC	0,04	Thorleifsson *et al.* (2009)
SEC16B	1	rs10913469	C	0,41	IMC	0,15	Thorleifsson *et al.* (2009)
FTO	16	rs1558902	A	0,45	Circunferência da cintura	0,73	Heard-Costa *et al.* (2009)
MC4R	18	rs489693	A	0,41	Circunferência da cintura	0,37	Heard-Costa *et al.* (2009)
NRXN3*	14	rs10146997	G	0,25	Circunferência da cintura	0,65	Heard-Costa *et al.* (2009)
FTO	16	rs8050136	C	0,59	Percentual de gordura corporal	0,33	Kilpeläinen *et al.* (2011)
IRS1*	2	rs2943650	T	0,64	Percentual de gordura corporal	0,16	Kilpeläinen *et al.* (2011)
SPRY2*	13	rs534870	A	0,70	Percentual de gordura corporal	0,14	Kilpeläinen *et al.* (2011)

*variantes genéticas localizadas próximo do gene; NR: não reportado.

Gráfico 12.3 – Variantes comuns e suscetibilidade à obesidade.

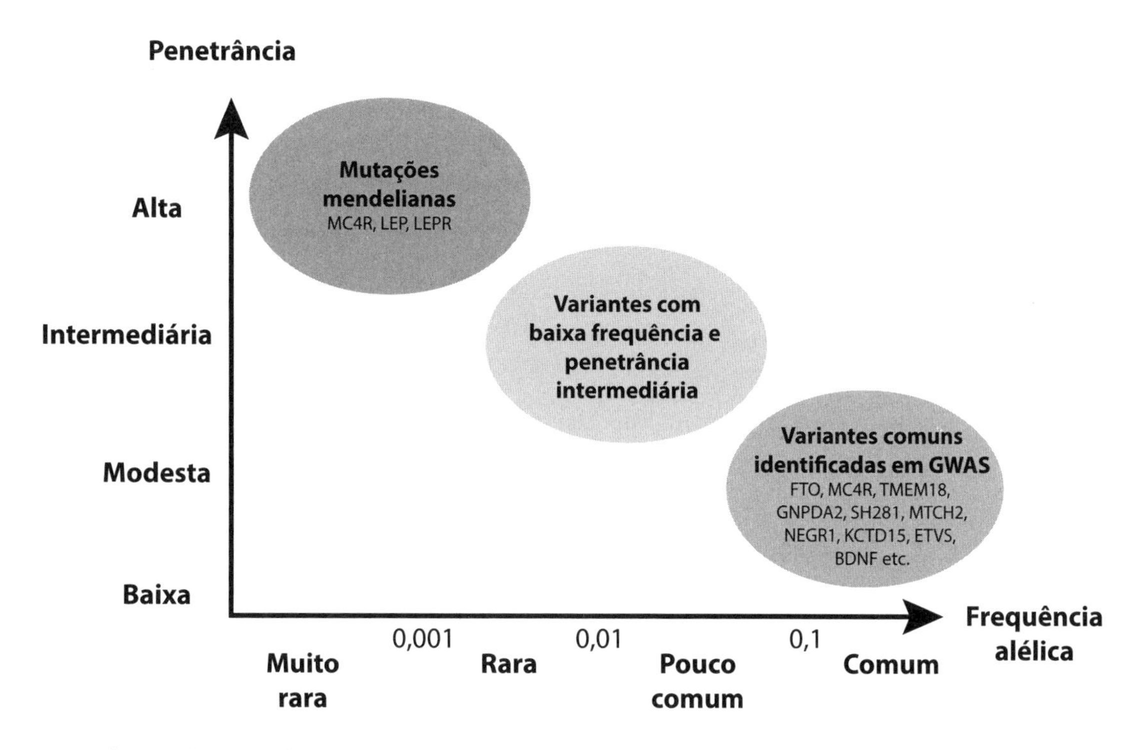

Fonte: adaptado de McCarthy *et al.* (2008).

Determinados polimorfismos, além de estarem envolvidos com a fisiopatologia da obesidade, também influenciam na variabilidade à resposta ao tratamento, sobretudo em relação à dieta. A análise da constituição genética auxilia na compreensão dos fatores envolvidos com a baixa resposta ou a ausência de resposta de alguns indivíduos diante do tratamento para redução de gordura corporal, ao passo que outros indivíduos apresentam resposta favorável à intervenção. A nutrição é o principal fator ambiental envolvido na gênese da obesidade e, portanto, estudos em nutrigenética têm o objetivo de investigar e de compreender a interação gene-nutriente e, desse modo, estabelecer estratégias nutricionais com maior eficácia para cada indivíduo.

Além das variantes genéticas identificadas nos GWAS, estudos em nutrigenética também têm avaliado genes candidatos[3] relacionados à obesidade baseados na sua funcionalidade. Dessa forma, os estudos têm focado em genes candidatos associados à ingestão alimentar e à regulação da fome, do apetite e da saciedade (FTO, MC4R), ao gasto energético (ADRB2 e ADRB3, PLIN1), à adipogênese (PPARγ), entre outros.

[3] Refere-se aos genes associados a determinada doença ou a certo fenótipo. Estudos em genes candidatos buscam encontrar variações genéticas funcionais que podem resultar em doença.

12.5 Genes relacionados à ingestão alimentar e à regulação do apetite

12.5.1 FTO

O gene do FTO é altamente expresso no SNC, o que sugere seu papel no controle da ingestão e do comportamento alimentar. Diversos polimorfismos no gene do FTO foram associados à obesidade, especialmente aqueles localizados no primeiro íntron do gene. Embora a função do FTO ainda seja desconhecida, esses polimorfismos parecem interagir com a alimentação, modulando o apetite e a ingestão alimentar em humanos. Além disso, polimorfismos no gene FTO foram associados à hiperfagia, a um maior número de episódios alimentares diários e à preferência por alimentos com alta densidade calórica (McCaffery *et al.*, 2012; Speakman, 2015). Estudos recentes sugerem que variantes no gene do FTO interajam com a região promotora do gene IRX3, sendo este o responsável pela regulação da adiposidade corporal (Smemo *et al.*, 2014).

Estudos clínicos têm demonstrado que indivíduos carreadores do polimorfismo no gene FTO são mais responsivos às intervenções nutricionais para redução de peso. Nesse sentido, um estudo avaliou 645 adultos obesos, os quais foram randomicamente submetidos a uma de quatro dietas hipocalóricas com diferentes proporções de macronutrientes. Após dois anos de intervenção, indivíduos carreadores do alelo de risco (A) referente ao SNP FTO rs1558902 apresentaram maior redução de peso e de adiposidade, em resposta à dieta hipocalórica e hiperproteica, em comparação aos indivíduos com genótipo homozigoto TT (Zhang *et al.*, 2012). Em estudo subsequente, pesquisadores demonstraram que indivíduos carreadores de outra variante relacionada ao SNP FTO rs9939609 também apresentaram maior benefício quando submetidos a dieta hipocalórica e hiperproteica, por meio da regulação do apetite e da compulsão alimentar (Huang *et al.*, 2014).

A dieta mediterrânea também mostrou benefícios no controle do peso corporal em indivíduos com risco cardiovascular. Um total de 776 indivíduos participaram de um estudo, agrupados em três diferentes dietas: dieta hipolipídica, dieta mediterrânea suplementada com azeite de oliva e dieta mediterrânea suplementada com oleaginosas. Apesar de apresentarem maior peso corporal no *baseline*, a adoção da dieta mediterrânea por três anos promoveu menor ganho de peso nos carreadores do alelo de risco (A) referente ao SNP FTO rs9939609, em comparação ao grupo com genótipo homozigoto TT (Razquin *et al.*, 2010). Além disso, uma meta-análise avaliando 14 estudos clínicos, contando com 7.700 indivíduos, confirmou que a redução de peso é mais efetiva em indivíduos carreadores do alelo de risco no gene do FTO, quando submetidos a intervenções nutricionais (Xiang *et al.*, 2016). Em contrapartida, também foi demonstrado que indivíduos carreadores do SNP FTO são mais propensos a recuperar o peso após o período de intervenção, tornando necessário o acompanhamento nutricional com vistas à manutenção do peso corporal (McCaffery *et al.*, 2013; Matsuo *et al.*, 2014).

12.5.2 MC4R

O gene do MC4R é altamente expresso no hipotálamo e codifica o receptor do hormônio estimulante de alfa-melanócitos (α-MSH), responsável por regular a ingestão alimentar e a homeostase energética. Várias mutações foram descritas no gene do MC4R associadas à obesidade extrema, as quais representam uma das principais causas genéticas de obesidade. Mutações que resultam em perda de função do receptor provocam hiperfagia e excessivo ganho de peso, ao passo que mutações que resultam em ganho de função têm efeito protetor contra a obesidade. Por sua vez, polimorfismos localizados próximo ao gene MC4R parecem afetar a expressão gênica, aumentando a predisposição à obesidade (Hinney, Volckmar e Knoll, 2013). Pesquisadores observaram que a presença de polimorfismos no FTO e no MC4R resulta em efeito aditivo no IMC, ou seja, indivíduos portadores dos dois alelos de risco em homozigose apresentaram IMC 1,17 $kg.m^{-2}$ maior, em comparação aos indivíduos que não apresentam o alelo de risco em ambos os genótipos (Loos *et al.*, 2008).

Com relação à interação gene-nutriente, Pichler *et al.* (2008) observaram a interação entre o polimorfismo V103I no gene do MC4R (rs2229616) e a ingestão de carboidratos. Esse polimorfismo corresponde a uma mutação *missense*, resultante da substituição do aminoácido valina por isoleucina, o qual está associado à redução do risco de obesidade. O trabalho mostrou que a presença do alelo 103I esteve associada ao aumento da ingestão de carboidratos e do valor calórico total, apesar de os indivíduos carreadores do polimorfismo não apresentarem diferença significativa no IMC e no percentual de gordura corporal, em comparação aos indivíduos com genótipo selvagem, comprovando seu efeito protetor contra a obesidade (Pichler *et al.*, 2008).

Interações entre a ingestão de macronutrientes e outros SNPs próximo ao gene MC4R (rs17782313 e rs12970134) também foram avaliadas em outros estudos observacionais. Estudo em chineses mostrou que a interação entre o SNP MC4R rs17782313 e outros SNPs (SEC16B rs543874 e KCTD15 rs11084753) esteve associada à preferência por alimentos salgados em crianças e adolescentes (Lv *et al.*, 2015). Em contrapartida, estudo populacional de seguimento avaliando 29.480 indivíduos de origem sueca avaliou 16 SNPs associados ao IMC, incluindo o SNP MC4R rs17782313. O estudo não encontrou nenhuma diferença no IMC, na circunferência da cintura e na adiposidade em carreadores do alelo de risco, em resposta à alteração da ingestão de macronutrientes (Rukh *et al.*, 2013).

12.6 Genes relacionados ao gasto energético

12.6.1 ADRB2 e ADRB3

O metabolismo energético é regulado pelo sistema adrenérgico, uma vez que a ativação dos receptores adrenérgicos β2 e β3 promovem lipólise e mobilização de ácidos graxos, o que influencia no controle do peso corporal. Os polimorfismos Gln27Glu e Arg16Gly, no gene ADRB2, e Trp64Arg, no gene ADRB3, podem acarretar alteração funcional da proteína, influenciando o metabolismo energético e o controle do peso corporal.

Programas de perda de peso com exercício físico e dieta hipocalórica são frequentemente utilizados na prática clínica, contudo, uma parcela dos praticantes não obtém resultado satisfatório ao final da intervenção. Nesse sentido, um estudo avaliou o papel dos SNPs ADRB2 Gln27Glu e Arg16Gly em condições de restrição calórica em mulheres obesas. A intervenção dietética consistia em reduzir 600 calorias do gasto energético basal, multiplicado por 1,3, correspondente ao menor nível de atividade física. O estudo mostrou que mulheres carreadoras do alelo Glu apresentaram maior redução de peso corporal e de massa magra após 12 semanas de intervenção (Ruiz *et al.*, 2011). Em outro estudo, 173 indivíduos saudáveis com sobrepeso ou obesos (91 mulheres e 82 homens) foram submetidos a um programa de perda de peso (25%-30% restrição calórica + exercício de força, aeróbio ou combinado) por um período de 22 semanas. Apesar de fraca resposta, homens carreadores do alelo Glu relacionado ao gene ADRB2 apresentaram maior perda de peso e redução do IMC, enquanto mulheres carreadoras do alelo Arg em ADRB3 tiveram maior dificuldade de perda de massa adiposa após a intervenção, em comparação aos não carreadores do alelo (Szendrei *et al.*, 2016).

A presença do polimorfismo Trp64Arg no gene ADRB3 também resultou em menor resposta à intervenção dietética. O estudo investigou a interação entre o polimorfismo em ADRB3 e o consumo de dietas ricas em gorduras insaturadas, submetendo 260 indivíduos obesos a uma dieta rica em monoinsaturados ou poli-insaturados por um período de 3 meses. Indivíduos portadores do alelo Arg não apresentaram benefícios nos parâmetros antropométricos (peso, IMC, circunferência da cintura e massa adiposa) e metabólicos (perfil lipídico, glicose, insulina, modelo de avaliação da homeostase em resistência à insulina – HOMA-IR). É provável que defeitos no receptor β-adrenérgico possam interferir na transdução de sinal e nos mecanismos regulatórios, o que prejudicaria a ativação dos mecanismos de lipólise (de Luis *et al.*, 2013).

12.6.2 PLIN

A perilipina é uma proteína localizada na superfície da gotícula de gordura nos adipócitos e apresenta papel fundamental no depósito e na mobilização de triacilgliceróis. A ativação da proteína quinase A por estimulação de catecolaminas provoca a fosforilação da perilipina, bem como sua translocação, favorecendo a hidrólise dos triacilgliceróis por ação da enzima lipase hormônio-sensível. Vários polimorfismos no gene PLIN foram associados à obesidade e às suas comorbidades. Evidências científicas mostraram que polimorfismos no PLIN estavam associados ao efeito protetor (rs894160 e rs2289487), bem como ao aumento da obesidade (rs1052700) (Smith e Ordovás, 2012).

Um importante polimorfismo é o SNP 11482G>A (rs894160), localizado na região intrônica do gene PLIN1. Estudo realizado por Qi *et al.* (2004) mostrou efeito protetor do polimorfismo, reduzindo o risco de obesidade (*odds ratio* – 0,56, 95% de intervalo de confiança: 0,36 – 0,89) em mulheres. No entanto, estudos de intervenção têm demonstrado que indivíduos com o polimorfismo são mais resistentes à redução do peso corporal. Nesse sentido,

48 pacientes obesos foram submetidos à restrição calórica por um período de um ano, consumindo dieta padrão contendo, aproximadamente, 1.200 kcal/dia. Indivíduos carreadores do alelo de risco A apresentaram resistência à perda de peso comparados aos indivíduos com genótipo normal (GG) (Corella *et al.*, 2005). Resultados semelhantes foram observados posteriormente em mulheres obesas submetidas a intervenção dietética com restrição calórica (redução de 600 kcal por dia) durante 12 semanas (Ruiz *et al.*, 2011).

12.7 Genes relacionados à adipogênese

12.7.1 PPARγ

Os receptores ativados por proliferadores de peroxissomas (PPARs) são fatores de transcrição da família dos receptores nucleares envolvidos na expressão de diversos genes associados ao metabolismo lipídico e à sensibilidade insulínica. O PPARγ é a isoforma expressa predominantemente no tecido adiposo branco e tem importante papel na diferenciação de adipócitos.

Polimorfismos em PPARγ foram associados à obesidade, bem como à resposta à ingestão alimentar. O SNP mais estudado é o Pro12Ala, no qual ocorre a troca do aminoácido prolina por uma alanina, resultando em menor atividade do receptor por ativação dos seus ligantes naturais e sintéticos. Assim, a presença do alelo Ala parece reduzir a diferenciação de adipócitos, elevando o IMC e aumentando o risco para o diabetes tipo 2 (Galbete *et al.*, 2013). Uma vez que ácidos graxos poli-insaturados de cadeia longa são ligantes exógenos naturais do PPARγ, estudos em nutrigenética têm focado sobretudo na interação entre o polimorfismo e o consumo de lipídios. A maioria dos estudos observacionais mostra que indivíduos carreadores do alelo Ala apresentam respostas distintas à ingestão de lipídios, apesar de os resultados serem controversos. Lamri *et al.* (2012) observaram que, entre os indivíduos com alto consumo de lipídios, a presença do polimorfismo em homozigose (Ala/Ala) estava associada com um IMC significativamente maior em relação aos indivíduos carreadores do alelo Pro. Em contrapartida, a associação foi oposta em estudo realizado por Memisoglu *et al.* (2003), mostrando que mulheres carreadoras do alelo Pro apresentavam IMC mais elevado no maior quintil de ingestão de lipídios totais. Essa diferença pode estar associada ao tipo de ácido graxo consumido, visto que ácidos graxos insaturados apresentam maiores benefícios em pacientes obesos.

Estudos clínicos de intervenção são limitados. Uma pesquisa avaliou a resposta ao tratamento farmacológico e à intervenção nutricional em um Programa de Prevenção ao Diabetes, contando com mais de 3.300 participantes. Em geral, os indivíduos apresentaram redução de peso corporal, porém, o efeito foi maior em carreadores do alelo Ala (Franks *et al.*, 2007). Entretanto, estudos de intervenção ainda são inconsistentes, e alguns trabalhos mostram maior resposta à perda de peso em indivíduos carreadores do alelo Ala em PPARγ, ao passo que outros não encontram qualquer associação entre os genótipos (Lapice e Vaccaro, 2014).

Tabela 12.2 – Resumo dos estudos em nutrigenética associada à obesidade

Gene	Polimorfismo	Delineamento do estudo	Intervenção nutricional	População e número amostral	País/Etnia	Resposta encontrada	Referência
FTO	rs1558902 (T > A; região intrônica)	Clínico randomizado. Intervenção (2 anos)	4 dietas com diferentes proporções de macronutrientes: L: 20%; P: 15%; CHO: 65% L: 20%; P: 25%; CHO: 55% L: 40%; P: 15%; CHO: 45% L: 40%; P: 25%; CHO: 35%	742 adultos obesos (281 homozigotos selvagens TT, 325 heterozigotos TA e 136 homozigotos AA no gene FTO)	Estados Unidos (80% brancos, 15% negros, 3% hispânicos e 2% asiáticos)	Indivíduos carreadores do alelo de risco A apresentaram maior alteração na composição corporal e perda de peso em resposta ao consumo da dieta hiperproteica.	Zhang *et al.* (2012)
FTO	rs9939609 (T > A; região intrônica)	Clínico randomizado. Intervenção (2 anos)	4 dietas com diferentes proporções de macronutrientes: L: 20%; P: 15%; CHO: 65% L: 20%; P: 25%; CHO: 55% L: 40%; P: 15%; CHO: 45% L: 40%; P: 25%; CHO: 35%	737 indivíduos (227 homozigotos selvagens TT, 360 heterozigotos TA e 150 homozigotos AA em FTO)	Estados Unidos	Indivíduos carreadores do alelo de risco A apresentaram maior alteração na perda de peso por alteração do apetite e da compulsão alimentar em resposta ao consumo da dieta hiperproteica.	Huang *et al.* (2014)
FTO	rs9939609 (T > A; região intrônica)	Clínico randomizado. Intervenção (3 anos)	Dieta mediterrânea hipolipídica. Dieta mediterrânea suplementada com azeite de oliva. Dieta mediterrânea suplementada com oleaginosas.	776 indivíduos com risco cardiovascular	Espanha	No *baseline*, indivíduos com genótipo AA apresentaram maior peso corporal. Após intervenção, esses indivíduos tiveram maior redução de peso corporal.	Razquin *et al.* (2010)

Continua

Continuação

Gene	Polimorfismo	Delineamento do estudo	Intervenção nutricional	População e número amostral	País/Etnia	Resposta encontrada	Referência
FTO	rs3751812 (C > A; região intrônica)	Estudo de coorte (4 anos)	Programa de estilo de vida intensivo (ILI) e programa educacional para diabetes (DSE)	3.899 indivíduos obesos e com diabetes tipo 2	Estados Unidos (diferentes etnias)	Participantes com alelo de risco A que reduziram o peso corporal no primeiro ano de intervenção (DSE) apresentaram maior ganho de peso nos anos subsequentes.	McCaffery *et al.* (2013)
FTO	rs9939609 (T > A; região intrônica)	Estudo de coorte (5 anos)	Programa para perda de peso (mudança no estilo de vida: dieta + atividade física) por 14 meses	128 mulheres com IMC > 25 $kg.m^{-2}$ participaram da intervenção, porém, somente 47, que reduziram 10% do peso, foram acompanhadas por 5 anos	Japão	Mulheres carreadoras do alelo de risco A apresentaram maior dificuldade em manter o peso corporal após a perda de peso.	Matsuo *et al.* (2014)
MC4R	rs2229616 (V103I)	Estudo observacional	Ingestão de macronutrientes avaliada com base em questionário de frequência alimentar	1.029 indivíduos obesos mórbidos	Estados Unidos (brancos)	Indivíduos portadores do alelo 103I foram associados a maior ingestão de carboidratos e valor calórico total, mas não apresentaram diferença significativa no peso corporal, em relação aos indivíduos com genótipo selvagem.	Pichler *et al.* (2008)

Continua

Continuação

Gene	Polimorfismo	Delineamento do estudo	Intervenção nutricional	População e número amostral	País/Etnia	Resposta encontrada	Referência
MC4R	rs17782313 (C > T)	Estudo observacional	Ingestão de macronutrientes avaliada com base em questionário de frequência alimentar	2.977 crianças e adolescentes (853 obesos e 2.124 controles)	China	Indivíduos com alelo de risco para MC4R, SEC16B e KCTD15 foram associados a maior ingestão de alimentos salgados.	Lv *et al.* (2015)
MC4R	rs17782313 (C > T)	Estudo de coorte	Ingestão de macronutrientes avaliada com base no diário alimentar	29.480 indivíduos	Suécia	Nenhuma associação nutricional foi encontrada em relação ao alelo variante em MC4R.	Rukh *et al.* (2013)
ADRB2	rs1042714 e rs1042713 (Gln27Glu e Arg16Gly)	Clínico. Intervenção (12 semanas)	Dieta de restrição calórica (redução 600 kcal por dia)	78 mulheres obesas	Espanha	Mulheres carreadoras do polimorfismo Glu27 apresentaram maior redução de peso corporal e de massa magra após 12 semanas de intervenção.	Ruiz *et al.* (2011)
ADRB2 e ADRB3	rs1042714 e rs4994 (Gln27Glu e Trp64Arg)	Clínico. Intervenção (6 meses)	Dieta hipocalórica com 25%-30% de restrição calórica + atividade física moderada	173 adultos com sobrepeso ou obesos	Espanha	Indivíduos carreadores do alelo Arg64 apresentaram maior massa adiposa e percentual de gordura corporal após a intervenção.	Szendrei *et al.* (2016)

Continua

Continuação

Gene	Polimorfismo	Delineamento do estudo	Intervenção nutricional	População e número amostral	País/Etnia	Resposta encontrada	Referência
ADRB3	rs4994 (Trp64Arg)	Clínico randomizado. Intervenção (3 meses)	Dieta hipocalórica 1.300-1.500 kcal por dia, rica em lipídios insaturados Dieta rica em lipídios monoinsaturados Dieta rica em lipídios poli-insaturados Atividade física aeróbia (60 min; 3 vezes por semana)	260 obesos	Espanha	Indivíduos carreadores do alelo 64Arg não apresentaram benefícios nos parâmetros antropométricos (peso, IMC, circunferência da cintura, massa adiposa) e metabólicos (perfil lipídico, glicose, insulina, HOMA-IR).	de Luis *et al.* (2013)
PLIN1	rs894160 (G > A; região intrônica)	Clínico. Intervenção (1 ano)	Dieta padrão de restrição calórica (1.200 kcal por dia)	150 pacientes obesos	Espanha	A presença do alelo A estava associada a menor IMC no *baseline*. No entanto, indivíduos carreadores do alelo A não tiveram perda de peso significativa após 1 ano de intervenção.	Corella *et al.* (2005)
PLIN1	rs894160 (G > A; região intrônica)	Clínico. Intervenção (12 semanas)	Dieta de restrição calórica (redução 600 kcal por dia)	83 indivíduos com sobrepeso e obesidade	Espanha	A presença do alelo A resultou em maior dificuldade de perda de peso e da adiposidade abdominal, em resposta à restrição calórica.	Ruiz *et al.* (2011)

Continua

Continuação

Gene	Polimorfismo	Delineamento do estudo	Intervenção nutricional	População e número amostral	País/Etnia	Resposta encontrada	Referência
PPARγ	rs1801282 (Pro12Ala)	Estudo prospectivo longitudinal	Ingestão de macronutrientes avaliada com base em questionário de frequência alimentar	3.646 indivíduos adultos	França	A presença do polimorfismo em homozigose (Ala/Ala) estava associada com IMC significativamente maior em comparação aos portadores do alelo Pro12, entre os indivíduos com alto consumo de lipídios.	Lamri *et al.* (2012)
PPARγ	rs1801282 (Pro12Ala)	Estudo observacional	Ingestão de macronutrientes avaliada com base em questionário de frequência alimentar	2.141 mulheres	Estados Unidos	Entre as mulheres no maior quintil para o consumo de lipídios totais, o alelo Pro12 estava associado a maior IMC. O mesmo não ocorreu com as carreadoras do alelo Ala12.	Memisoglu *et al.* (2003)
PPARγ	rs1801282 (Pro12Ala)	Programa de Prevenção ao Diabetes (1 ano)	Intervenção de estilo de vida e/ou farmacológica	3.356 indivíduos diabéticos	Estados Unidos (56% de etnia europeia, 20% de etnia africana, 16% de hispânicos, 6% de asiáticos)	Em geral, os participantes tiveram redução de peso corporal após 1 ano de intervenção, sendo maior o efeito em portadores do alelo Ala12.	Franks *et al.* (2007)

A: adenina; C: citosina; CHO: carboidratos; G: guanina; L: lipídios, P: proteínas; T: timina.

Considerações finais

O avanço dos estudos em nutrigenômica e nutrigenética, bem como o maior entendimento das interações gene-nutriente irão possibilitar a adoção de uma nutrição personalizada, com o intuito de minimizar o risco de desenvolvimento da obesidade e, consequentemente, melhorar a saúde do indivíduo. Aliado a esse fato, destaca-se o papel da ingestão de proteínas no emagrecimento, uma vez que esse nutriente promove aumento da saciedade, maior efeito termogênico, bem como favorece a redução de massa gorda e a atenuação da perda de massa magra.

Referências

Breen, L.; Phillips, S. M. Skeletal muscle protein metabolism in the elderly: interventions to counteract the 'anabolic resistance' of ageing. *Nutr. Metab. (Lond.)*, v. 8, p. 68, 2011.

Corella, D. *et al.* Obese subjects carrying the 11482G>A polymorphism at the perilipin locus are resistant to weight loss after dietary energy restriction. *J. Clin. Endocrinol. Metab.*, v. 90, n. 9, p. 5121-6, 2005.

de Luis, D. A. *et al.* Genetic variation in the beta 3-adrenoreceptor gene (Trp64Arg polymorphism) and its influence on anthropometric parameters and insulin resistance under a high monounsaturated versus a high polyunsaturated fat hypocaloric diet. *Ann. Nutr. Metab.*, v. 62, n. 4, p. 303-9, 2013.

Ferguson, L. R. *et al.* Guide and Position of the International Society of Nutrigenetics/Nutrigenomics on Personalised Nutrition: Part 1 – Fields of precision nutrition. *J. Nutrigenet. Nutrigenomics.*, v. 9, n. 1, p. 12-27, 2016.

Franks, P. W. *et al.* Diabetes Prevention Program Research Group. The Pro12Ala variant at the peroxisome proliferator-activated receptor gamma gene and change in obesity-related traits in the Diabetes Prevention Program. *Diabetologia*, v. 50, n. 12, p. 2451-60, 2007.

Frayling, T. M. *et al.* A common variant in the FTO gene is associated with body mass index and predisposes to childhood and adult obesity. *Science*, v. 316, n. 5826, p. 889-94, 2007.

Fromentin, G. *et al.* Peripheral and central mechanisms involved in the control of food intake by dietary amino acids and proteins. *Nutr. Res. Rev.*, v. 25, n. 1, p. 29-39, 2012.

Galbete, C. *et al.* Pro12Ala variant of the PPARγ2 gene increases body mass index: an updated meta-analysis encompassing 49,092 subjects. *Obesity (Silver Spring)*, v. 21, n. 7, p. 1486-95, 2013.

Gibala, M. J. Regulation of skeletal muscle amino acid metabolism during exercise. *Int. J. Sport Nutr. Exerc. Metab.*, v. 11, n. 1, p. 87-108, 2001.

Halton, T. L.; Hu, F. B. The effects of high protein diets on thermogenesis, satiety and weight loss: a critical review. *J. Am. Coll. Nutr.*, v. 23, n. 5, p. 373-85, 2004.

Heard-Costa, N. L. *et al.* NRXN3 is a novel locus for waist circumference: a genome-wide association study from the CHARGE Consortium. *PLoS Genet.*, v. 5, n. 6, p. e1000539, 2009.

Hinney, A.; Volckmar, A. L.; Knoll, N. Melanocortin-4 receptor in energy homeostasis and obesity pathogenesis. *Prog. Mol. Biol. Transl. Sci.*, v. 114, p. 147-91, 2013.

Houston, M. E. Gaining weight: the scientific basis of increasing skeletal muscle mass. *Can. J. Appl. Physiol.*, v. 24, n. 4, p. 305-16, 1999.

Huang, T. *et al.* FTO genotype, dietary protein, and change in appetite: the preventing overweight using novel dietary strategies trial. *Am. J. Clin. Nutr.*, v. 99, n. 5, p. 1126-30, 2014.

KILPELÄINEN, T. O. *et al.* Genetic variation near IRS1 associates with reduced adiposity and an impaired metabolic profile. *Nat. Genet.*, v. 43, n. 8, p. 753-60, 2011.

KRIEGER, J. W. *et al.* Effects of variation in protein and carbohydrate intake on body mass and composition during energy restriction: a meta-regression 1. *Am. J. Clin. Nutr.*, v. 83, n. 2, p. 260-74, 2006.

LAMRI, A. *et al.* Dietary fat intake and polymorphisms at the PPARγ locus modulate BMI and type 2 diabetes risk in the D.E.S.I.R. prospective study. *Int. J. Obes. (Lond.)*, v. 36, n. 2, p. 218-24, 2012.

LAPICE, E.; VACCARO, O. Interaction between Pro-12Ala polymorphism of PPARγ2 and diet on adiposity phenotypes. *Curr. Atheroscler. Rep.*, v. 16, n. 12, p. 462, 2014.

LEIDY, H. J. *et al.* The role of protein in weight loss and maintenance. *Am. J. Clin. Nutr.*, pii: ajcn084038, 2015.

LEMON, P. W. Effects of exercise on dietary protein requirements. *Int. J. Sport Nut.*, v. 8, n. 4, p. 426-47, 1998.

LOOS, R. J. Recent progress in the genetics of common obesity. *Br. J. Clin. Pharmacol.*, v. 68, n. 6, p. 811-29, 2009.

LOOS, R. J.; YEO, G. S. The bigger picture of FTO: the first GWAS-identified obesity gene. *Nat. Rev. Endocrinol.*, v. 10, n. 1, p. 51-61, 2014.

LOOS, R. J. *et al.* Common variants near MC4R are associated with fat mass, weight and risk of obesity. *Nat. Genet.*, v. 40, n. 6, p. 768-75, 2008.

LV, D. *et al.* Genetic variations in SEC16B, MC4R, MAP2K5 and KCTD15 were associated with childhood obesity and interacted with dietary behaviors in Chinese school-age population. *Gene*, v. 560, n. 2, p. 149-55, 2015.

MATSUO, T. *et al.* The FTO genotype as a useful predictor of body weight maintenance: initial data from a 5-year follow-up study. *Metabolism*, v. 63, n. 7, p. 912-7, 2014.

MCCAFFERY, J. M. *et al.* FTO predicts weight regain in the Look AHEAD clinical trial. *Int. J. Obes. (Lond.)*, v. 37, n. 12, p. 1545-52, 2013.

MCCAFFERY, J. M. *et al.* Obesity susceptibility loci and dietary intake in the Look AHEAD trial. *Am. J. Clin. Nutr.*, v. 95, n. 6, p. 1477-86, 2012.

MCCARTHY, M. I. *et al.* Genome-wide association studies for complex traits: consensus, uncertainty and challenges. *Nat. Rev. Genet.*, v. 9, n. 5, p. 356-69, 2008.

MEMISOGLU, A. *et al.* Interaction between a peroxisome proliferator-activated receptor gamma gene polymorphism and dietary fat intake in relation to body mass. *Hum. Mol. Genet.*, v. 12, n. 22, p. 2923-9, 2003.

PASIAKOS, S. M. *et al.* Effects of high-protein diets on fat-free mass and muscle protein synthesis following weight loss: a randomized controlled trial. *FASEB J.*, v. 27, n. 9, p. 3837-47, 2013.

PICHLER, M. *et al.* Association of the melanocortin-4 receptor V103I polymorphism with dietary intake in severely obese persons. *Am. J. Clin. Nutr.*, v. 88, n. 3, p. 797-800, 2008.

POPPITT, S. D.; MCCORMACK, D.; BUFFENSTEIN, R. Short-term effects of macronutrient preloads on appetite and energy intake in lean women. *Physiol. Behav.*, v. 64, n. 3, p. 279-85, 1998.

QI, L. *et al.* Genetic variation at the perilipin (PLIN) locus is associated with obesity-related phenotypes in white women. *Clin. Genet.*, v. 66, n. 4, p. 299-310, 2004.

RASMUSSEN, B. B.; PHILLIPS, S. M. Contractile and nutritional regulation of human muscle growth. *Exerc. Sport Sci. Rev.*, v. 31, n. 3, p. 127-31, 2003.

RAZQUIN, C. *et al.* A 3-year intervention with a Mediterranean diet modified the association between the rs9939609 gene variant in FTO and body weight changes. *Int. J. Obes. (Lond.)*, v. 34, n. 2, p. 266-72, 2010.

RUIZ, J. R. *et al.* Role of β_2-adrenergic receptor polymorphisms on body weight and body composition response to energy restriction in obese women: preliminary results. *Obesity (Silver Spring)*, v. 19, n. 1, p. 212-5, 2011.

RUKH, G. *et al.* Genetic susceptibility to obesity and diet intakes: association and interaction analyses in the Malmö Diet and Cancer Study. *Genes Nutr.*, v. 8, n. 6, p. 535-47, 2013.

SMEMO, S. *et al.* Obesity-associated variants within FTO form long-range functional connections with IRX3. *Nature*, v. 507, n. 7492, p. 371-5, 2014.

SMITH, C. E.; ORDOVÁS, J. M. Update on perilipin polymorphisms and obesity. *Nutr. Rev.*, v. 70, n. 10, p. 611-21, 2012.

SPEAKMAN, J. R. The 'Fat Mass and Obesity Related' (FTO) gene: mechanisms of impact on obesity and energy balance. *Curr. Obes. Rep.*, v. 4, n. 1, p. 73-91, 2015.

SZENDREI, B. *et al.* Influence of ADRB2 Gln27Glu and ADRB3 Trp64Arg polymorphisms on body weight and body composition changes after a controlled weight-loss intervention. *Appl. Physiol. Nutr. Metab.*, v. 41, n. 3, p. 307-14, 2016.

THORLEIFSSON, G. *et al.* Genome-wide association yields new sequence variants at seven loci that associate with measures of obesity. *Nat. Genet.*, v. 41, n. 1, p. 18-24, 2009.

TIPTON, K. D.; WOLFE, R. R. Exercise, protein metabolism, and muscle growth. *Int. J. Sport Nutr. Exerc. Metab.*, v. 11, n. 1, p. 109-32, 2001.

WAGENMAKERS, A. J. M. Muscle amino acid metabolism at rest and during exercise: role in human physiology and metabolism. *Exerc. Sport Sci. Rev.*, v. 26, p. 287-314, 1998.

WANG, T.; JIA, W.; HU, C. Advancement in genetic variants conferring obesity susceptibility from genome-wide association studies. *Front. Med.*, v. 9, n. 2, p. 146-61, 2015.

WEINHEIMER, E. M.; SANDS, L. P.; CAMPBELL, W. W. A systematic review of the separate and combined effects of energy restriction and exercise on fat-free mass in middle-aged and older adults: implications for sarcopenic obesity. *Nutr. Rev.*, v. 68, n. 7, p. 375-88, 2010.

WESTERTERP-PLANTENGA, M. The significance of protein in food intake and body weight regulation. *Curr. Opin. Clin. Nutr. Metab. Care*, v. 6, n. 6, p. 635-8, 2003.

WILLER, C. J. *et al.* Six new loci associated with body mass index highlight a neuronal influence on body weight regulation. *Nat. Genet.*, v. 41, n. 1, p. 25-34, 2009.

WILLYARD, C. Heritability: the family roots of obesity. *Nature*, v. 508, n. 7496, p. S58-60, 2014.

WYCHERLEY, T. P. *et al.* Effects of energy-restricted high-protein, low-fat compared with standard-protein, low-fat diets: a meta-analysis of randomized controlled trials. *Am. J. Clin. Nutr.*, v. 96, n. 6, p. 1281-98, 2012.

XI, B. *et al.* Association between common polymorphism near the MC4R gene and obesity risk: a systematic review and meta-analysis. *PLoS One*, v. 7, n. 9, p. e45731, 2012.

XIANG, L. *et al.* FTO genotype and weight loss in diet and lifestyle interventions: a systematic review and meta-analysis. *Am. J. Clin. Nutr.*, v. 103, n. 4, p. 1162-70, 2016.

YOUNG, V. R.; MARCHINI, J. S. Mechanisms and nutritional significance of metabolic responses to altered intakes of protein and amino acids, with reference to nutritional adaptation in humans. *Am. J. Clin. Nutr.*, v. 51, n. 2, p. 270-89, 1990.

ZHANG, X. *et al.* FTO genotype and 2-year change in body composition and fat distribution in response to weight-loss diets: the Pounds Lost Trial. *Diabetes*, v. 61, n. 11, p. 3005-11, 2012.

13 Carboidrato "vira" gordura?

Marcelo Saldanha Aoki
Reury Frank Pereira Bacurau

O questionamento que dá título ao presente capítulo é uma espécie de pergunta que não quer calar, e o objetivo aqui é buscar responder a essa pergunta sob a óptica da Ciência.

A palavra *dieta* é derivada do grego *diaita* (δίαιτα) (Cunha, 1982; Silva, 1952). O termo teve sua origem na fábula do corvo e do cisne, escrita por Esopo, famoso contador de histórias da Grécia. A fábula versa sobre o corvo que tenta atingir a beleza exterior, representada na história pelo esplendor da plumagem do cisne. Para tanto, o corvo passa a viver e a se banhar nas mesmas águas que o cisne, deixando seu modo de vida para trás. A expectativa de buscar o embelezamento exterior representaria a modificação de determinado estilo de vida, isto é, de uma "dieta". Portanto, o significado originalmente atribuído ao termo "dieta" é "modo de vida" (Falcato e Graça, 2015).

Nesse sentido, dieta implica a predisposição para assumir um comportamento prolongado no tempo. Logo, incorporar esse determinado "modo de vida" pressupõe a existência de um conjunto de ações e comportamentos cuja repetição sistemática permita a afirmação desse modo de vida em específico (Falcato e Graça, 2015). O aspecto temporal da palavra "dieta" é o que justifica a sua tradução, em alguns casos, para *viver* (Heródoto, 1994a), *permanecer* (Heródoto, 1994b) ou *vida cotidiana* (Tucídides, 2010).

Portanto, é curioso notar o quanto esse termo se afastou da sua origem. O maior exemplo disso é o surgimento da expressão "dietas da moda". A inclusão de "moda" fornece uma conotação momentânea, efêmera, contrapondo-se à origem do conceito. Recentemente, tem sido propagada a ideia de que as dietas (da moda ou não) estariam com os dias contados, mas não é tão fácil extermíná-las. A sociedade contemporânea é ávida por novidades, e o que é novo se torna obsoleto de um verão para o outro. Esse comportamento faz haver uma renovação constante no repertório das dietas. Diante desse cenário, é curioso notar que o aumento da incidência e da prevalência do sobrepeso e da obesidade é acompanhado pelo surgimento de "novas dietas"!

Esse crescimento do sobrepeso e da obesidade desperta o interesse por soluções rápidas e milagrosas, que não existem. Entre essas soluções, destacam-se as "dietas da moda": Paleo, *Zone*, *Low-carb*, Dukan, Atkins, do tipo sanguíneo, entre outras. Mas, por que existem tantas "soluções" para o mesmo problema? Seria pelo fato de que nenhuma delas é capaz de resolvê-lo definitivamente? Apesar da grande "diversidade", todas as dietas têm um ponto em comum: *restrição* de consumo! Tal restrição pode ser relacionada ao consumo de determinados nutrientes ou alimentos que, em última instância, implicam uma menor ingestão de calorias.

Em seres humanos, o tecido adiposo é a principal reserva de energia e localiza-se, predominantemente, sob a pele, razão pela qual é denominado tecido adiposo subcutâneo (TAS). Como reserva de energia, a quantidade de gordura armazenada depende da relação entre o consumo energético e o gasto energético. Em condições nas quais, por um determinado período de tempo, a necessidade energética é maior que a quantidade consumida, o conteúdo do TAS seria mobilizado para prover energia. O oposto (aumento do TAS) seria observado quando a ingestão de energia supera o gasto. Assim, pelo menos em termos teóricos, qualquer fator que contribuir para aumentar a entrada de energia no organismo, tornando-a superior ao gasto, contribui para o aumento do TAS. Em contrapartida, está estabelecido que o emagrecimento é fruto do desequilíbrio negativo entre as calorias ingeridas e as calorias gastas (gasto > consumo). Por isso, *todas* essas dietas restritivas (independentemente da qualidade do resultado) podem, *inicialmente*, por curto prazo, funcionar para promover perda de peso e emagrecimento.

O grande problema é que, quanto maior for o sacrifício imposto por determinada *restrição* (por exemplo, "cortar o 'carbo'" na dieta *low-carb*, para quem adora massas e pães), menor será a capacidade de manter essa dieta por longo prazo. Ou seja, se a dieta escolhida gerar "sofrimento", a tendência de mantê-la será menor, reduzindo, portanto, a *aderência* a ela. Se a aderência à dieta for baixa, a chance de o resultado inicial não ser sustentado será muito grande!

Mais especificamente, no caso da dieta *low-carb*, inúmeros argumentos tentam justificar a restrição desse macronutriente. Entre esses argumentos, este capítulo visa discutir, de maneira aprofundada, a questão da *lipogênese*, processo pelo qual ocorre síntese de ácidos graxos (lipídios) a partir de outros precursores de carbono, como os carboidratos. O aumento da gordura corporal (total e regional) está associado a inúmeros efeitos indesejáveis em termos de saúde, opondo-se aos padrões estéticos procurados por inúmeros indivíduos fisicamente ativos (Battinelli, 2000).

Um desses potenciais fatores tem recebido especial atenção em periódicos científicos, bem como da mídia não especializada: a possibilidade de aumento do TAS por intermédio do consumo de carboidratos. Ao processo de síntese de lipídios a partir de substâncias não lipídicas, dá-se o nome de *síntese de novo de lipídios*, ou *lipogênese* (Diraison *et al.*, 2003). Teoricamente, qualquer substrato que possa ser processado pelas enzimas responsáveis pela formação de lipídios (carboidratos, aminoácidos, glicerol, entre outros) pode participar da síntese *de novo*. Esta revisão, porém, enfatizará o potencial papel dos carboidratos no processo de lipogênese.

13.1 Os motivos da controvérsia

Sem dúvida, o processo de síntese de lipídios a partir dos carboidratos é um dos pontos mais polêmicos relacionado à nutrição e ao metabolismo. Essa controvérsia se deve a inúmeros fatores.

Inicialmente, vale notar que a maioria dos estudos disponíveis na literatura sobre esse tipo de conversão foi realizada em roedores. Esses mamíferos, ao contrário de seres humanos, realmente têm uma maior quantidade/atividade de enzimas lipogênicas (ATP citrato liase, acetil-CoA carboxilaxe – ACC, ácidos graxos sintetase – FAS) (Hellerstein, 2001; Letexier *et al.*, 2003; Shrago, Glennon e Gordon, 1971). Isso justificaria o fato de os estudos com roedores, quando comparados aos com humanos, apresentarem elevadas taxas relativas de conversão de carboidratos em lipídios.

Outro ponto importante a ser considerado é o sítio no qual o referido processo é mais ativo. Mais uma vez, alguns estudos disponíveis atestaram que o fígado de seres humanos apresenta uma maior capacidade lipogênica que o tecido adiposo (Björntorp e Sjöström, 1978; Diraison *et al.*, 2003; Hellerstein, Schwarz e Neese, 1996; Mårin *et al.*, 1987, 1992; Parks *et al.*, 1999; Sjöström, 1973). Essa menor capacidade lipogênica apresentada pelo tecido adiposo estaria relacionada à também menor quantidade de enzimas lipogênicas. O advento da biologia molecular e seus avanços têm demonstrado que o consumo de carboidratos poderia estimular a expressão de enzimas lipogênicas no fígado e no tecido adiposo de seres humanos (Koo, Dutcher e Towle, 2001; Minehira *et al.*, 2004). Já foi demonstrada a existência de um elemento responsivo aos carboidratos nos genes que expressam enzimas-chave do processo de lipogênese (Iizuka *et al.*, 2004; Koo, Dutcher e Towle, 2001; Uyeda, Yamashita e Kawaguchi, 2002; Yamashita *et al.*, 2001). Posteriormente, a contribuição da biologia molecular para o entendimento do processo de lipogênese será mais bem discutida.

Mais um aspecto relevante a ser mencionado a respeito da lipogênese está associado à quantidade de energia na dieta. Segundo alguns estudos (Hellerstein, 2001; Schutz, 2004a, 2004b), a ocorrência da lipogênese seria altamente dependente do excesso de calorias provenientes da dieta. Nos próximos tópicos, também serão feitas considerações a esse respeito.

13.2 Carboidratos no banco dos réus: os argumentos da acusação

Sem dúvida, o principal argumento usado para justificar o fato de que os carboidratos podem ser convertidos em gordura no corpo humano é a Primeira Lei da Termodinâmica: a energia não pode ser criada nem destruída, só transformada (Nigg, Stefanyshyn e Denoth, 2000). Essa lei é utilizada para explicar que todo e qualquer excesso de carboidratos irá, inevitavelmente, ser transformado em gordura no corpo humano (na verdade, todo excesso de qualquer nutriente que porventura ainda não esteja na forma de gordura). É curioso o fato de que as implicações dessa lei tenham causado mais "preocupação" em relação ao consumo excessivo de carboidratos, uma vez que, de acordo com os coeficientes de Atwaker, os lipídios apresentam, por grama, 2,25 vezes mais energia do que os carboidratos (4 kcal por grama para os carboidratos *versus* 9 kcal por grama para os lipídios) (Atwater e Benedict, 1902). Portanto, em uma análise simplista da primeira lei, a energia oriunda na forma de lipídios apresenta potencial muito maior para promover o ganho de gordura corporal.

Reforçando a declaração da Primeira Lei da Termodinâmica, tornou-se popular, em tempos recentes, a crença de que consumir carboidratos à noite engorda. Argumenta-se que todo excesso de carboidratos pode transformar-se em gordura no corpo humano e que a probabilidade de isso ocorrer é particularmente alta à noite, quando nosso "metabolismo ficaria mais lento". Na verdade, a crença de que à noite o metabolismo está mais lento pode ser explicada pelo padrão vigília-sono apresentado pelos seres humanos, que constituem uma espécie de vigília diurna e sono noturno (Menaker, 1969).

Argumentos técnicos também são apresentados para justificar a síntese *de novo* a partir de carboidratos. Embora tais argumentos sejam pouco utilizados por leigos, estão na pauta do dia de "especialistas" contrários ao consumo de carboidratos: as enzimas responsáveis pela síntese *de novo* de lipídios estão presentes numa ampla faixa de espécies (de bactérias a mamíferos) (Hellestein, 2001). Segundo esses especialistas, isso faz sentido, uma vez que tais vias enzimáticas serviriam para interligar o metabolismo (reserva) de carboidratos ao de lipídios, de modo que, quando a reserva de carboidratos estivesse depletada (o que ocorre frequentemente, dado seu pequeno tamanho), a de lipídios entraria em ação para atender às necessidades do organismo (Hellestein, 2001).

Outra faceta desse argumento também tem sido utilizada para justificar a redução do consumo de carboidratos: os lipídios. Nesse caso, o emagrecimento só ocorrerá a partir do momento em que os carboidratos estiverem esgotados. Na falta de carboidratos, o organismo automaticamente passaria a utilizar gorduras (Atkins, 2001). Esse argumento, que parece lógico e "atinge" de modo direto a capacidade de julgamento, é falso, porque o nosso organismo não apresenta apenas o balanço calórico; há, também, o equilíbrio para o consumo de nutrientes. Traduzindo, a quantidade de carboidratos, de gorduras e de proteínas consumida é equilibrada pela demanda. Portanto, fazer uma dieta que seja hipocalórica, mas *desbalanceada*, irá "desrespeitar" o balanço dos diferentes tipos de macronutrientes, e ocorrerão adaptações prejudiciais ao emagrecimento. Em suma, o princípio é consumir menos calorias, mas manter a proporção apropriada de macronutrientes (Schutz, 2004a).

O fato de se consumir menos calorias totais, mas na proporção correta, favorece o emagrecimento (pois será necessário usar a reserva de gordura). Não se pode, entretanto, cortar demais carboidratos ou proteínas, porque isso geraria adaptações metabólicas indesejáveis (ou seja, ao manter a proporção de macronutrientes, reduz-se o balanço calórico, sem desregular o balanço de nutrientes, ainda que, em termos absolutos, a quantidade de macronutrientes seja menor). Assim, há uma série de falhas nos argumentos apresentados, que pouco ou nada têm sido consideradas por leigos e por alguns "especialistas".

13.3 Segunda Lei da Termodinâmica: a esquecida

A utilização da Primeira Lei da Termodinâmica é feita com base na ideia de que todo excesso de energia tem que ser transformado, uma vez que, simplesmente, não é possível "jogar fora o excesso de energia". Entretanto, embora muitos não percebam, isso não é o mesmo que dizer que todo excesso de energia pode ser transformado em gordura com 100% de eficiência. Pelo contrário, a Segunda Lei da Termodinâmica declara que em toda reação, parte da energia é sempre perdida. Curiosamente, essa lei tem sido esquecida pelos que argumentam a favor da síntese *de novo* de lipídios a partir de carboidratos. Um exemplo desse esquecimento é a frase "uma caloria é sempre uma caloria".

As enzimas que podem transformar carboidratos em lipídios (da síntese *de novo*) não são as mesmas que convertem ácidos graxos consumidos pela dieta em triacilgliceróis no tecido adiposo. Conforme mencionado, a Segunda Lei da Termodinâmica declara que em toda reação, há perda de energia, então, reações diferentes irão apresentar perdas diferentes. Certamente, há a probabilidade aleatória de a perda apresentar valores iguais, mas esse não é o caso para carboidratos e lipídios. Na verdade, estudos demonstram que o custo energético para a síntese *de novo* a partir de carboidratos supera, em muito, o custo do armazenamento dos lipídios na forma de triacilglicerol (Hellestein, 2001).

Em razão do próprio fato de a lipogênese ser um processo pouco eficiente em termos energéticos, o organismo usa parte do excesso de nutrientes (isto é, qualquer nutriente que poderia ser usado via lipogênese) para "bancar" o metabolismo basal (ou metabolismo de repouso – embora não signifiquem exatamente a mesma coisa, o uso dos termos aqui é intercambiável). Em geral, mais de 60% de toda a energia utilizada para manter o metabolismo basal é proveniente da oxidação da gordura. No caso do excesso de nutrientes, esse percentual proveniente de lipídios diminui, uma vez que o próprio excesso passa a fazer parte do total usado pelo metabolismo basal. Nesse sentido, alguém poderia se perguntar: mas o fato de a utilização do excesso de nutrientes e de calorias diminuir o uso de gordura não está economizando gordura? A resposta para essa questão é: *sim*! Contudo, o que essa pessoa realmente quer saber é se a gordura economizada não levaria ao aumento de peso na forma de gordura. Aqui, a resposta é um pouco mais complicada, pois, em teoria, poderia ocorrer ganho de peso. Entretanto, convém recordar os já citados coeficientes de Atwater, segundo os quais seria preciso um grande excesso (pleonasmo proposital) de carboidratos para que uma quantidade de gordura significativa fosse poupada (Hellestein, 2001) e, consequentemente, o sujeito engordasse.

13.4 Comer carboidratos à noite engorda?

Conforme mencionado, parece existir no imaginário popular um consenso de que o consumo de carboidratos seria particularmente perigoso à noite, pois o metabolismo estaria lento, e isso contribuiria para aumentar a quantidade de energia em excesso. É sabido que o metabolismo energético humano pode ser dividido em três componentes: *taxa metabólica de repouso* (TMR), *efeito térmico dos alimentos* (ETA) e *efeito térmico da atividade física* (ETAF – energia gasta em todo tipo de atividade física).

A discussão detalhada dos componentes do gasto energético diário está fora do escopo do presente capítulo. Entretanto, a falta de entendimento desses componentes tem permitido que argumentos inadequados sejam utilizados para justificar a lipogênese oriunda de carboidratos.

Uma vez que os carboidratos só podem ser transformados em lipídios a partir do momento em que o organismo apresenta um *superavit* em termos de energia, qualquer dos três componentes do gasto energético que fosse afetado (reduzido) pelo consumo de carboidratos poderia contribuir para a síntese *de novo* (lipogênese).

O ETAF não é reduzido pelo consumo de carboidratos (Dirlewanger *et al.*, 2000). O ETA para carboidratos é maior (não menor) em relação ao ETA para lipídios. Em outras palavras, o processamento de carboidratos gasta mais energia (cerca de 25% do total energético é perdido no processamento) em comparação ao processamento de lipídios (cerca de 2,5% do total energético) (Jéquier, 2002).

Dessa forma, a única possibilidade de os carboidratos apresentarem maior potencial para serem convertidos em gordura à noite está relacionada à TMR. Nisso, há outra interpretação errada. Ao considerar que o organismo gasta menos energia à noite, pois realizaria menos atividade, isso não caracterizaria uma redução da TMR propriamente dita, e sim do ETAF. Realizar menos atividade física à noite não implica, necessariamente, propiciar o balanço calórico positivo, pois o indivíduo pode ter despendido energia em quantidade relativamente grande durante diversas atividades físicas no dia. Assim, antes de dizer que o metabolismo fica lento à noite, deve-se ter em mente que a realização ou não de atividade muscular não é um componente da TMR, e sim do ETAF.

Tendo atentado para a questão da realização de atividade física à noite, restaria avaliar se a TMR diminui à noite, o que, na realidade, não pode ser feito, pois constitui um erro em relação ao próprio conceito de TMR, quando considerado em termos diários. Os métodos utilizados para avaliar a TMR, com o intuito de fornecerem recomendações diárias de energia, avaliam períodos de 24 horas ou mais (WHO, 1985). Portanto, mesmo que à noite a TMR se encontrasse em seu ponto mais baixo, isso precisaria ser considerado em relação ao gasto em outras horas do dia. Assim, em teoria, é possível que, mesmo que o gasto (TMR) esteja menor à noite, a pessoa não necessariamente acumule mais gordura.

Nesse momento, outro fato deve ser destacado. Não há acúmulo efetivo de lipídios em poucas horas. Nesse período de tempo (noite), o que há é síntese e remoção de lipídios (*turnover*) no tecido adiposo. Vale lembrar, portanto, que só haverá aumento dos depósitos de gordura se o balanço de calorias estiver positivo por períodos de dias ou semanas. Para que haja aumento de gordura pela lipogênese, além da questão do balanço calórico, é preciso que esse excesso de calorias seja oriundo de carboidratos.

Diante do exposto, alterações metabólicas em curto prazo (por exemplo, acúmulo de gordura durante algumas horas do dia, gasto de gordura em determinada sessão de treinamento físico) não têm relação direta com o aumento e/ou a diminuição do TAS (a não ser que se tornem crônicas). Contudo, vale a pena destacar que nem mesmo um dos principais argumentos utilizados pelos defensores da restrição de carboidratos (referente a metabolismo – o conto de fadas da insulina) é válido à noite. A liberação de insulina (hormônio extremamente lipogênico) está reduzida para uma mesma quantidade e tipo de carboidrato à noite, em comparação ao período do dia (Boden *et al.*, 1996). Os potenciais mecanismos por meio dos quais o índice glicêmico dos carboidratos poderia promover ganho de peso são discutidos por Brand-Miller *et al.* (2002); entretanto, muitos desses mecanismos não estão ligados à síntese *de novo* de lipídios.

13.5 Qual é a relevância dos achados da biologia molecular?

Alguns fisiologistas usam a analogia de uma caixa-preta para explicar a adaptação do organismo aos estímulos externos (Viru e Viru, 2001). Segundo essa analogia, o organismo é constantemente submetido a uma série de estímulos (informações inseridas na caixa – *input*), o que resulta em algum tipo de resposta ou adaptação (informações na saída da caixa – *output*). A utilização do modelo da caixa-preta se deve ao fato de não serem conhecidos com exatidão os mecanismos por meio dos quais os estímulos (*input*) promoveriam uma adaptação (*output*) do organismo.

O mesmo tipo de analogia pode ser usado para explicar a confusão atual em relação às causas do aumento de gordura e da obesidade. Os estudos iniciais sobre síntese *de novo* de lipídios (*lipogênese*) a partir de carboidratos foram realizados com a utilização da calorimetria indireta. De acordo com Schutz (2004a), há uma percepção (equivocada) de que, com o advento da biologia molecular, os resultados obtidos por meio da calorimetria seriam ofuscados. Segundo esse autor, a descoberta de distúrbios moleculares que poderiam estar ligados ao ganho de peso lançou à sombra a longa tradição dos estudos realizados em animais e em humanos, por meio do uso da calorimetria indireta. Porém, o autor finaliza dizendo que não importa o quão variados sejam os resultados da biologia molecular, o que foi demonstrado pela calorimetria indireta continuará sendo verdadeiro.

Aproveitando a analogia do modelo da "caixa-preta" (Carson e Cobelli, 2001), pode-se dizer que o consumo de dietas contendo carboidratos representaria a entrada de informações na caixa-preta (organismo), ao passo que os resultados obtidos pela calorimetria indireta seriam a saída de informações na caixa. Nesse sentido, a biologia molecular tem contribuído para o entendimento do que ocorre dentro da caixa. Em outras palavras, seria parte do processamento total que leva ao resultado verificado pela calorimetria indireta (ou mesmo pela técnica de isótopos que avaliam a resposta de órgãos como o fígado e o tecido adiposo, contendo inúmeras vias metabólicas). Atribuir mais importância aos fatos apresentados pela biologia molecular seria dizer que a parte é mais importante que o todo, no caso do ganho de peso e da obesidade (Ahn *et al.*, 2006). Isso é digno de nota, pois, invariavelmente, os que defendem a restrição de carboidratos (utilizando, inclusive, o argumento da síntese *de novo* para seus propósitos) usam o resultado de intervenções (por exemplo, dietas, medicamentos) sobre a atividade enzimática e a secreção hormonal para sustentar seus argumentos. Todavia, quando essas intervenções são avaliadas por meio da calorimetria indireta, esses argumentos não são sustentados (Ahn *et al.*, 2006).

13.6 A lipogênese é a grande responsável pelo ganho de peso/obesidade?

Até o presente, as evidências apresentadas demonstram a falha nas alegações e nos raciocínios que vêm sendo utilizados para explicar que os carboidratos podem aumentar o TAS via síntese *de novo* (lipogênese). É importante destacar também o que têm observado os estudos que avaliaram diretamente a questão da síntese de lipídios.

De modo geral, esses estudos têm avaliado a síntese *de novo* hepática, embora se saiba que ela ocorra também no tecido adiposo (e, talvez, no músculo esquelético). Esses estudos demonstram que, em termos quantitativos, a síntese *de novo* é uma via de pouca importância para o aumento do TAS em seres humanos (Hellerstein, 2001; Schutz, 2004a, 2004b). Ciente disso, em sua revisão clássica sobre lipogênese, publicada no *American Journal of Clinical Nutrition*, Hellerstein (2001) afirma, no título do artigo, que a lipogênese é uma estrada menos usada (*No common energy currency: de novo lipogenesis as the road less traveled*).

Conforme já ressaltado, a lipogênese proveniente de carboidratos pode ocorrer sobretudo no fígado, mas, também, no tecido adiposo de seres humanos. Contudo, as condições necessárias para que esse processo seja significativo são drásticas. Para tanto, estima-se que o balanço energético deveria estar positivo, e os carboidratos precisariam contribuir com mais de 100% da necessidade energética total. Um exemplo frequentemente citado é o de uma tribo de Camarões (África), na qual adolescentes adquirem 12 kg em 10 semanas mediante dieta predominantemente rica em carboidratos. Vale lembrar que, nesse caso, os carboidratos contribuem com cerca de 7.000 kcal (por dia), e o total de gordura consumido foi de 4 kg (ao longo do período todo). Portanto, a lipogênese pode acontecer em seres humanos, mas em condições nas quais o consumo de energia está em excesso e em que boa parte desse excesso é oriunda de carboidratos (esse seria o caso do que foi mencionado no tópico sobre a Segunda Lei da Termodinâmica).

Alguns especialistas acreditam que o consumo de carboidratos de tal magnitude não é uma condição realista ou usual na sociedade moderna. Eles também alertam que, em uma condição de excesso de consumo de energia oriunda de lipídios, o total de ganho de peso seria muito mais expressivo.

É preciso considerar também o efeito da ingestão elevada de carboidratos sobre a secreção de insulina. Esse hormônio é, reconhecidamente, um potente inibidor da lipólise. Logo, em situações nas quais a ingestão de carboidratos é elevada, o aumento da concentração de insulina reduziria a mobilização dos estoques endógenos de lipídios. A menor mobilização causada pela insulina associada à ingestão exógena de lipídios seria um dos fatores determinantes para o balanço positivo de lipídios e para o seu consequente armazenamento no TAS (Schutz, 2004a, 2004b) (recordar o argumento do ritmo biológico da insulina). Ou seja, os lipídios ingeridos em excesso é que estariam elevando o peso corporal, não os carboidratos.

Também não se deve esquecer que outro destino importante da elevada ingestão de carboidratos seria o seu armazenamento na forma de glicogênio. Após a oferta de uma refeição contendo 500 g de carboidratos, foi verificado que a maior parte desse nutriente foi utilizada para a reposição dos estoques endógenos de carboidratos, que apresentaram aumento significativo (Acheson, Flatt e Jéquier, 1982).

13.7 Nunca julgue um livro pela capa!

Embora a lipogênese não seja a grande responsável pelo ganho de peso excessivo, em algumas condições, ela pode ser prejudicial à saúde (Ameer *et al.*, 2014). Assim, anormalidades metabólicas (por exemplo, diabetes, hiperinsulinemia, resistência à insulina, esteatose hepática não alcoólica), câncer ou infecções virais (por exemplo, hepatite C, AIDS, dengue) têm sido associadas ao acúmulo de triacilglicerol no plasma, pelo aumento da lipogênese hepática (Ameer *et al.*, 2014; Eissing *et al.*, 2013).

É importante destacar que, em anormalidades metabólicas (em seres humanos e animais), foi observado o comportamento "tecido-específico" da lipogênese, comparando o tecido adiposo e o fígado. Dessa forma, em obesos e em indivíduos resistentes à insulina, tem-se observado redução das enzimas lipogênicas e do transportador de glicose 4 (GLUT4) no tecido adiposo, e aumento desses elementos no fígado.

Um fato que vale a pena ser mencionado é que a cirurgia bariátrica e sua consequente redução de gordura corporal aumentam as mesmas enzimas e o GLUT4 no tecido adiposo, e os diminui no fígado (Eissing *et al.*, 2013). Outra informação relevante é que o tecido adiposo humano parece produzir o ácido graxo palmitoleato, capaz de aumentar a sensibilidade à insulina (os seres humanos, nesse sentido, seriam mais adaptados à adversidade oriunda do excesso de carboidratos em comparação aos ratos) (Eissing *et al.*, 2013; Lodhi, Wei e Semenkovich, 2011). Ou seja, a cirurgia bariátrica reverte o que é observado em razão da anormalidade metabólica, deixando as características dos indivíduos similares às de não obesos e/ou resistentes à insulina. Isso tem levado à sugestão de que a lipogênese tem uma regulação, conforme o tecido considerado, e de que, no TAS, esse processo passa a servir como uma forma de "tamponar" (neutralizar) o excesso de ácidos graxos/triacilglicerol decorrente de uma dieta com excesso de carboidratos (Eissing *et al.*, 2013). Tais achados sugerem que esse mecanismo potencialmente benéfico (em termos de saúde) que tenta preservar a homeostase tem seu limite, que é atingido justamente quando a anormalidade metabólica passa a ser a condição dominante.

13.8 Aplicações práticas

Assim, diante dos fatos apresentados, não é provável que a ingestão de carboidratos seja a principal responsável para a etiologia da obesidade, por meio da síntese *de novo* de lipídios (lipogênese). Especialistas em nutrição devem estar atentos a alguns fatos ao orientar seus clientes:

- Não se deve confundir o potencial dos carboidratos para promover hipertrigliceridemia (via lipogênese hepática) com o processo de lipogênese no TAS.
- O ganho de peso observado pelo consumo agudo de carboidratos é explicado pelo acúmulo de água, não de gordura, pois, para cada grama de glicogênio armazenada, haverá cerca de 3 g de água.
- Portanto, isso implica que esses mesmos especialistas devem abandonar o uso da balança em seus consultórios (e aconselhar que seus clientes também façam isso em sua vida diária) e passem a usar métodos que avaliem a composição corporal (por exemplo, mensuração das dobras cutâneas).
- Explicar a seus clientes que "doces" (chocolate, quindim, *mousse*) e "massas" (*pizza*, lasanha, canelone) são fontes de carboidratos, no entanto, esses alimentos têm grandes quantidades de lipídios Esse tipo de confusão pode contribuir para a falsa crença de que os carboidratos são facilmente convertidos em gordura por meio da lipogênese.
- O excesso de carboidratos é preferencialmente estocado como glicogênio, não como gordura. Outro destino importante para o excesso de carboidratos é a sua oxidação como substrato energético.
- Em situações extremas, o consumo elevado de carboidratos associado ao *superavit* energético pode estimular a lipogênese no TAS em seres humanos. Contudo, é importante ressaltar que a maior disponibilidade de carboidratos

reduzirá o uso/a oxidação dos estoques endógenos de lipídios (aumentando a oxidação de carboidratos) e favorecerá o armazenamento dos lipídios provenientes da alimentação (fontes exógenas). Essa economia do estoque endógeno de lipídios e o armazenamento dos lipídios exógenos contribuirão de forma muito mais relevante para a obesidade do que a lipogênese, no caso de essa via ser realmente ativada.

Considerações finais

Portanto, ao contrário dos relatos não comprovados e da mídia, as pesquisas atuais não corroboram o papel dos carboidratos como promotores da obesidade (ou do aumento da gordura subcutânea), por meio da via síntese *de novo* de lipídios (lipogênese). É muito provável que essa crença tenha sido perpetuada por uma série de equívocos relacionados ao tecido estudado (fígado *versus* tecido adiposo), à espécie estudada (roedores *versus* seres humanos), à interpretação das Leis da Termodinâmica (dieta isocalórica *versus* dieta hipercalórica), ao entendimento do funcionamento do metabolismo (atividade enzimática), à interpretação de resultados de estudos de biologia molecular, entre outros tópicos. Aconselha-se que tais informações sejam revistas.

Referências

ACHESON, K. J.; FLATT, J. P.; JÉQUIER E. Glycogen synthesis versus lipogenesis after a 500 gram carbohydrate meal in man. *Metabolism*, v. 31, n. 12, p. 1234-40, 1982.

AHN, A. C. *et al.* M. The limits of reductionism in medicine: could systems biology offer an alternative? *PloS Med*, v. 3, n. 6, p. e208, 2006.

AMEER, F. *et al.* De novo lipogenesis in health and disease. *Metabolism*, v. 63, n. 7, p. 895-902, 2014.

ATKINS, R. C. *A nova dieta revolucionária do Dr. Atkins*. 16. ed. São Paulo: Record, 2001.

ATWATER, W.O.; BENEDICT, F. G. Experiments on the metabolism of matter and energy in the human body, 1898-1900. *Bulletin* (United States Office of Experiment Stations), n. 109, 1902.

BATTINELLI, T. *Physique, fitness, and performance*. Boca Ratón: CRC Press, 2000.

BJÖRNTORP, P.; SJÖSTRÖM, L. Carbohydrate storage in man: speculations and some quantitative considerations. *Metabolism*, v. 27, n. 12, p. 1853-65, 1978.

BODEN, G. *et al.* Evidence of a circadian rhythm for insulin secretion. *Am. J. Physiol.*, v. 271, n. 2, p. E246-52, 1996. Part 1.

BRAND-MILLER, J. C. *et al.* Glycemic index and obesity. *Am. J. Clin. Nutr.*, v. 76, n. 1, p. 281S-5S, 2002.

CARSON, E.; COBELLI, C. *Modeling methodology for physiology and medicine*. New York: Elsevier, 2001.

CUNHA, A. G. *Dicionário etimológico da língua portuguesa*. Lisboa: Nova Fronteira; 1982.

DIRAISON, F. *et al.* Differences in the regulation of adipose tissue and liver lipogenesis by carbohydrates in humans. *J. Lipid Res.*, v. 44, n. 4, p. 846-53, 2003.

DIRLEWANGER, M. *et al.* Effects of short-term carbohydrate or fat overfeeding on energy expenditure and plasma leptin concentrations in healthy female subjects. *Int. J. Obes. Relat. Metab. Disord.*, v. 24, n. 11, p. 1413-8, 2000.

EISSING, L. *et al.* De novo lipogenesis in human fat and liver is linked to ChREBP-β and metabolic health. *Nat. Commun.*, v. 4, p. 1528, 2013.

FALCATO, J.; GRAÇA, P. A evolução etimológica e cultural do termo "dieta". *Nutrícias*, n. 24, p. 12-5, 2015.

HELLERSTEIN, M. K. No common energy currency: de novo lipogenesis as the road less traveled. *Am. J. Clin. Nutr.*, v. 74, n. 6, p. 707-8, 2001.

HELLERSTEIN, M. K.; SCHWARZ, J. M.; NEESE, R. A. Regulation of hepatic de novo lipogenesis in humans. *Annu. Rev. Nutr.*, v. 16, p. 523-57, 1996.

HERÓDOTO. *Histórias*. Lisboa: Edições 70, 1994a. 1.136; 2.68. v. 1.

HERÓDOTO. *Histórias*. Lisboa: Edições 70; 1994b. 1.36. v. 1.

IIZUKA, K. *et al.* Deficiency of carbohydrate response element-binding protein (ChREBP) reduces lipogenesis as well as glycolysis. *Proc. Natl. Acad. Sci. U S A*, v. 101, n. 19, p. 7281-6, 2004.

JÉQUIER, E. Pathways to obesity. Int. J. Obes., v. 26, p. S12-7, 2002. Supplement 2.

KOO, S. H.; DUTCHER, A. K.; TOWLE, H. C. Glucose and insulin function through two distinct transcription factors to stimulate expression of lipogenic enzyme genes in liver. *J. Biol. Chem.*, v. 276, n. 12, p. 9437-45, 2001.

LETEXIER, D. *et al.* Comparison of the expression and activity of the lipogenic pathway in human and rat adipose tissue. *J. Lipid Res.*, v. 44, n. 11, p. 2127-34, 2003.

LODHI, I. J.; WEI, X.; SEMENKOVICH, C. F. Lipoexdediency: de novo lipogenesis as a metabolic signal transmitter. *Trends Endocrinol. Metab.*, v. 22, n. 1, p. 1-8, 2011.

MÅRIN, P. *et al.* Glucose uptake in human adipose tissue. *Metabolism*, v. 36, n. 12, p. 1154-60, 1987.

MÅRIN, P. *et al.* Uptake of glucose carbon in muscle glycogen and adipose tissue triglycerides in vivo in humans. *Am. J. Physiol.*, v. 263, n. 3, p. E473-80, 1992.

MENAKER, M. Biological Clock. *BioScience*, v. 19, n. 8, p. 681-8, 1969.

MINEHIRA, K. *et al.* Effect of carbohydrate overfeeding on whole body macronutrient metabolism and expression of lipogenic enzymes in adipose tissue of lean and overfeeding humans. *Int. J. Obes. Relat. Metab. Disord.*, v. 28, n. 10, p. 1291-8, 2004.

NIGG, B. M.; STEFANYSHYN, D.; DENOTH, J. Mechanical considerations of work and energy. In: NIGG, B. M.; MACINTOSH, B. R.; MESTER, J. (Ed.). *Biomechanics and biology of movement*. Champaign, IL: Human Kinetics, 2000. p. 1-18.

PARKS, E. J. *et al.* Effects of a low-fat, high carbohydrate diet on VLDL-triglyceride assembly, production, and clearance. *J. Clin. Invest.*, v. 104, n. 8, p. 1087-96, 1999.

SCHUTZ, Y. Concept of fat balance in human obesity revisited with reference tot he novo lipogenesis. *Int. J. Obes.*, v. 28, p. S3-11, 2004a. Supplement.

SCHUTZ, Y. Dietary fat, lipogenesis and energy balance. *Physiol. Behav.*, v. 83, n. 4, p. 557-64, 2004b.

SHRAGO, E.; GLENNON, J. A.; GORDON, E. Comparative aspects of lipogenesis in mammalian tissues. *Metabolism*, v. 20, n. 1, 54-62, 1971.

SILVA, A. M. *Grande dicionário da língua portuguesa*. 10. ed. Lisboa: Confluência; 1952. v. 4.

SJÖSTRÖM, L. Fatty acid synthesis de novo in adipose tissue from obese subjects on a high-carbohydrate diet. *Scand. J. Clin. Lab. Invest.*, v. 32, n. 4, p. 339-49, 1973.

TUCÍDIDES. *História da Guerra do Peloponeso*. Lisboa: Fundação Calouste Gulbenkian, 2010. v. 1.

UYEDA, K.; YAMASHITA, H.; KAWAGUCHI, T. Carbohydrate responsive element-binding protein (ChREBP): a key regulator of glucose metabolism and fat storage. *Biochem. Pharmacol.*, v. 63, n. 12, p. 2075-80, 2002.

VIRU, A.; VIRU, M. *Biochemical monitoring of sport training*. Champaign, IL: Human Kinetics, 2001.

WORLD HEALTH ORGANIZATION (WHO). *Energy and protein requirements*: report of a joint FAO/WHO/UNU expert consultation. Geneva: WHO, 1985.

YAMASHITA, H. *et al.* A glucose-responsive transcription factor that regulates carbohydrate metabolism in the liver. *Proc. Natl. Acad. Sci. U. S. A.*, v. 98, n. 16, p. 9116-21, 2001.

PARTE 6 ■

ESTRATÉGIAS NUTRICIONAIS

14 Hidratação e emagrecimento

Rodrigo Moreira

A obesidade é uma epidemia nacional. Segundo a pesquisa *Vigilância de Fatores de Risco e Proteção para Doenças Crônicas por Inquérito Telefônico* (Vigitel), do Ministério da Saúde, mais de 57,7% dos homens adultos estão com sobrepeso, um aumento de 26,3% no período entre 2006 e 2016, e a taxa de obesidade é ainda mais alarmante: nesse período, esse índice subiu 60%, atingindo praticamente 20% da população adulta (Malta *et al.*, 2015).

Estratégias para otimizar o emagrecimento são constantemente investigadas, a fim de trazer mais ferramentas para auxiliar na mudança desse quadro. Hábitos saudáveis são a base para um desfecho positivo, e a hidratação adequada também tem se mostrado relevante para o emagrecimento e a hipertrofia muscular. Desse modo, nota-se que diversas evidências têm buscado compreender os mecanismos envolvidos na relação entre hidratação e composição corporal.

O estudo publicado por Popkin, Barclay e Nielsen (2005) mostrou que a ingestão calórica é cerca de 9% menor para os que consomem água adequadamente, em comparação aos que não a bebem o suficiente, havendo forte associação com a elevação de mecanismos de saciedade quando há uma boa hidratação. Os estudos de Van Walleghen *et al.* (2007) e Davy *et al.* (2008) também mostraram que tal estratégia se mostrou efetiva para auxiliar no emagrecimento. Todavia, não há consenso na literatura quanto a essa capacidade de geração de saciedade por meio da hidratação. O estudo publicado por Corney, Sunderland e James (2015), por exemplo, não mostrou que indivíduos hipo-hidratados teriam fome aumentada ou menor plenitude gástrica. Com ambos mantendo a mesma ingestão calórica, não houve diferença entre o grupo de indivíduos com a indicação correta de hidratação e o grupo de indivíduos em estado levemente hipo-hidratado.

Outra eventual relação entre a ingestão de água e o emagrecimento é o possível efeito termogênico causado pelo consumo de água gelada. O estudo publicado por Vij e Joshi (2014) mostrou modesta, mas significativa perda de peso com a ingestão de 500 ml de água gelada 3 vezes ao dia durante 8 semanas. Os autores relacionaram o mecanismo de termogênese induzida pela ingestão de água à ativação do sistema nervoso simpático, parcialmente atribuída à necessidade de custo de energia para o aquecimento da água.

Dessa maneira, a baixa temperatura da água se mostra relevante para a indução de mecanismos de termorregulação, gerando maior dispêndio calórico, aumentando o gasto energético diário e se tornando, em sua magnitude, relevante, em longo prazo, para o emagrecimento (Boschmann et al, 2003).

O estudo de Boschmann *et al.* (2003) mostrou que, 60 minutos após a ingestão da água a 22 °C, o gasto energético aumentou em

30%, para homens e mulheres. Assim, mesmo em temperatura ambiente, o mecanismo de termorregulação é relevante. Esse estudo ainda mostrou alteração no quociente respiratório. O grupo de homens que ingeriu maior quantidade de água obteve um menor valor de quociente respiratório e, como desfecho, uma maior taxa de oxidação lipídica, principalmente durante os primeiros 40 minutos após a intervenção.

Uma comparação interessante foi a realizada pelo estudo publicado por Shannon *et al.* (1999), em que se avaliou o efeito termogênico da efedrina, um composto conhecido pela sua capacidade de ativação de catecolaminas, e a termogenia induzida pela ingestão de água. Esse estudo mostrou que a ingestão de três doses de 50 mg de efedrina gerou uma elevação de 320 kJ/dia de maior gasto de energia. A avaliação do efeito termogênico da água mostrou elevação no gasto energético de 200 kJ/dia, por meio do aumento de 1,5 L de água na ingestão habitual.

Contudo, será que são os líquidos ingeridos que geram esse efeito, ou seriam as bebidas açucaradas, por exemplo, que gerariam a elevação da saciedade e, como desfecho, o emagrecimento? Essa dúvida foi esclarecida no estudo publicado por Pan *et al.* (2013), que mostrou um menor ganho de peso, em longo prazo, em decorrência da substituição de uma porção de bebidas açucaradas por água na ingestão habitual. Esse resultado também se relaciona à redução na ingestão calórica pela substituição parcial das bebidas com calorias por água. Para confirmar o malefício das bebidas açucaradas, o estudo publicado por Malik, Schulze e Hu (2006) demonstrou a correlação negativa entre a ingestão de bebidas açucaradas e a elevação de peso, levando até a obesidade.

Para o emagrecimento, a literatura científica é clara: há forte associação deste com a adesão à restrição alimentar prescrita, independentemente do manejo dietético proposto, como foi demonstrado no estudo publicado por Dansinger *et al.* (2005).

Assim, cabe uma dúvida: será que, em dietas hipocalóricas, a ingestão menor ou maior de água interfere no potencial de emagrecimento?

Dennis *et al.* (2010) buscaram avaliar dois grupos, ambos em estratégias alimentares hipocalóricas, com restrição energética de 500 kcal. Um dos grupos foi orientado a ingerir 500 ml de água antes de três refeições, para avaliar se haveria um benefício ao emagrecimento. O resultado foi que a combinação de restrição calórica com uma maior ingestão hídrica próximo às refeições amplificou a resposta de emagrecimento, com a justificativa de maior saciedade e plenitude gástrica.

Sabe-se, também, que a taxa metabólica é influenciada pela quantidade de massa magra, como demonstrado no estudo publicado por Wang *et al.* (2000), e parte dessa massa magra é água. Desse modo, as estratégias eficientes para o emagrecimento devem levar em consideração o máximo cuidado para a preservação da massa muscular.

Ainda seguindo esse raciocínio, a ingestão de água impacta no processo de anabolismo/catabolismo celular, inclusive dos miócitos, as células musculares. O estudo de Häussinger *et al.* (1993) já indicava a necessidade de ingestão hídrica adequada, com base na quantidade de massa magra, gerando resposta mediante a sua ingestão no balanço nitrogenado. A resposta a um consumo hídrico adequado é o aumento do sinal anabólico, com efeito positivo proliferativo. Assim, a hipovolemia celular provocada também pela ingestão insuficiente de água diminui a pressão sobre a membrana celular, causando adaptação ou resposta de catabolismo.

Muitos estudos buscaram investigar também a influência da hidratação na *performance*, pois, para uma mudança de composição corporal, o treinamento é fator-chave. Se este, em sua capacidade de intensidade, for influenciado por uma hidratação adequada, trata-se de um ponto relevante a ser considerado. A pesquisa de Brito *et al.* (2005) mostrou que a desidratação leve, de 1,1% a 3% do peso corporal, leva a um prejuízo de 38,5% na concentração e a uma queda de 34,8% na força, comprometendo a *performance*.

Segundo Jeukendrup e Achten (2001), a intensidade e a duração do exercício são fatores determinantes para a oxidação da gordura.

Não se pode deixar de citar as crianças. Os dados do Vigitel mostram que, entre 2008 e 2013, houve um aumento de 79,3% na taxa de obesidade na faixa de 0 a 5 anos no Brasil (Malta *et al.*, 2015). Entre as crianças de 5 a 9 anos, uma a cada três é obesa. Nesse contexto, o estudo publicado por Dubnov-Raz *et al.* (2011) avaliou o efeito da hidratação como uma ferramenta para o controle de peso em crianças com sobrepeso. No experimento, as crianças bebiam 10 ml/kg/dia de água fria (4 °C), e o objetivo era verificar se, com essa intervenção, haveria maior gasto energético, em razão do mecanismo de termogênese elevada por termorregulação. Como resultado, a pesquisa demonstrou uma elevação de até 25% no gasto energético por mais de 40 minutos após a ingestão da água fria. Essa elevação, se aderida por um ano, geraria um dispêndio calórico proporcional a 1,2 kg ao ano. Os autores consideraram justificável enfatizar, com base nas diretrizes dietéticas atuais, uma melhor orientação sobre a hidratação, para ser mais uma ferramenta de auxílio no combate à epidemia de obesidade.

Como demonstrado, alguns dos mecanismos aqui descritos podem estar envolvidos na promoção do emagrecimento por meio da hidratação orientada. Assim, é correto afirmar que os profissionais devem atentar para a rotina de ingestão hídrica dos seus pacientes e verificar a necessidade de adequação quanto à porção de ingestão diária de água. Estudos complementares são necessários para elucidar melhor os mecanismos positivos envolvidos nesse manejo dietético.

Referências

Boschmann, M. *et al.* Water-induced thermogenesis. *J. Clin. Endocrinol. Metab.*, v. 88, n. 12, p. 6015-9, 2003.

Brito, I. S. S. *et al.* Caracterização das práticas de hidratação em karatecas do estado de Minas Gerais. *Fit. Perf. J.*, v. 6, n. 1, p. 24-30, 2006.

Corney, R. A.; Sunderland, C.; James, L. J. The effect of hydration status on appetite and energy intake. *J. Sports Sci.*, v. 33, n. 8, p. 761-8, 2015.

Dansinger, M. L. *et al.* Comparison of the Atkins, Ornish, Weight Watchers, and Zone diets for weight loss and heart disease risk reduction: a randomized trial. *JAMA*, v. 293, n. 1, p. 43-53, 2005.

Davy, B. M. *et al.* Water consumption reduces energy intake at a breakfast meal in obese older adults. *J. Am. Diet. Assoc.*, v. 108, n. 7, p. 1236-9, 2008.

Dennis, A. E. *et al.* Water Consumption increases weight loss during a hypocaloric diet intervention in middle-aged and older adults. *Obesity (Silver Spring)*, v. 18, n. 2, p. 300-7, 2010.

DUBNOV-RAZ, G. *et al.* Influence of water drinking on resting energy expenditure in overweight children. *Int. J. Obes.*, v. 35, n. 10, p. 1295-300, 2011.

HÄUSSINGER, D. *et al.* Cellular hydration state: an important determinant of protein catabolism in health and disease. *Lancet*, v. 341, n. 8856, p. 1330-2, 1993.

JEUKENDRUP, A.; ACHTEN, J. Fatmax: a new concept to optimize fat oxidation during exercise? *Eur. J. Sport Sci.*, v. 1, n. 5, p. 1-5, 2001.

MALIK, V. S.; SCHULZE, M. B.; HU, F. B. Intake of sugar--sweetened beverages and weight gain: a systematic review. *Am. J. Clin. Nutr.*, v. 84, n. 2, p. 274-88, 2006.

MALTA, D. C. *et al.* Risk and protective factors for chronic diseases by telephone survey in capitals of Brazil, Vigitel 2014. *Rev. Bras. Epidemiol.*, v. 18, n. 2, 2015.

PAN, A. *et al.* Changes in water and beverage intake and long-term weight changes: results from three prospective cohort studies. *Int. J. Obes. (Lond.)*, v. 37, n. 10, p. 1378-85, 2013.

POPKIN, B. M.; BARCLAY, D, V.; NIELSEN, S. J. Water and food consumption patterns of U.S. adults from 1999 to 2001. *Obes. Res.*, v. 13, n. 12, p. 2146-52, 2005.

SHANNON, R. J. *et al.* Acute effect of ephedrine on 24-h energy balance. *Clin. Sci. (Lond.)*, v. 96, n. 5, p. 483-91, 1999.

VAN WALLEGHEN, E. L. *et al.* Pre-meal water consumption reduces meal energy intake in older but not younger subjects. *Obesity (Silver Spring)*, v. 15, n. 1, p. 93-9, 2007.

VIJ, V. A. K.; JOSHI, S. A. Effect of excessive water intake on body weight, body mass index, body fat, and appetite of overweight female participants. *J. Nat. Sci. Biol. Med.*, v. 5, n. 2, p. 140-4, 2014.

WANG, Z. *et al.* Resting energy expenditure-fat-free mass relationship: new insights provided by body composition modeling. *Am. J. Physiol. Endocrinol. Metab.*, v. 279, n. 3, p. E539-45, 2000.

15 Estratégias para o emagrecimento

Valentim Magalhães
André Heibel
Jefferson Bitencourt Borges
Guilherme Schweitzer

O termo *estratégia* deriva do grego e tem seu significado vinculado à palavra liderança, sendo, muitas vezes, utilizado no contexto de batalhas ou campanhas militares. No entanto, o conceito dessa palavra sofreu algumas adaptações com o passar dos anos e, atualmente, expressa a ideia de planejamento. Em tese, *estratégia* significa planejar-se para um evento ou situação iminente por meio da elaboração de um método (Estratégia, 2015).

Como se pode observar em diferentes áreas do conhecimento, estabelecer estratégias para alcançar determinado objetivo é algo extremamente importante, e não seria diferente no processo de emagrecimento. Torna-se ainda mais importante traçar metas e objetivos nessa temática, quando se observa a prevalência de obesidade e suas comorbidades em nível populacional. A Organização Mundial da Saúde (OMS) estima que, no ano de 2016, mais de 1,9 bilhão de adultos encontravam-se com sobrepeso; entre eles, mais de 650 milhões apresentavam quadro de obesidade, o que corresponde, respectivamente, a um percentual de 39% e 13% da população mundial (WHO, 2018).

Ao se somar esse fato ao avanço técnico-científico nas diversas áreas das ciências da saúde – aqui inclusa a Nutrição –, depara-se com diversas estratégias utilizadas no combate à obesidade e na redução de gordura naqueles indivíduos com objetivos meramente estéticos. Ao longo do capítulo, serão exploradas diferentes estratégias que visam ao emagrecimento, suas bases teóricas e o embasamento científico delas.

15.1 Teor proteico do plano alimentar

A distribuição dos macronutrientes em um contexto alimentar assume grande importância ao se traçar uma estratégia de emagrecimento, em especial, quando se refere ao teor proteico (Acherson *et al.*, 2011).

Clifton, Condo e Keogh (2014) publicaram uma meta-análise e revisão sistemática acerca desse assunto, compilando um total de 32 estudos, com o total de 3.492 indivíduos. O critério para inclusão desses trabalhos na pesquisa foi que houvesse um acompanhamento igual ou superior a 12 meses, e que a ingestão proteica dietética fosse aumentada, seja por valores absolutos, seja por percentuais. O Gráfico 15.1 mostra os resultados que comparam dietas com maior e com menor teor de proteínas em relação à perda de peso. Os dados mostrados são padronizados por média e com intervalos de confiança de 95%.

Gráfico 15.1 – Gráfico *forest plot* mostrando os resultados de 32 estudos incluídos na meta-análise, que comparam dietas com maior e com menor teor de proteínas, em relação à perda de peso.

Estudos	**Estatística de cada estudo**			**Tamanho da amostra**	
	Média do desvio-padrão	**Desvio-padrão**	**Valor de p**	**Alta proteína**	**Controle**
Brinkworth (2004a)	−0,328	0,327	0,315	19	19
Brinkworth (2004b)	−0,250	0,306	0,414	21	22
Brinkworth (2009)	−0,352	0,243	0,147	33	36
Clifton (2008)	−0,035	0,225	0,878	41	38
Dansinger (2005)	0,190	0,245	0,437	33	34
Das (2007)	0,044	0,365	0,905	15	15
Davis (2009)	0,000	0,210	1,000	47	44
Delbridge (2009)	0,160	0,223	0,473	41	40
Due (2004)	−0,322	0,247	0,192	36	31
Dyson (2010)	0,067	0,427	0,876	11	11
Foster (2003)	−0,370	0,333	0,266	20	17
Foster (2010)	0,119	0,144	0,409	89	105
Frisch (2009)	−0,266	0,156	0,089	85	80
Gardner (2007)	−0,127	0,127	0,315	129	120
Griffin (2013)	−0,485	0,343	0,157	21	15
Guldbrand (2012)	0,126	0,256	0,623	30	31
Iqbal (2010)	−0,362	0,248	0,145	28	40
Jesudason (2013)	−0,295	0,300	0,326	21	24
Keogh (2007a)	0,194	0,325	0,550	19	19
Keogh (2007b)	0,146	0,557	0,794	7	6
Klemsdal (2010)	0,051	0,156	0,744	78	86
Krebs (2012)	0,040	0,117	0,730	144	150
Larsen (2011)	−0,058	0,208	0,779	48	45
Layman (2009)	−0,210	0,241	0,383	41	30
Lim (2010)	−0,188	0,299	0,531	17	33
McAuley (2006)	−0,111	0,238	0,640	28	48
Sacks (2009)	−0,093	0,079	0,239	325	320
Shai (2008)	−0,269	0,131	0,041	85	187
Soenen (2012)	−1,103	0,187	0,000	66	66
Stern (2004)	−0,234	0,215	0,277	44	43
Sukumar (2011)	0,175	0,294	0,552	26	21
Wycherley (2012)	−0,168	0,243	0,488	33	35
	−0,138	0,047	0,003	1.681	1.811

Média do desvio-padrão e intervalo de confiança (95%)

−1,00 −0,50 0,00 0,50 1,00

Favorável à alta proteína

Favorável ao consumo normal de proteína

Fonte: adaptado de Clifton, Condo e Keogh (2014).

Já no Gráfico 15.2, o parâmetro utilizado é a diminuição de adiposidade corporal. Os dados mostrados são padronizados por média e com intervalos de confiança de 95%.

Gráfico 15.2 – Gráfico *forest plot* mostrando os resultados de 18 estudos incluídos na meta-análise, que comparam dietas com maior e com menor teor de proteínas, em relação aos efeitos na massa gorda.

Estudos	Estatística de cada estudo			Tamanho da amostra	
	Média do desvio-padrão	Desvio-padrão	Valor de p	Alta proteína	Controle
Brinkworth (2004a)	-0,086	0,325	0,791	19	19
Brinkworth (2004b)	-0,263	0,306	0,390	21	22
Brinkworth (2009)	-0,241	0,242	0,320	33	36
Clifton (2008)	0,000	0,225	1,000	41	38
Das (2007)	-0,295	0,367	0,422	15	15
Delbridge (2009)	0,085	0,221	0,702	42	40
Due (2004)	-0,489	0,249	0,049	36	31
Foster (2010)	-0,058	0,174	0,740	66	66
Frisch (2010)	-0,193	0,157	0,219	86	78
Gardner (2007)	-0,222	0,127	0,080	129	120
Jesudason (2013)	-0,202	0,300	0,500	21	24
Keogh (2007b)	-0,553	0,567	0,330	7	6
Krebs (2012)	-0,093	0,117	0,425	144	150
Layman (2009)	-0,408	0,243	0,093	41	30
McAuley (2006)	-0,045	0,238	0,849	28	48
Soenen (2012)	-0,713	0,180	0,000	66	66
Wycherley (2012)	-0,441	0,246	0,073	33	35
	-0,215	0,050	0,000	828	824

Fonte: adaptado de Clifton, Condo e Keogh (2014).

Com base na análise dos Gráficos 15.1 e 15.2, é possível observar o claro favorecimento aos protocolos alimentares cujo teor proteico foi aumentado. As razões para esse tipo de resultado serão expostas a seguir.

15.1.1 Aumento do consumo proteico: a que se atribui a efetividade dessa estratégia?

Atualmente, consideram-se alguns mecanismos como responsáveis pela relação entre o consumo de proteínas e o processo de emagrecimento, conforme visto nos resultados anteriores, como: o elevado dispêndio energético causado pelos processos digestivo e absortivo, e os efeitos sacietógenos provenientes da ingestão de resíduos proteicos.

Dispêndio energético

O gasto calórico causado pelo processo de digestão e metabolização de um alimento pode ser descrito na literatura científica com um conceito chamado "*efeito térmico do alimento*". No que diz respeito à ingestão de proteínas, o efeito térmico tem se mostrado superior ao de carboidratos e de gorduras, com um custo energético de, aproximadamente, 23% de seu valor calórico absoluto. Essa comparação, do ponto de vista calórico, entre proteínas e outros macronutrientes, tem sido estudada em diversos trabalhos científicos. No estudo de Acheson *et al.* (2011), indivíduos foram submetidos ao consumo de carboidratos ou de proteínas, tendo seu gasto energético aferido por meio da calorimetria indireta. O resultado mostrou que, após a ingestão de três diferentes tipos de proteínas – proteína do soro do leite (*whey protein*), caseína e soja –, houve um aumento no gasto energético, justificado, em parte, por um maior efeito térmico desse macronutriente (Gráfico 15.3).

Gráfico 15.3 – (A) Mudanças no gasto energético, (B) gasto energético acumulado e (C) efeito térmico durante 5h30min após a ingestão da refeição-teste

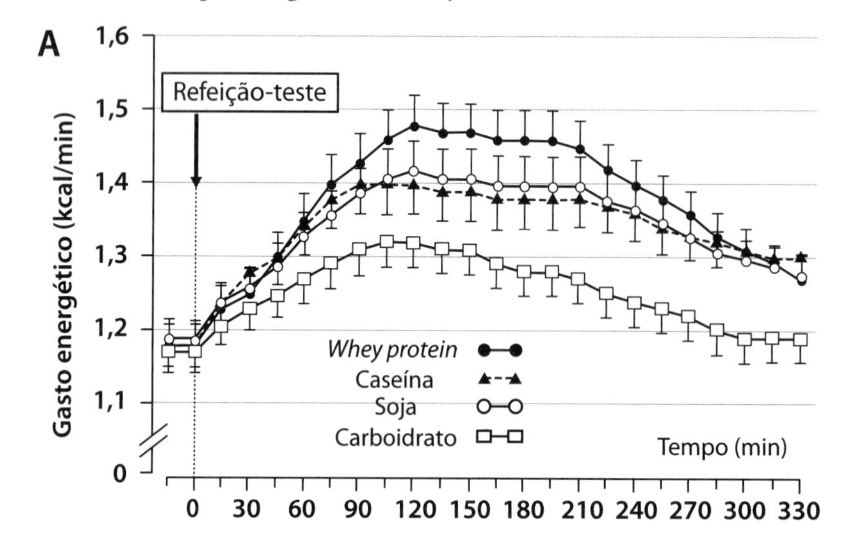

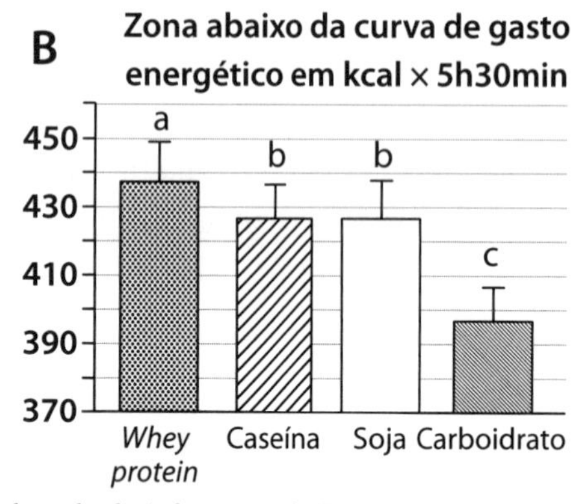

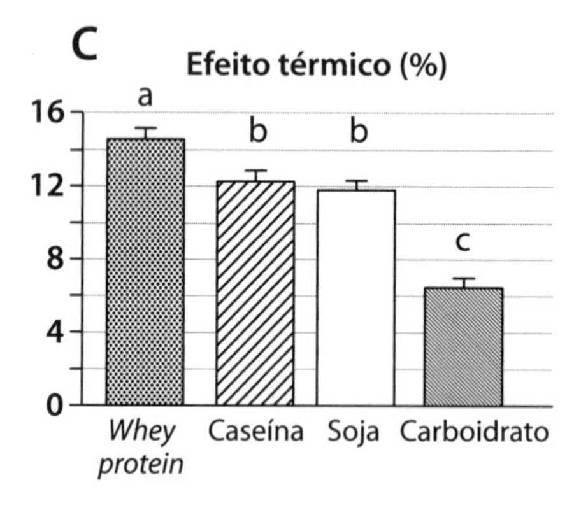

Fonte: adaptado de Acheson *et al.* (2011).

Em outro trabalho, 130 indivíduos com sobrepeso foram submetidos a protocolos de baixo (0,8 g proteína/kg/dia) e alto (1,6 g proteína/kg/dia) teor proteico. No que diz respeito à perda de peso, a presença da proteína em diferentes quantidades não gerou alterações significativas entre os grupos. No entanto, ao se analisar a redução na gordura corporal, homens e mulheres tiveram melhores respostas fisiológicas com a quantidade superior de proteína (Evans *et al.*, 2012).

Uma das razões citadas na literatura científica para esse aumento no gasto energético proveniente da ingestão de proteínas é o fato de não termos a capacidade de armazená-las diretamente, sendo necessário, então, a adoção de uma série de mecanismos bioquímicos para processar esse nutriente. Entre esses processos, pode-se citar: síntese proteica endógena, produção de ureia, gliconeogênese (participação de aminoácidos glicogênicos) e construção de ligações peptídicas. Todos esses processos apresentam de moderada a alta demanda de trifosfato de adenosina (ATP), justificando o efeito térmico das proteínas (Mikkelsen, Toubro e Astrup, 2000; Robinson *et al.*, 1990).

Efeitos sacietógenos

Um dos pilares que sustentam a estratégia do consumo proteico como uma ferramenta para o emagrecimento é o efeito sacietógeno que esse macronutriente produz, ou seja, sua capacidade de gerar, por vias fisiológicas, a sensação de saciedade. Ainda que uma série de ensaios clínicos já seja capaz de mostrar esse efeito, o mecanismo completo ainda precisa ser mais elucidado (Gilbert *et al.*, 2011).

Boa parte dos estudos sobre o efeito de dietas com maior teor de proteínas nos mecanismos de saciedade tem abordado o perfil de secreção de alguns hormônios, como o peptídeo semelhante a glucagon 1 (GLP-1), o peptídeo YY (PYY), a grelina e a colecistoquinina (Bowen *et al.*, 2006; Gilberts *et al.*, 2011; Imbard, Benoist e Blom, 2013). É importante citar que a ingestão de qualquer um dos macronutrientes é capaz de estimular os hormônios supracitados; no entanto, o consumo proteico mais acentuado é capaz de estimular esse sinal de maneira mais importante (Lejeune, Kovacs e Westerterp-Plantenga, 2005; Belza *et al.*, 2013).

Dos hormônios mencionados, destaca-se o GLP-1. Essa incretina é secretada pelas células L intestinais e está relacionada com uma série de funções, que vão desde motilidade gastrointestinal, homeostase de glicose e, em especial, regulação do apetite (Edholm *et al.*, 2010). Acredita-se que, por meio da ligação do GLP-1 com seus receptores hipotalâmicos, exista uma diminuição da ingestão calórica, baseada na inibição de neurônios orexígenos (neuropeptídeo Y – NPY – e AgRP) e na ativação de neurônios com propriedades anorexígenas (pró-opiomelanocortina – POMC) (Dailey e Moran, 2013).

Destaca-se, ainda, o hormônio grelina, por conta de suas expressivas propriedades orexígenas. Alguns trabalhos constataram, por meio da injeção desse hormônio, que sua presença induz o aumento do consumo alimentar de forma dose-dependente (Wren *et al.*, 2000). Já em um contexto de alimentação, a concentração de grelina tende a diminuir após a ingestão de nutrientes; no entanto, sua redução é ainda mais expressiva quando há um alto teor proteico na refeição (Belza *et al.*, 2013).

Em um trabalho realizado por Baum, Gray e Binns (2015), crianças de 8 a 12 anos de idade foram submetidas a dois diferentes tipos de cafés da manhã, um com maior teor de proteínas (grupo PRO) e outro predominante em carboidratos (grupo CHO). Em uma análise de 4 horas após a refeição, uma série de parâmetros referentes ao apetite foram mensurados, como: plenitude, fome e apetite. O primeiro parâmetro teve aumento no grupo PRO, ao passo que os dois últimos foram reduzidos de maneira significativa após a refeição com maior teor de proteínas. Não apenas esses parâmetros foram aferidos, mas o próprio consumo alimentar futuro foi quantificado, e os resultados foram de acordo com os mencionados, ou seja, a redução do apetite e da fome se refletiu em um menor consumo alimentar nas horas subsequentes à refeição (Gráfico 15.4).

Gráfico 15.4 – (A) Fome. (B) Plenitude. (C) Apetite. (D) Consumo alimentar futuro, 240 min após a ingestão do café da manhã

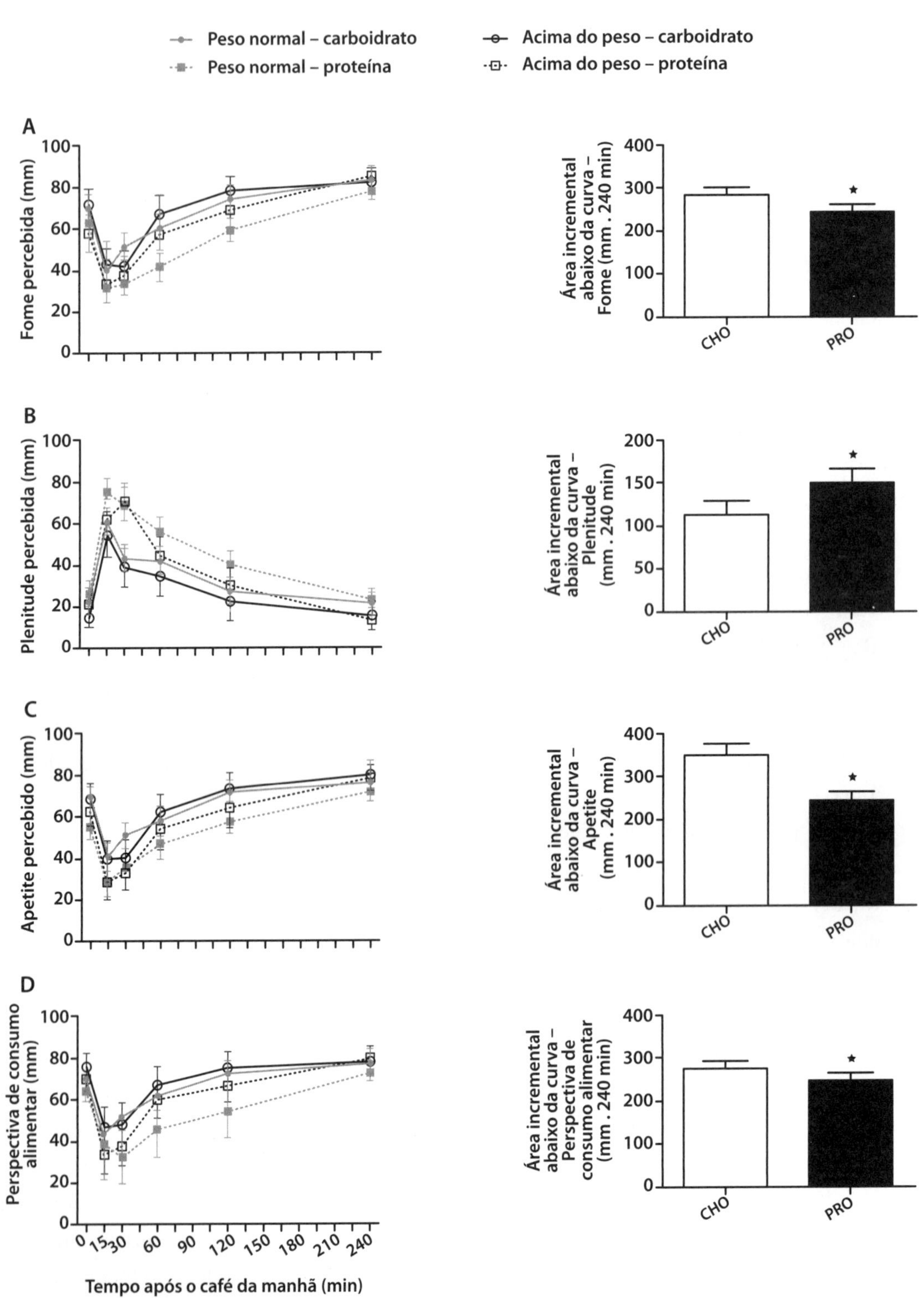

Fonte: adaptado de Baum, Gray e Binns (2015).

Assim, é possível observar que, ao ajustar o consumo proteico do paciente, o nutricionista é capaz de fornecer melhor adaptação e, consequentemente, maior adesão ao planejamento alimentar. Não apenas é importante adequar os valores absolutos de proteína consumida diariamente, mas, também, distribuí-la ao longo das refeições realizadas durante o dia. Esses "detalhes" estão diretamente associados ao sucesso da intervenção.

15.1.2 Restrição de carboidratos (*low-carb*) e sua relação com o emagrecimento

Quando se pensa no processo de emagrecimento, que é aquele que diz respeito à diminuição do percentual de gordura corporal, e no de perda de peso, que é o relativo à diminuição total de peso, a restrição de carboidratos é uma das primeiras estratégias a serem implementadas por muitos. Diversas vezes, a própria restrição torna-se insuficiente, sendo comum observar condutas de eliminação quase absoluta dos carboidratos dietéticos.

Será que existe fundamentação para isso? Seria essa, de fato, uma boa estratégia? Tais protocolos são chamados, no meio científico, de *low-carbohydrate diets* (dietas pobres em carboidratos) e *very low-carbohydrate diets* (dietas muito pobres ou muito baixas em carboidratos), ou *ketogenic diets* (dietas cetogênicas), e têm, sim, aplicabilidade, trazendo resultados promissores para diferentes grupos populacionais (Sackner-Bernstein, Kanter e Kaul, 2015; El Ghoch, Calugi e Grave, 2016). Entretanto, sabe-se que cada organismo tem uma resposta muito particular, o que significa dizer que a restrição de carboidratos tem diferentes resultados conforme seu uso em diferentes contextos.

Definindo o *low-carb*: uma tarefa simples?

Um primeiro ponto interessante a ser explanado é o próprio conceito de dietas "*low-carb*". Mesmo com diversos estudos sendo lançados ano após ano, conceituar, de maneira pontual, o que é uma *low-carb* ainda parece um desafio.

Wylie-Rosett *et al.* (2013) levantaram esse questionamento e trouxeram, com base em uma meta-análise, alguns valores referentes ao consumo de carboidratos capazes de caracterizar o que seriam dietas *low-carb* (Tabela 15.1).

Tabela 15.1 – Classificação de protocolos dietéticos baseada nas quantidades de carboidratos

Descrição da quantidade	Definição	2.000 calorias	1.500 calorias	1.200 calorias
Muito baixa em carboidrato	21-70 g/dia	4%-14%	6%-19%	7%-23%
Moderadamente baixa em carboidrato	30%-39,9% de energia	150-200 g/dia	113-149 g/dia	90-120 g/dia
Moderada em carboidrato	40%-65% de energia	200-325 g/dia	150-245 g/dia	120-295 g/dia
Alta em carboidrato	> 65% de energia	> 325 g/dia	> 245 g/dia	> 195 g/dia

Fonte: adaptada de Wylie-Rosett *et al.* (2013).

Contudo, trabalhos mais recentes mostram discrepâncias nos valores absolutos e nos percentuais propostos pelo trabalho de Wyliè-Rosett *et al.* (2013).

Essas divergências refletem bem o cenário no que diz respeito à conceituação dos protocolos *low-carb* e à falta de padronização em relação aos termos usados na literatura. Essa "carência conceitual" se reflete, em grande parte, na própria interpretação e na comparação entre os trabalhos disponíveis, uma vez que diferentes quantidades de carboidratos são vistas nos estudos, atendendo a diferentes conceitos do que seria uma dieta *low-carb*. Tal situação caracteriza o que alguns autores tratam como uma "falha de comunicação" no meio acadêmico (Feinman *et al.*, 2015).

Quadro 15.1 – Sugestões de definições para diferentes formas de dietas com restrição de carboidratos

Dieta cetogênica, com baixíssimo consumo de carboidratos:

- Carboidratos: 20-50 g/dia ou < 10% da dieta de 2.000 kcal/dia, ocorrendo cetose ou não. Números derivados dos níveis de carboidratos requeridos para induzir cetose na maioria das pessoas.
- Na fase inicial ("Indução"), recomenda-se introduzir dietas populares, como a Atkins ou a do Poder da Proteína.

Dieta baixa em carboidratos: < 130 g/dia ou < 26% do total energético.

- A American Diabetes Association (ADA) recomenda 130 g/dia como o valor mínimo.

Dieta moderada em carboidratos: 26%-45%.

- Limite superior de consumo; cerca de 43% de ingestão de carboidrato antes da epidemia de obesidade.

Dieta alta em carboidrato: > 45%.

- Recomendação do *site* da ADA.
- As Diretrizes Americanas de Alimentação de 2010 recomendam consumo entre 45%-65% de carboidratos. O consumo médio do norte-americano é estimado em cerca de 49% de carboidratos.
- Consumo de carboidratos (National Health and Nutrition Examination Survey – NHANES):
  - Homens:
    - 1971-1974: 42% (cerca de 250 g para 2.450 kcal/dia);
    - 1999-2000: 49% (cerca de 330 g para 2.600 kcal/dia).
  - Mulheres:
    - 1971-1974: 45% (cerca de 150 g para 1.550 kcal/dia);
    - 1999-2000: 52% (cerca de 230 g para 1.900 kcal/dia).

NHANES: trata-se de uma série de estudos conduzidos desde 1960 que monitoram mais de 5 mil pessoas.
Fonte: adaptado de Feinman *et al.* (2015).

Low-carb e emagrecimento: realmente funciona?

A restrição de carboidratos é uma prática comum quando se pensa em emagrecimento, mas é importante saber se tal estratégia tem fundamentação científica e se, de fato, apresenta superioridade a outras possíveis condutas.

A prescrição de dietas reduzidas em carboidratos como uma estratégia de emagrecimento já tem sido utilizada desde 1860, mas ganhou ainda mais força com o lançamento da obra *Dr. Atkins' Diet Revolution*, em 1972. Desde então, uma série de ensaios clínicos controlados e randomizados foram realizados dentro dessa temática, mostrando que o assunto tem alta relevância científica.

Ainda assim, o questionamento permanece: restringir o teor de carboidratos de um plano alimentar é uma estratégia efetiva quando se pensa em emagrecimento? Para responder a essa pergunta, o auxílio da literatura científica e, mais especificamente, de algumas meta-análises e revisões sistemáticas é fundamental.

A meta-análise de Sackner-Bernstein, Kanter e Kaul (2015) compilou um total de 17 ensaios clínicos, totalizando 1.797 pacientes submetidos a protocolos nutricionais. Para que os estudos pudessem integrar a revisão, era necessário que utilizassem quantidades de carboidratos inferiores a 120 g por dia, teores de gordura inferiores a 30% do valor energético total e que fizessem um acompanhamento dos indivíduos de, no mínimo, 8 semanas. O resultado do trabalho foi interessante: ambos os tipos de protocolos (*low-carb* e *high-carb*) são capazes de promover perda de peso; no entanto, a restrição de carboidratos mostrou diferença significativa naqueles indivíduos participantes, ou seja, fez que perdessem mais peso (Gráfico 15.5).

Gráfico 15.5 – Gráfico *forest plot* mostrando os efeitos de protocolos dietéticos reduzidos em carboidratos e reduzidos em gorduras, em relação à perda de peso

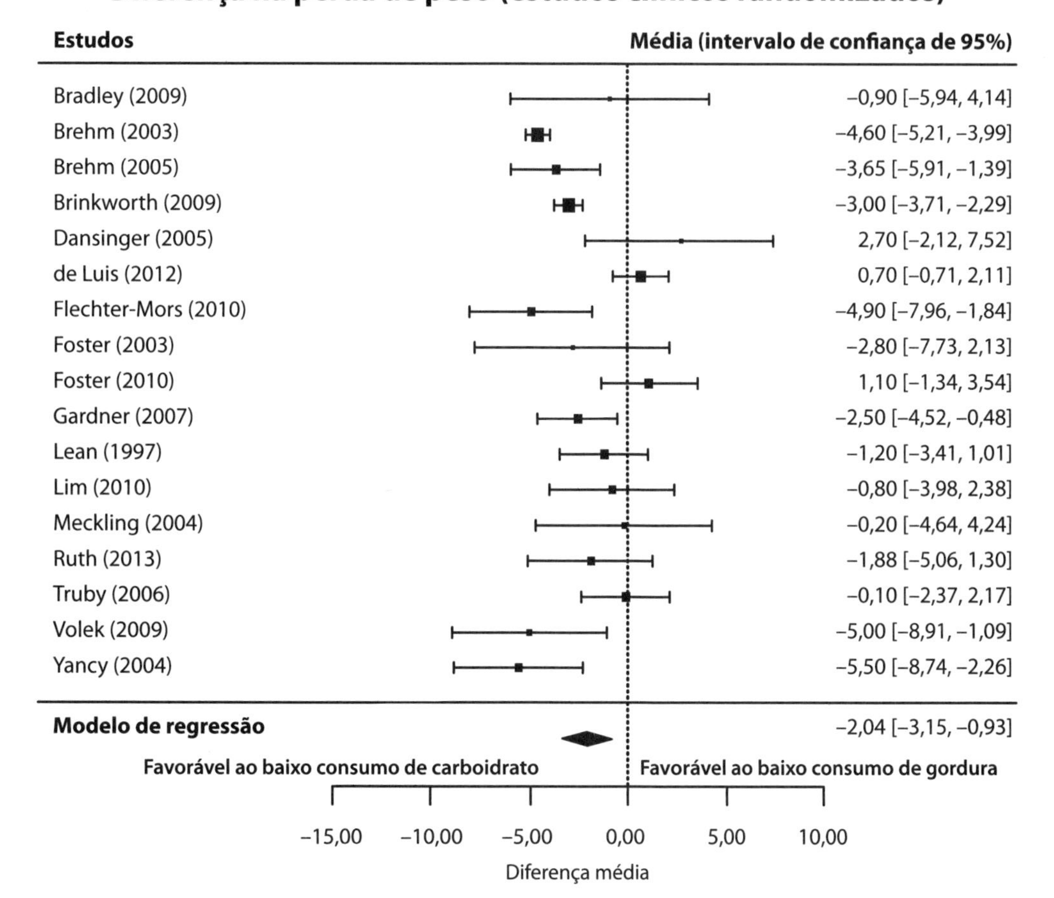

Fonte: adaptado de Sackner-Bernstein, Kanter e Kaul (2015).

Em outra revisão sistemática (Quadro 15.2), é possível observar resultados bastante favoráveis aos protocolos *low-carb*, uma vez que, dos sete trabalhos incluídos nessa revisão, cinco mostraram claro favorecimento a esse tipo de dieta, e os dois estudos remanescentes, em vez de favorecerem protocolos *high-carb*, viram que não havia diferença significativa entre eles. Em confluência com esses resultados, há uma série de outras revisões e meta-análises mostrando esse direcionamento (Schwingshackl e Hoffman, 2014; Hashimoto *et al.*, 2016; Mansoor *et al.*, 2016).

Quadro 15.2 – Resultados de algumas meta-análises comparando o impacto de dietas restritas em carboidratos com dietas com alto teor de carboidratos nos parâmetros de perda de peso e controle glicêmico

Meta-análise	Peso	Controle glicêmico
Ajala *et al.* (2013)	Maior perda de peso com a dieta baixa em carboidratos.	Melhora do controle glicêmico com a dieta baixa em carboidratos.
Clifton *et al.* (2014)	Maior perda de peso com a dieta baixa em carboidratos.	Sem diferença entre as duas dietas.
Bueno *et al.* (2013)	Maior perda de peso com a dieta baixa em carboidratos.	Melhora do controle glicêmico com a dieta baixa em carboidratos.
Garg (1998)	Não foi reportado.	Melhora do controle glicêmico com a dieta baixa em carboidratos.
Hu *et al.* (2012)	Maior perda de peso com a dieta baixa em carboidratos.	Sem diferença entre as duas dietas.
Kirk *et al.* (2008)	Sem diferença entre as duas dietas.	Melhora do controle glicêmico com a dieta baixa em carboidratos.
Kodama *et al.* (2009)	Não foi reportado.	Sem diferença entre as duas dietas.
Naude *et al.* (2014)	Sem diferença entre as dietas.	Sem diferença entre as duas dietas.
Nordmann *et al.* (2006)	Maior perda de peso com a dieta baixa em carboidratos aos 6 meses, mas não com 1 ano.	Melhora do controle glicêmico com a dieta baixa em carboidratos.

Fonte: adaptado de van Wyk, Davis e Davies (2016).

Dessa forma, pode-se concluir que os protocolos *low-carb*, na pior das hipóteses, têm efetividade similar a um planejamento alimentar equilibrado, mas com maior teor de carboidratos. Destaca-se que, mesmo no pior dos cenários apresentados pela literatura, a restrição de carboidratos ainda está um pouco à frente no que diz respeito ao processo de emagrecimento, sendo uma ótima ferramenta no combate ao sobrepeso/obesidade. Todavia, é necessário tratar os resultados "negativos" de acordo com sua importância, pois são eles que justificam a variabilidade interpessoal, ou seja, o fato de que pessoas respondem de formas diferentes a protocolos semelhantes.

Low-carb e seu mecanismo de ação no emagrecimento

Tão importante quanto saber o conceito de uma dieta *low-carb* e o que trazem os trabalhos científicos na área é saber qual o seu mecanismo de ação. Qual a razão da efetividade nessa intervenção?

A hipótese central sobre a restrição de carboidratos reside na *hipótese da insulina*. Essa teoria traz consigo o seguinte raciocínio: a ingestão de carboidratos está associada à secreção pancreática do hormônio insulina, que, entre suas ações fisiológicas, tem como característica estimular o processo de adipogênese, ou seja, síntese e acúmulo de triglicerídeos no adipócito. Dessa maneira, a restrição de carboidratos seria uma forma de reduzir essa ação hormonal, favorecendo o uso dos depósitos de gordura, em vez de seu acúmulo (Paoli *et al.*, 2012; Webster *et al.*, 2016).

Ao mesmo tempo que essa hipótese é plausível e pode ajudar a explicar os efeitos positivos das dietas *low-carb* no emagrecimento, ela não pode ser utilizada como um fator único para justificar a efetividade desse tipo de intervenção. Outro ponto a se levar em consideração é o efeito sacietógeno, citado em outros tópicos quando se aborda o teor proteico das dietas. O que se observa com os protocolos de redução de carboidratos é um aumento na sensação de saciedade associado a uma redução espontânea no consumo calórico e a uma ingestão maior de proteínas; esses fatores são pontos fortes nesse tipo de conduta (Noakes e Windt, 2017).

O mesmo estudo ainda mostra que a redução de carboidratos é capaz de gerar redução no consumo alimentar geral. O mais interessante foi que, mesmo com a prescrição de dietas *ad libitum*, ou seja, com a ingestão alimentar à vontade, os participantes consumiram quantidades calóricas muito similares às dos grupos com maior teor de carboidratos (Tabela 15.2). Tais resultados se justificam pela menor sensação de fome e de vontade de comer nos indivíduos submetidos aos protocolos *low-carb* (Nichols-Richardson *et al.*, 2005).

Tabela 15.2 – Comparação entre os valores de consumo calórico prescritos e ingeridos em protocolos de restrição de carboidratos

Autores	Consumo energético prescrito na dieta baixa em carboidratos e alta em gorduras	Restrição energética prescrita na dieta baixa em gorduras e alta em carboidratos	Consumo energético registrado na dieta baixa em carboidratos e alta em gorduras, à vontade	Consumo energético registrado na dieta baixa em gorduras e alta em carboidratos, com restrição	Perda de peso média (kg)
Brehm *et al.* (2003)	À vontade	–500 kcal, com base na equação de Harris-Benedict	1.608 kcal iniciais 1.302 kcal após 6 meses	1.707 kcal iniciais 1.247 kcal após 6 meses	BC = –8,5* BG = –3,9
Samaha *et al.* (2003)	À vontade	–500 kcal de restrição energética	2.090 kcal iniciais 1.630 kcal após 6 meses	1.848 kcal iniciais 1.576 kcal após 6 meses	BC = –5,8* BG = –1,4
Yancy *et al.* (2004)	À vontade	–500-1.000 kcal/dia de restrição energética	1.461 kcal	1.502 kcal	BC = –12,0* BG = –6,5
Nickols-Richardson *et al.* (2005)	À vontade	Limite de 1.500-1.700 kcal/dia	2.025 kcal iniciais 1.420 kcal após 6 meses	2.340 kcal iniciais 1.395 kcal após 6 meses	BC = –6,4* BG = –4,2

* $p < 0,05$

BC: dieta baixa em carboidratos; BG: dieta baixa em gorduras.

Fonte: adaptada de Noakes e Windt (2017).

Essas informações descaracterizam um pouco o conceito formado por muitos, de que existe grande dificuldade na execução de dietas restritas em carboidratos. De fato, há uma variabilidade interpessoal, razão pela qual algumas pessoas apresentam, de fato, dificuldade no seguimento desse tipo de dieta. Contudo, a literatura já tem sido bastante concisa nesse ponto, mostrando que a taxa de adesão em ensaios clínicos costuma ser razoavelmente alta entre os indivíduos submetidos a protocolos *low-carb*.

15.2 Jejum intermitente

A abstinência de alimentos e de bebidas vem acompanhando a trajetória do ser humano desde sempre. Além das situações de escassez de comida por motivos alheios à própria vontade, como mudanças climáticas, guerras e outras situações adversas, o homem convive, há milhares de anos, com situações de jejum por motivos religiosos e culturais. Em se tratando de saúde, nas últimas duas décadas, dezenas de publicações científicas voltaram a colocar o assunto em voga (Patterson *et al.*, 2015; Nair e Khawale, 2016).

Apesar da grande quantidade de informações divulgadas, é comum que as conclusões sejam extrapoladas com base em estudos com animais, em curto prazo ou com quantidade amostral modesta, que, possivelmente, não representa corretamente os grupos populacionais utilizados (Patterson *et al.*, 2015).

Tendo em vista que a restrição calórica não parece ser sustentável por grandes períodos, o *jejum intermitente* (JI), também chamado de *restrição calórica intermitente*, mostra-se como alternativa viável para reduzir o consumo energético e gerar adaptações metabólicas que favoreceriam o emagrecimento (Trepanowski *et al.*, 2017).

15.2.1 Como praticar o jejum?

Não existe consenso na literatura científica sobre o que é e nem como deve ser feito o JI. A frequência, a periodicidade, o tempo de duração e quaisquer tipos de protocolos não são claros e variam em larga escala, de acordo com o artigo em questão. Em geral, existem quatro grandes subdivisões em que se agrupam os tipos de jejum (Patterson *et al.*, 2015):

- *Restrição de tempo*: preconiza a supressão do consumo de comidas ou de bebidas calóricas durante algumas horas por dia. Em geral, é feito entre 8 e 20 horas, podendo ser repetido diariamente, se assim for adequado.
- *Dias alternados*: esse tipo de jejum prega que haja restrição de alimentos durante todo o dia, algumas vezes por semana.
- *Modificado*: propõe uma redução de 80% a 85% na ingestão energética diária em alguns dias da semana (minoria), ao mesmo tempo que não estipula controle calórico nos dias remanescentes.
- *Religioso*: grande parte dos estudos se baseia no Ramadã, mês sagrado para os muçulmanos, no qual se deve abster de comidas ou bebidas do amanhecer ao pôr do sol. Além do costume muçulmano, há diversos outros tipos de jejum que devem ser analisados individualmente.

A ingestão calórica e a escolha das fontes alimentares nos dias contrários ao jejum também são fonte de debate. Alguns protocolos sugerem a possibilidade de comer à vontade em dias que o JI não for praticado, ou seja, consumo alimentar *ad libitum*, ao passo que outros sugerem que deve haver certo controle alimentar. Vários artigos científicos falham em esclarecer com exatidão o protocolo utilizado. Acredita-se que monitorando e/ou controlando todo o período, em jejum ou não, os resultados em termos de saúde e emagrecimento sejam melhores.

De qualquer forma, o tipo ideal de jejum deve ser avaliado cuidadosamente e estabelecido por um nutricionista capacitado, após rigorosa análise do caso de cada indivíduo.

15.2.2 Jejum intermitente e saúde humana

No que tange à saúde humana, diversas linhas terapêuticas mostram o jejum como possível ferramenta de tratamento (Nair e Khawale, 2016). Existem evidências relacionando essa prática com possível melhora no prognóstico de diferentes tipos de câncer, por exemplo. Teoricamente, a diminuição da ingestão energética associada a períodos sem administração de nutrientes poderia inibir vias bioquímicas anabólicas relacionadas ao crescimento do tumor e à metástase (De Lorenzo *et al.*, 2011). Com relação ao JI e à saúde mental, alguns trabalhos mostram benefício relacionando essa estratégia à diminuição de níveis de depressão e de ansiedade, além de melhora geral nos níveis de humor (Fond, 2013; Koushali *et al.*, 2013). O JI mostrou-se como instrumento de tratamento até mesmo para crises de convulsões em crianças, quando associado a uma dieta cetogênica (Hartman, Rubenstein e Kossoff, 2013).

Ao contrário do que se pensa, mesmo atletas treinados submetidos ao JI não apresentaram piora em parâmetros de cognição, tempo de reação e eficiência de resposta neuromuscular (Chamari *et al.*, 2016; Zarrouk *et al.*, 2016).

Indiscutivelmente, o efeito mais estudado do JI está relacionado à redução de fatores de risco associados à síndrome metabólica (Varady, 2016). De forma geral, o primeiro benefício associado ao JI na síndrome metabólica é a perda de peso. Achados mostram que uma redução entre 3% e 8% do peso corporal total em períodos de 3 a 24 semanas é algo plausível para a maioria da população (Barnosky *et al.*, 2014). Esses autores também observaram diminuições significativas em gordura visceral. De qualquer forma, resultados similares foram observados com a restrição calórica sem uso de períodos prolongados de privação alimentar.

Redução nos níveis de glicemia e insulinemia em jejum são amplamente observados na literatura. Associado a uma adequação da ingestão de outros nutrientes e a uma escolha de alimentos menos processados e industrializados, o JI parece auxiliar na normalização da homeostase de glicose em humanos saudáveis, com sobrepeso ou em indivíduos obesos (Varady, 2016). Ademais, períodos mais curtos de jejum (até 21 dias) parecem não ser tão efetivos quanto períodos mais prolongados (algumas semanas) para melhoras no quesito mencionado (Soeters *et al.*, 2009).

A sensibilidade à insulina, geralmente analisada por meio do modelo de avaliação da homeostase em resistência à insulina (HOMA-IR), parece ser o parâmetro a sofrer o efeito mais robusto quando se fala em restrição calórica intermitente. Mesmo em indivíduos pré-diabéticos, o JI mostrou aumento na sensibilidade à insulina e diminuição na intolerância à glicose. Ainda, é importante ressaltar que o efeito positivo foi fortemente associado ao nível de restrição calórica, ou seja, o JI funcionava melhor quando associado a uma diminuição na ingestão calórica total (Barnosky *et al.*, 2014).

Parte do efeito na melhora da sensibilidade à insulina pode ser relacionado com a secreção de adipocinas, como a adiponectina. A ativação de proteína quinase ativada por monofosfato de adenosina (AMPK) e dos receptores de adiponectinas 1 e 2 mediada pelo JI parece aumentar a oxidação de lipídios e aumentar a sensibilidade à insulina de forma geral (Gnanou *et al.*, 2015).

Após quatro semanas de jejum durante o Ramadã, vinte indivíduos homens saudáveis tiveram uma redução de glicemia, de insulinemia e melhora no HOMA-IR, como mostrado no Gráfico 15.6.

Gráfico 15.6 – Mudanças na glicemia, insulina plasmática e índice HOMA-IR depois de quatro semanas de Ramadã. (A) Glicemia em jejum. (B) Insulina em jejum. (C) Sensibilidade à insulina. (D) HOMA-IR.

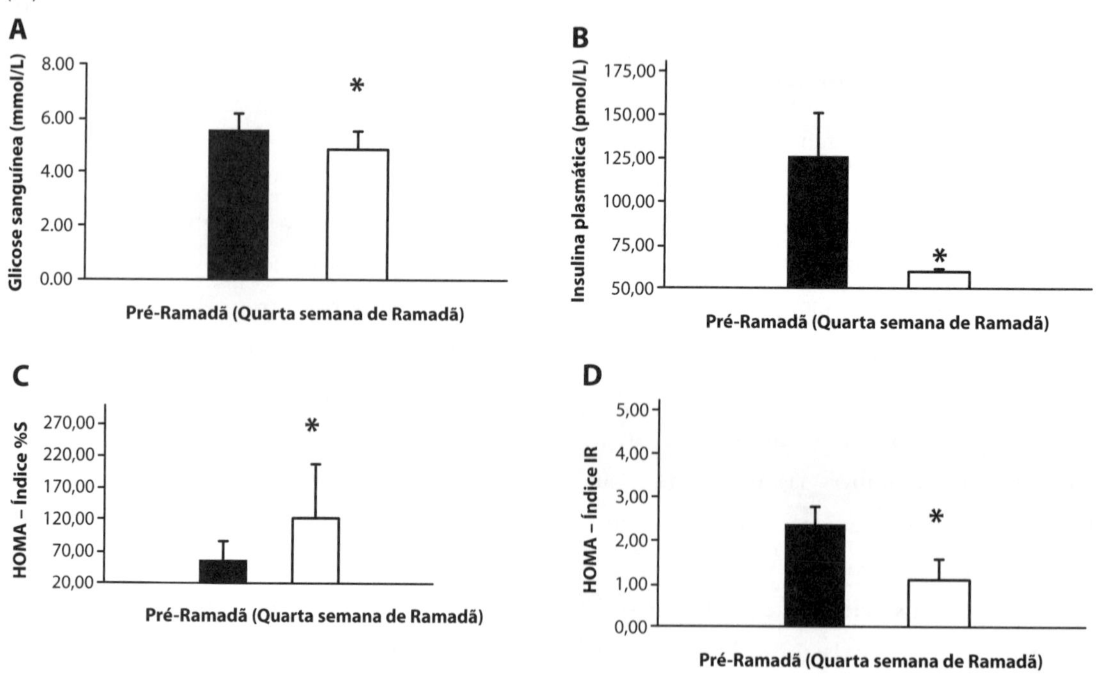

%S: sensibilidade à insulina; HOMA-IR: modelo de avaliação da homeostase em resistência à insulina. Dados representados como média ± desvio-padrão. *: $p < 0,01$.
Fonte: adaptado de Gnanou *et al.* (2015).

Em caminho contrário ao resultado anterior, houve uma redução significativa na quantidade total de adiponectina plasmática. Após as quatro semanas de estudo, houve uma queda de cerca de 40% na adiponectinemia. Gnanou *et al.* (2015) sugerem que essa adipocina agiria aumentando a perfusão no tecido e mantendo os adipócitos ativos. Com a perda de peso gerada pela restrição calórica associada ao JI e à diminuição na massa gorda, os níveis de adiponectina também foram reduzidos. Entretanto, foi percebida uma correlação positiva e significante entre a variação da concentração de adiponectina e a variação de peso, como mostrado no Gráfico 15.7.

Gráfico 15.7 – Correlação entre mudanças de adiponectina plasmática e peso corporal durante a quarta semana de jejum. Uma correlação significante ($r = 0,45$; $p < 0,05$) foi obtida mostrando associação entre mudanças na adiponectina plasmática e peso corporal após quatro semanas de jejum.

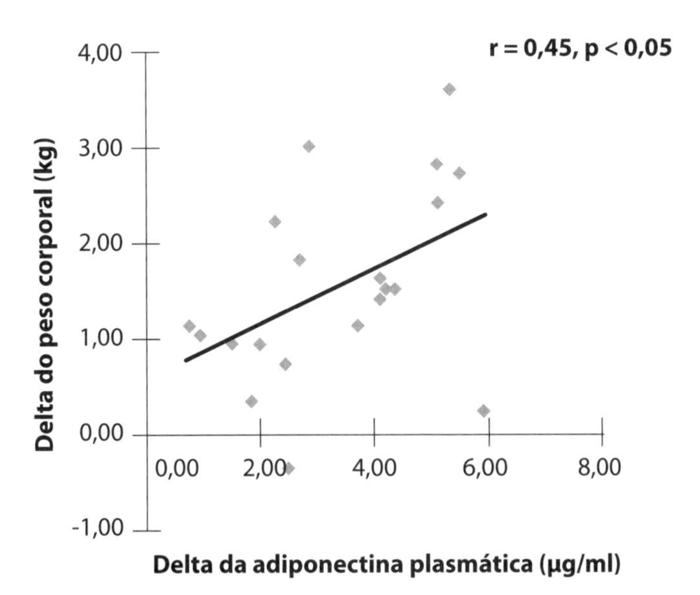

Fonte: adaptado de Gnanou *et al.* (2015).

A literatura também mostra melhora no perfil lipídico e diminuição do risco cardiovascular em associação com o uso dessa estratégia. Indivíduos submetidos ao JI (método de dias alternados) obtiveram, depois de 12 semanas, uma redução na massa de gordura (–3,6 kg), ao passo que não houve perda em massa magra. O JI também proporcionou uma redução de cerca de 20% nos níveis de triglicerídeos plasmáticos, 13% na concentração de proteína C reativa (PCR) e 40% na de leptina. Houve, ainda, um aumento no tamanho das partículas de LDL, considerada principal ponto positivo na saúde cardiovascular pelos autores do estudo. Outros parâmetros, como concentrações de colesterol LDL e HDL, homocisteína e resistina, permaneceram os mesmos com o uso do JI, mostrando que, em curto prazo, a prática não ofereceria risco à saúde cardiovascular (Varady *et al.*, 2013).

Outro estudo também mostrou redução nos níveis de LDL, triglicerídeos, pressão arterial sistólica e diastólica. Entretanto, não houve mudança nos níveis de HDL nos indivíduos estudados (Harvie *et al.*, 2011).

A mudança radical durante o Ramadã, quando os muçulmanos abdicam de comer e beber do nascer do dia ao pôr do sol, gerou várias adaptações fisiológicas importantes (Radhakishun *et al.*, 2014). *A priori*, viu-se uma queda no peso total, em média, de 2 kg, além de dois pontos percentuais na gordura corporal dos adolescentes submetidos ao JI. Curiosamente, houve também um aumento na massa magra dos indivíduos. A falta de controle da ingestão, isto é, quando os participantes poderiam comer o quanto quisessem nos momentos fora do jejum, pode explicar essa mudança antropométrica. Ao analisar o lipidograma dos indivíduos submetidos ao jejum, viu-se um aumento na concentração de colesterol HDL, bem como nos níveis de LDL e de colesterol total. Mais uma vez, a ausência do monitoramento dietético pode explicar esse aumento dos marcadores. Dependendo das fontes alimentares escolhidas pelos indivíduos, o jejum também pode promover alterações negativas. Entretanto, seis semanas após o final do período do Ramadã, os valores retornaram aos mesmos níveis encontrados no início do estudo, mostrando, ainda, certa seguridade sobre o protocolo. Portanto, os efeitos benéficos são mantidos enquanto houver adequação alimentar. Uma vez que o padrão alimentar seja alterado, os efeitos benéficos podem ser perdidos.

15.2.3 Protocolos de jejum intermitente *versus* restrição calórica convencional

A literatura falha em determinar exatamente qual é o melhor protocolo para o emagrecimento. Diferentes formas de empregar o JI, diversas populações e vários desfechos a serem avaliados tornam a análise um tanto quanto subjetiva e variável. De qualquer forma, hoje, existem apenas duas revisões sistemáticas que se propuseram a avaliar o efeito do JI contra restrições calóricas convencionais.

Seimon *et al.* (2015) analisaram 40 artigos em sua revisão. Foram utilizados ensaios clínicos randomizados em humanos. As amostras variaram de 4 a 334 participantes, com médias mais comuns entre 30 e 60 pessoas por artigo. A maioria das publicações utilizava mulheres ou ambos os sexos para avaliação, e indivíduos com sobrepeso e obesidade foram maioria nos estudos analisados.

O primeiro parâmetro a ser avaliado foi a taxa de desistência do protocolo. Se uma intervenção nutricional funciona muito bem, mas não tem adesão dos participantes, ela pode não ter muita utilidade. Em geral, estratégias muito severas e/ou agressivas têm uma taxa de desistência alta, apesar de possivelmente gerarem resultados mais efetivos de maneira mais rápida. Das dez publicações que avaliaram a taxa de desistência comparando JI e restrição calórica convencional, três mostraram que o JI induzia menor adesão à estratégia, ao passo que cinco mostraram o resultado contrário. A revisão mostrou que o JI parece ser mais fácil de ser seguido do que restrições calóricas contínuas.

A redução de peso foi o segundo fator avaliado pela mesma revisão sistemática. A perda de peso média variou entre 3 e 5 kg para um período de 10 semanas para os indivíduos submetidos aos protocolos de JI. A restrição calórica intermitente só não foi efetiva na perda de peso de indivíduos eutróficos. Das três publicações analisadas com essa população, nenhuma obteve sucesso no emagrecimento. De qualquer forma, duas das três intervenções duraram apenas 14 dias, o que parece ser insuficiente para que a estratégia exerça uma repercussão satisfatória em termos de peso. Em se tratando da perda de gordura, 20 artigos dos 23 avaliados mostraram que o JI favorece a diminuição da massa gorda em humanos.

Uma segunda revisão sistemática (Davis *et al.*, 2016) também avaliou o emagrecimento em humanos. Os autores concluíram, em acordo com a outra revisão sistemática disponível, que o JI se caracteriza como uma estratégia nutricional válida para perda de peso. Salientam, ainda, que resultados em longo prazo não são conhecidos e que mais estudos devem ser feitos com períodos prolongados utilizando essa prática.

Além do peso propriamente dito, outros índices foram avaliados em se tratando de emagrecimento. Dez das 13 publicações que avaliaram índice de massa corporal (IMC) reportaram diminuição desse índice com uso do JI. Doze das 13 publicações que mostravam valores de circunferência de cintura favoreceram o jejum. Todas as intervenções que analisaram circunferência de quadril obtiveram sucesso na redução com a restrição calórica intermitente.

Uma discussão importante que costuma ser levantada, em se tratando de antropometria e JI, é a perda de massa magra. Apesar do raciocínio metabólico que, em teoria, mostraria que o JI seria prejudicial para a massa livre de gordura, o resultado encontrado na revisão é discrepante. De 17 artigos que avaliaram a massa magra, 9 são desfavoráveis e 8 são favoráveis ao JI. Isso mostra que quase metade das publicações não percebeu piora. Vários questionamentos podem ser levantados com relação a esses resultados. A quantidade calórica disponível no momento alimentado, a ingestão diária de proteína, a população avaliada, o nível de treinamento e vários outros parâmetros devem ser bem avaliados antes de que se chegue a uma conclusão final sobre o tópico. Tendo em vista que as populações e os protocolos adotados são diversos, a adequação do método científico à prática clínica deve ser avaliada e escolhida com cautela.

Além da perda de massa magra, a adaptação à diminuição do gasto energético, isto é, a adaptação ao baixo gasto de energia, pode ser questionada por muitos antes da aplicação de protocolos de restrição alimentar total. Metade das evidências científicas encontradas não mostrou decréscimo no gasto energético basal, ao passo que a outra metade verificou uma diminuição no gasto diário dos indivíduos submetidos ao JI. Entretanto, quando comparada à restrição calórica contínua, a queda no metabolismo basal com o uso do JI parece ser consequência da diminuição da ingestão alimentar, e não pelo protocolo em si. Ou seja, o que causa redução na taxa metabólica basal (TMB) é a diminuição no consumo calórico, e não a forma como essa restrição ocorre. Isso também acontece quando se analisam níveis hormonais como de T3 e cortisol, com alterações semelhantes tanto para o JI como para a restrição calórica convencional.

15.2.4 Devo utilizar o jejum intermitente?

Com base em todas as informações levantadas pela pesquisa bibliográfica neste capítulo, pode-se perceber que o JI é uma estratégia interessante para diversas circunstâncias. Contudo, um grande número de limitações circunda os artigos que avaliam a eficácia do JI.

O JI é ferramenta eficaz na manutenção e na melhora da saúde metabólica de forma geral, aumentando a sensibilidade à insulina, otimizando parâmetros de lipidograma e contribuindo no tratamento de diversas doenças, desde o diabetes melito até complicações metabólicas mais severas.

Em se tratando de resultados estéticos, o JI parece favorecer o emagrecimento. A perda de gordura é quase consenso entre os artigos que a avaliam. Em contrapartida, ainda não existe concordância sobre o gasto de massa magra. Também não existe consenso sobre uma possível contrarregulação, na qual o organismo diminuiria a TMB, não deixando claro, assim, se o JI é eficaz em longo prazo.

É preciso salientar que o uso de qualquer tipo de estratégia, restrição ou planejamento alimentar deve ser feito por um profissional capacitado e atualizado, que leve em conta todo o caso do indivíduo e avalie corretamente se o JI pode ser empregado.

15.3 Bases bioquímicas e fisiológicas do jejum intermitente e do emagrecimento

Os estudos visando entender o efeito do jejum e da restrição calórica no metabolismo energético datam do século XIX, e observaram que as primeiras implicações sistêmicas causadas pelo JI ou pela restrição calórica estão relacionadas à ativação de vias bioquímicas como a gliconeogênese e a lipólise. A queda na glicemia e o aumento na oxidação de lipídios são características primárias que acompanham o *deficit* energético e buscam manter a geração de ATP estável dentro das células (Azevedo, Ikeoka e Caramelli, 2013).

Em termos fisiológicos, a diminuição da glicemia leva a uma redução na razão ATP/ADP (difosfato de adenosina) dentro das células pancreáticas, o que induz a secreção de glucagon pelas células-alfa pancreáticas. Uma vez na corrente sanguínea, o glucagon é transportado livremente, até que se ligue em receptor transmembrânico e desencadeie uma cascata de sinalização baseada na atividade da adenilato ciclase (Wewer Albrechtsen *et al.*, 2016).

A expressão de genes como o da carnitina-palmitoil transferase I (CPT- I), da fosfoenolpiruvato carboxiquinase (PEPCK), da glicose-6-fosfatase, da frutose-1,6-bifosfatase, e muitos outros, também é largamente influenciada por períodos de privação alimentar ou de diminuição no suprimento energético e posterior secreção de glucagon (Azevedo, Ikeoka e Caramelli, 2013). Em termos gerais, quando circulante, o glucagon leva a uma diminuição da glicólise e da glicogênese, ao passo que ativa vias de glicogenólise e de gliconeogênese (Wewer Albrechtsen *et al.*, 2016).

Do ponto de vista molecular, uma das principais consequências geradas pelo JI e pela restrição calórica é a ativação de AMPK por meio do aumento nos níveis de glucagon, gerado pela baixa disponibilidade de ATP no organismo. O complexo AMPK regula diversos parâmetros dentro da célula, principalmente relacionados à biossíntese de aminoácidos e à homeostase de glicose, funcionando, assim, como um sensor bioenergético para organismos eucariotos. Destaca-se, também, o efeito mitocondrial causado pela AMPK por meio do estímulo do coativador 1-alfa do receptor gama ativado por proliferador de peroxissoma (PGC-1α). O PGC-1α é uma proteína que pode se ligar diretamente ao DNA, agindo como fator de transcrição e atuando em conjunto com o complexo AMPK na regulação gênica do metabolismo energético. Ele é expresso sobretudo em tecidos com alta capacidade oxidativa, como os músculos, e atua diretamente em receptores nucleares como os PPARs, os do hormônio tireoidiano e de glicocorticoides (Cantó e Auwerx, 2009; Stunkard, 2009).

Dois mecanismos explicam a ativação de PGC-1α por meio da AMPK. O primeiro mecanismo é uma fosforilação do PGC-1α, causada diretamente pelo complexo AMPK. O segundo propõe que a ativação de PGC-1α ocorre por conta da desacetilação do gene do próprio fator de transcrição mediado por sirtuína 1 (Hardie, Ross e Hawley, 2012; Xu, Ji e Yan, 2012).

Em termos práticos, a restrição calórica e o jejum, com posterior ativação de AMPK e PGC-1α, promovem (Hardie, Ross e Hawley, 2012):

- diminuição da atividade de transportador de glicose 4 (GLUT4) e redução na captação de glicose plasmática por células musculares e hepáticas;
- aumento na expressão de enzimas da gliconeogênese com o objetivo de manter a glicemia e a disponibilidade de glicose celular;
- inibição do domínio da proteína regulatória de mTOR (RAPTOR) do complexo mTOR e, consequentemente, da síntese proteica no músculo esquelético;
- aumento da oxidação de gorduras por meio do aumento da expressão e da atividade da acetilcoenzima A carboxilase 2 (ACC-2) e da proteína desacopladora de elétrons 2 (UCP-2);
- estímulo da biogênese mitocondrial, visando ao aumento da eficiência energética.

Além dos estímulos em tecido adiposo, muscular e hepático, a AMPK tem ação no núcleo arqueado do hipotálamo. Neurônios da POMC têm efeito anorexígeno, ao passo que neurônios NPY/AgRP aumentam a fome e a vontade de comer. A expressão de AMPK nesses tipos celulares tem íntima relação com a sensação de fome (Martínez de Morentin *et al.*, 2016).

O aumento na glicemia gera inativação do complexo AMPK e posterior aumento na atividade de neurônios da POMC, suprimindo, assim, o desejo de se alimentar novamente. A administração de produtos que mimetizem disponibilidade energética, como lactato, citrato ou ácido lipoico, também gera o mesmo sinal. Em contrapartida, períodos sem alimentos geram fosforilação da AMPK e ativação do próprio complexo e de neurônios AgRP, aumentando a vontade de comer (Martínez de Morentin *et al.*, 2016).

Em termos bioquímicos e fisiológicos, o emagrecimento é complexo e multifatorial. Eventos que variam desde a secreção hormonal até a gênese de novas organelas definem o desfecho do emagrecimento tão visado por muitos. No estudo molecular da perda de peso, é fundamental que se tenha em mente que cada tipo celular sofrerá uma ação específica, isto é, não se pode considerar o organismo como um único compartimento que sofrerá ativação ou inativação de qualquer via bioquímica.

Em termos práticos, é fundamental que se tenha domínio sobre os principais eventos que ocorrem nos níveis hormonal, celular e molecular, para que condutas adequadas sejam tomadas na prática clínica.

Referências

Acheson, K. J. *et al.* Protein choices targeting thermogenesis and metabolism. *Am. J. Clin. Nutr.*, v. 93, n. 3, p. 525-34, 2011.

Azevedo, F. R.; Ikeoka, D.; Caramelli, B. Effects of intermittent fasting on metabolism in men. *Rev. Assoc. Med. Bras.*, v. 59, n. 2, p. 167-73, 2013.

Barnosky, A. R. *et al.* Intermittent fasting vs daily calorie restriction for type 2 diabetes prevention: a review of human findings. *Transl. Res.*, v. 164, n. 4, p. 302-11, 2014.

BAUM, J. I.; GRAY, M.; BINNS, A. Breakfasts higher in protein increase postprandial energy expenditure, increase fat oxidation, and reduce hunger in overweight children from 8 to 12 years of age. *J. Nutr.*, v. 145, n. 10, p. 2229-35, 2015.

BELZA, A. *et al.* Contribution of gastroenteropancreatic appetite hormones to protein-induced satiety. *Am. J. Clin. Nutr.*, v. 97, n. 5, p. 980-9, 2013.

BOWEN, J. *et al.* Energy intake, ghrelin, and cholecystokinin after different carbohydrate and protein preloads in overweight men. *J. Clin. Endocrinol. Metab.*, v. 91, n. 4, p. 1477-83, 2006.

CANTÓ, C.; AUWERX, J. PGC-1α, SIRT1 and AMPK, an energy sensing network that controls energy expenditure. *Curr. Opin. Lipidol.*, v. 20, n. 2, p. 98-105, 2009.

CHAMARI, K. *et al.* Impact of Ramadan intermittent fasting on cognitive function in trained cyclists: a pilot study. *Biol. Sport*, v. 33, n. 1, p. 49-56, 2016.

CLIFTON, P. M.; CONDO, D.; KEOGH, J. B. Long term weight maintenance after advice to consume low carbohydrate, higher protein diets – a systematic review and meta analysis. *Nutr. Metab. Cardiovasc. Dis.*, v. 24, n. 3, p. 224-35, 2014.

DAILEY, M. J.; MORAN, T. H. Glucagon-like peptide 1 and appetite. *Trends Endocrinol. Metab.*, v 24, n. 2, p. 85-91, 2013.

DAVIS, C. S. *et al.* Intermittent energy restriction and weight loss: a systematic review. *Eur. J. Clin. Nutr.*, v. 70, n. 3, p. 292-9, 2016.

DE LORENZO, M. S. *et al.* Caloric restriction reduces growth of mammary tumors and metastases. *Carcinogenesis*, v. 32, n. 9, p. 1381-7, 2011.

EDHOLM, T. *et al.* Differential incretin effects of GIP and GLP-1 on gastric emptying, appetite, and insulin-glucose homeostasis. *Neurogastroenterol. Motil.*, v. 22, n. 11, p. 1191-201, 2010.

EL GHOCH, M.; CALUGI, S.; GRAVE, R D. The effects of low-carbohydrate diets on psychosocial outcomes in obesity/overweight: a systematic review of randomized, controlled studies. *Nutrients*, v. 8, n. 7, p. 402, 2016.

ESTRATÉGIA. *In*: MICHAELIS: dicionário brasileiro da língua portuguesa. São Paulo: Melhoramentos, 2015. Disponível em: https://michaelis.uol.com.br/moderno-portugues/busca/portugues-brasileiro/estrat%C3%A9gia/. Acesso em: 24 abr. 2019.

EVANS, E. M. *et al.* Effects of protein intake and gender on body composition changes: a randomized clinical weight loss trial. *Nutr. Metab. (Lond.)*, v. 9, n. 1, p. 55, 2012.

FEINMAN, R. D. *et al.* Dietary carbohydrate restriction as the first approach in diabetes management: critical review and evidence base. *Nutrition*, v. 31, n. 1, p. 1-13, 2015.

FOND, G. Fasting in mood disorders: neurobiology and effectiveness. A review of the literature. *Psychiatry Res.*, v. 209, n. 3, p. 253-8, 2013.

GILBERT, J. A. *et al.* Effect of proteins from different sources on body composition. *Nutr. Metab. Cardiovasc. Dis.*, v. 21, p. B16-31, 2011. Supplement 2.

GNANOU, J. V. *et al.* Effects of Ramadan fasting on glucose homeostasis and adiponectin levels in healthy adult males. *J. Diabetes Metab. Disord.*, v. 14, p. 55, 2015.

HARDIE, D. G.; ROSS, F. A.; HAWLEY, S. A. AMPK: a nutrient and energy sensor that maintains energy homeostasis. *Nat. Rev. Mol. Cell Biol.*, v. 13, n. 4, p. 251-62, 2012.

HARTMAN, A. L.; RUBENSTEIN, J. E.; KOSSOFF, E. H. Intermittent fasting: a "new" historical strategy for controlling seizures? *Epilepsy Res.*, v. 104, n. 3, p. 275-9, 2013.

HARVIE, M. N. *et al.* The effects of intermittent or continuous restriction on weight loss and metabolic disease risk markers: a randomised trial in young overweight women. *Int. J. Obes. (Lond.)*, v. 35, n. 5, p. 714-27, 2011.

HASHIMOTO, Y. *et al.* Impact of low-carbohydrate diet on body composition: meta-analysis of randomized controlled studies. *Obes. Rev.*, v. 17, n. 6, p. 499-509, 2016.

IMBARD, A.; BENOIST. J. F.; BLOM, H. J. Neural tube defects, folic acid and methylation. *Int. J. Environ. Res. Public Health*, v. 10, n. 9, p. 4352-89, 2013.

KOUSHALI, A. N. *et al.* Effect of Ramadan fasting on emotional reactions in nurses. *Iran. J. Nurs. Midwifery Res.*, v. 18, n. 3, p. 232-6, 2013.

LEJEUNE, M. P.; KOVACS, E. M.; WESTERTERP-PLANTENGA, M. S. Additional protein intake limits weight regain after weight loss in humans. *Br. J. Nutr.*, v. 93, n. 2, p. 281-9, 2005.

MANSOOR, N. *et al.* Effects of low-carbohydrate diets v. low-fat diets on body weight and cardiovascular risk factors: a meta-analysis of randomised controlled trials. *Br. J. Nutr.*, v. 115, n. 3, p. 466-79, 2016.

MARTÍNEZ DE MORENTIN, P. B. *et al.* Molecular mechanisms of appetite and obesity: a role for brain AMPK. *Clin. Sci. (Lond.)*, v. 130, n. 19, p. 1697-709, 2016.

MIKKELSEN, P. B.; TOUBRO, S.; ASTRUP A. Effect of fat-reduced diets on 24-h energy expenditure: comparisons between animal protein, vegetable protein, and carbohydrate. *Am. J. Clin. Nutr.*, v. 72, n. 5, p. 1135-41, 2000.

NAIR, P. M. K.; KHAWALE, P. G. Role of therapeutic fasting in women's health: an overview. *J. Midlife Health*, v. 7, n. 2, p. 61-4, 2016.

NICKOLS-RICHARDSON, S. M. *et al.* Perceived hunger is lower and weight loss is greater in overweight premenopausal women consuming a low-carbohydrate/high-protein vs high-carbohydrate/low-fat diet. *J. Am. Diet. Assoc.*, v. 105, n. 9, p. 1433-7, 2005.

NOAKES, T. D.; WINDT, J. Evidence that supports the prescription of low-carbohydrate high-fat diets: a narrative review. *Br. J. Sports Med*, v. 51, p. 133-9, 2017.

PAOLI, A. *et al.* Medium term effects of a ketogenic diet and a Mediterranean diet on resting energy expenditure and respiratory ratio. *BMC Proc.*, v. 6, p. P37, 2012. Supplement 3.

PATTERSON, R. E. *et al.* Intermittent fasting and human metabolic health. *J. Acad. Nutr. Diet.*, v. 115, n. 8, p. 1203-12, 2015.

RADHAKISHUN, N. *et al.* Intermittent fasting during Ramadan causes a transient increase in total, LDL, and HDL cholesterols and hs-CRP in ethnic obese adolescents. *Eur. J. Pedriatr.*, v. 173, n. 8, p. 1103-6, 2014.

ROBINSON, S. M. *et al.* Protein turnover and thermogenesis in response to feeding in men. *Am. J. Clin. Nutr.*, v. 52, n. 1, p. 72-80, 1990.

SACKNER-BERNSTEIN, J.; KANTER, D.; KAUL, S. Dietary intervention for overweight and obese adults: comparison of low-carbohydrate and low-fat diets. A meta-analysis. *PLoS One*. v. 10, n. 10, p. e0139817, 2015.

SCHWINGSHACKL, L.; HOFFMANN, G. Systematic review and meta-analysis comparison of the long-term effects of high-fat v. low-fat diet consumption on cardiometabolic risk factors in subjects with abnormal glucose metabolism: a systematic review and meta-analysis. *Br. J. Nutr.*, v. 111, n. 12, p. 2047-58, 2014.

SEIMON, R. V. *et al.* Do intermittent diets provide physiological benefits over continuous diets for weight loss? A systematic review of clinical trials. *Mol. Cell. Endocrinol.*, v. 418, p. 153-72, 2015. Part 2.

SOETERS, M. R. *et al.* Intermittent fasting does not affect whole-body glucose, lipid, or protein metabolism. *Am. J. Clin. Nutr.*, v. 90, n. 5, p. 1244-51, 2009.

STUNKARD, A. J. NIH public access. *Psychiat. Interpers. Biol. Process*, v. 162, n. 3, p. 214-20, 2009.

TREPANOWSKI, J. et al. Effect of alternate-day fasting on weight loss, weight maintenance, and cardioprotection among metabolically healthy obese adults: a randomized clinical trial. *JAMA Intern. Med.*, v. 177, n. 7, p. 930-8, 2017.

VAN WYK, H. J.; DAVIS, R. E.; DAVIES, J. S. A critical review of low-carbohydrate diets in people with type 2 diabetes. *Diabet. Med.*, v. 33, n. 2, p. 148-57, 2016.

VARADY, K. A. Impact of intermittent fasting on glucose homeostasis. *Curr. Opin. Clin. Nutr. Metab. Care*, v. 19, n. 4, p. 300-2, 2016.

VARADY, K. A. *et al.* Alternate day fasting for weight loss in normal weight and overweight subjects: a randomized controlled trial. *Nutr J.*, v. 12, n. 1, 2013.

WREN, A. M. *et al.* The novel hypothalamic peptide ghrelin stimulates food intake and growth hormone secretion. *Endocrinology*, v. 141, n. 11, p. 4325-8, 2000.

WEBSTER, C. C. *et al.* Gluconeogenesis during endurance exercise in cyclists habituated to a long-term low carbohydrate high fat diet. *J. Physiol.*, v. 594, n. 15, p. 4389-405, 2016.

WEWER ALBRECHTSEN, N. J. *et al.* The biology of glucagon and the consequences of hyperglucagonemia. *Biomark. Med.*, v. 10, n. 11, 2016.

WORLD HEALTH ORGANIZATION (WHO). *Obesity and overweight.* 2018. Disponível em: <https://www.who.int/news-room/fact-sheets/detail/obesity-and-overweight/>. Acesso em 24 abr. 2019.

WYLIE-ROSETT, J. *et al.* Health effects of low-carbohydrate diets: where should new research go? *Curr. Diab. Rep.*, v. 13, n. 2, p. 271-8, 2013.

XU, J.; JI, J.; YAN, X. H. Cross-talk between AMPK and mTOR. *Crit. Rev. Food Sci. Nutr.*, v. 52, n. 5, p. 373-81, 2012.

ZARROUK, N. *et al.* Ramadan fasting does not adversely affect neuromuscular performances and reaction times in trained karate athletes. *J. Int. Soc. Sports Nutr.*, v. 13, p. 1-10, 2016.

16 Compostos termogênicos e emagrecimento: prática clínica baseada em evidências científicas

Hugo Comparotto
Vinícius Vilacoba Cecconi
Rodrigo Minoru Manda
Larissa Pastrello Conte Comparotto

No ano de 2015, foi estimada pela Organização Mundial da Saúde (OMS) uma prevalência de 2,3 bilhões de indivíduos com sobrepeso e 700 milhões de pessoas com obesidade (WHO, 2015). Em concomitância com a crescente prevalência de excesso de peso na população mundial, também se pode observar a crescente preocupação com a aparência e com questões estéticas. Nesse contexto, é comum existir a busca por métodos que possam otimizar e/ou auxiliar o emagrecimento, como a realização de cirurgias e/ou intervenções estéticas, o uso de cintas e géis "redutores", o consumo de alimentos com "propriedades emagrecedoras" e o uso de produtos e/ou compostos com atividade termogênica, denominados popularmente "queimadores de gordura" (do termo *fat burner* em inglês), os quais serão o enfoque deste capítulo.

Entretanto, antes de iniciar a discussão sobre os principais compostos e substâncias termogênicos utilizados na atualidade, é de suma importância elucidar alguns conceitos e processos associados ao emagrecimento que ocorrem no organismo, para melhor compreensão da real aplicabilidade desses compostos, bem como das condições necessárias para tal indicação.

A primeira noção que é importante salientar diz respeito ao complexo e engenhoso maquinário que é o corpo humano. Nesse contexto, o tratamento da obesidade ou para a perda de gordura corporal, até mesmo para fins estéticos, não pode ser resumido a condutas simplistas, como o uso de produtos ou compostos com propriedades emagrecedoras, por exemplo, *shakes* e os próprios termogênicos, e, muito menos, a práticas mais radicais, como dietas extremamente restritivas. É fundamental o entendimento da obesidade como doença crônica, que não se instala da noite para o dia, que apresenta etiologia complexa e multifatorial, relacionando-se com uma ampla gama de fatores, como aspectos genéticos, idade, sexo, mas tendo como fatores determinantes o estilo de vida do indivíduo, particularmente quanto aos hábitos alimentares e aos níveis de atividade física (Marques-Lopes *et al.*, 2004).

Com o intuito de reforçar que o tratamento da obesidade apresenta alta complexidade e que não se deve focalizar os esforços apenas em emagrecer (reduzir tecido adiposo), estudos recentes mostram a existência de associação entre a microbiota intestinal e a prevenção e o desenvolvimento da obesidade. O papel do intestino, principalmente da composição de sua microbiota, vem sendo cada vez mais estudado, e as evidências demonstram sua relação com diversas funções fisiológicas e metabólicas do nosso corpo, como digestão e produção de vitaminas, entre outras (Wolf e Lorenz, 2012; Baothman *et al.*, 2016). Nesse sentido, verifica-se que uma microbiota "malcuidada", denominada de *disbiose intestinal*, pode desencadear e/ou potencializar algumas respostas inflamatórias, além de desfavorecer diversos processos importantes do corpo, implicando situações negativas relacionadas à saúde, inclusive ao emagrecimento. Sabe-se que o estilo de vida afeta de maneira significativa a composição das bactérias intestinais, e que, por meio de alimentação balanceada, equilibrada, em particular, rica em fibras, é possível modular favoravelmente a composição da microbiota (McArdle, Katch e Katch, 2011).

Diante da importância nutricional nesse aspecto, a preocupação não deve ser apenas com a quantidade alimentar consumida. São essenciais para o emagrecimento, também, a qualidade e a composição da alimentação, uma vez que compactuam não só para a modulação adequada da microbiota intestinal, mas, também, para que todos os processos metabólicos, inclusive os de queima de gordura, possam funcionar de forma adequada e eficiente.

16.1 Termogênese, lipólise e oxidação de gorduras

O uso de estratégias e de condutas que visem potencializar processos associados à mobilização de gorduras (lipólise) e à queima de gorduras (oxidação) deve ser avaliado com cautela, sobretudo por causa dos possíveis impactos que eles promovem no organismo. Antes de abordar os compostos denominados comercialmente como "*termogênicos*", é necessário relembrar alguns conceitos importantes. Por definição, "*termogênicos*" correspondem à classe de substâncias que têm a capacidade de estimular o processo de geração de calor no organismo (termogênese), com significativas implicações no metabolismo energético corporal. Essa atividade está associada, por exemplo, ao funcionamento de órgãos e células do corpo, ao efeito térmico produzido após a digestão dos alimentos, ao gasto energético produzido pela realização de exercícios e, também, ao uso de compostos bioativos, como chá-verde, capsaicina e cafeína, entre outros (Jeukendrup e Randell, 2011).

Entretanto, existem diferenças significativas no impacto de cada um desses processos na termogênese. Cerca de 70% da energia gasta diariamente pelo corpo advêm do gasto energético em repouso, também chamado de taxa metabólica basal (TMB). Já o restante será composto pelo efeito térmico dos alimentos (termogênese alimentar), pelo gasto energético induzido pela prática de exercícios físicos e pelo possível uso de compostos termogênicos (Trexler, Smith-Ryan e Norton, 2014). Assim, a proporção do impacto de termogênicos na elevação da termogênese ou das taxas de oxidação de gordura de um indivíduo não será (como muitas pessoas esperam) algo tão significativo.

Com o intuito de avaliar o efeito de compostos termogênicos no metabolismo de homens e mulheres saudáveis, Rudelle *et al.* (2007) observaram a repercussão no metabolismo energético, durante um período de 24 horas, do consumo de bebida composta de cafeína, extrato de chá-verde e cálcio. Foi verificado aumento significativo de 4,6% no gasto energético diário desses indivíduos, mas não foi visto aumento significativo nas taxas de oxidação (queima) de gordura. Avaliando esse resultado do ponto de vista prático, exemplificando um indivíduo que tem gasto energético de 2.000 kcal por dia, o aumento seria algo próximo de 100 kcal por dia.

Diante desse resultado, muitas pessoas podem acreditar que aumentar o metabolismo implica emagrecer. Conforme supracitado, o estudo de Rudelle *et al.* (2007) evidenciou o aumento no gasto energético diário, contudo, sem resultados expressivos da oxidação de gordura. Assim, é importante ter muito claros os conceitos e as terminologias, para, posteriormente, decidir sobre quais compostos utilizar na prática clínica.

É muito comum as pessoas confundirem lipólise com oxidação de gorduras, em particular, na associação ao processo de emagrecimento. A lipólise nada mais é que a saída do *triacilglicerol* (composto formado por três moléculas de ácidos graxos ligadas a uma molécula de glicerol), também denominado como *triglicerídeo*, dos adipócitos para a corrente sanguínea. Uma analogia de fácil entendimento é imaginar que a gordura é armazenada nos adipócitos, que se assemelham a reservatórios em que se estocam as moléculas de triacilglicerol. Esse processo é estimulado por diversos fatores, desde hormônios como adrenalina, noradrenalina, glucagon, hormônio do crescimento (GH) e cortisol, até exercícios físicos, e tem como desfecho a quebra de triacilglicerol em glicerol, cujo destino é o fígado, para formação de glicose pelo processo de neoglicogênese, e de ácidos graxos, que serão transportados pelo sangue (carregados pela albumina em razão de sua atividade hidrofóbica) até os tecidos-alvo, como o músculo esquelético, no qual, possivelmente, sofrerão oxidação terminal (McArdle, Katch e Katch, 2011).

Vale enfatizar que uma maior taxa de lipólise não implica, obrigatoriamente, maior queima de gordura (oxidação). Estímulos para lipólise ocorrem em situações de jejum, repouso, exercício físico e, inclusive, por meio da utilização de compostos termogênicos. Todavia, estratégias e condutas que visam a um maior estímulo lipolítico não culminam, necessariamente, em maior taxa de oxidação de gorduras.

Assim, é extremamente importante advertir as pessoas sobre métodos ou condutas tidos como eficientes para o emagrecimento, e, em várias ocasiões, apenas há um maior estímulo para a mobilização da gordura, e não necessariamente para a sua queima. As taxas de oxidação de gorduras dependem e estão relacionadas a diversos fatores, como sexo e idade, além de variáveis fisiológicas do organismo, por exemplo, a sensibilidade insulínica e o condicionamento metabólico decorrente do exercício físico (McArdle, Katch e Katch, 2011).

No que se refere à diferença de sexo, homens em condições basais oxidam mais gordura do que as mulheres. Entretanto, durante o exercício, as mulheres têm maior capacidade de oxidação de gorduras do que os homens (Fletcher *et al.*, 2017), principalmente em exercícios aeróbios. A prática de exercícios físicos é capaz de induzir adaptações metabólicas no organismo, que estão condicionadas a estímulos específicos, de intensidades e modalidades específicas, ajustadas para cada finalidade.

16.2 Adaptações metabólicas: biogênese mitocondrial

Entre as adaptações metabólicas mais significativas para o processo de emagrecimento, destaca-se o papel das mitocôndrias (organelas responsáveis pela metabolização e oxidação de gorduras). Nesse sentido, quanto maior a quantidade e a eficiência dessas organelas, mais gordura poderá ser metabolizada. Com o intuito de promover tal condição, evidencia-se na literatura que o exercício físico é considerado um recurso eficiente para estimular a biogênese mitocondrial, ou, em outras palavras, a formação de novas mitocôndrias (Wang *et al.*, 2009, 2011; Psilander, 2010, 2013, 2015). Além disso, esse processo também pode ser estimulado por meio de alguns compostos/nutrientes, como o chá-verde e o ômega-3 (Flachs *et al.*, 2005; Rehman *et al.*, 2013, Lee *et al.*, 2016).

O exercício físico é uma ferramenta de sinalização ao organismo para potencializar a adaptação de determinados mecanismos celulares. Em decorrência do gasto energético do exercício (quebra de trifosfato de adenosina – ATP), o organismo tem como mecanismo compensatório o aumento da demanda de produção de energia. Esse gasto decorrente do exercício é sinalizado ao organismo por meio de sensores energéticos – em particular, a proteína quinase ativada por monofosfato de adenosina (AMPK) – que estimulam uma cascata de vias de sinalizações intracelulares, visando estimular o aumento da produção de energia. Como as mitocôndrias são nosso maquinário mais eficiente para a produção energética, as vias de sinalização, estimuladas pela AMPK, culminam na biogênese mitocondrial. Considerado como "interruptor principal" da biogênese mitocondrial, o coativador 1-alfa do receptor gama ativado por proliferador de peroxissoma (PGC-1α) é a principal proteína na transmissão do estímulo do exercício físico (via AMPK) para o aumento da expressão gênica de proteínas associadas à biogênese mitocondrial, principalmente em tecidos que demandam maior produção energética, como o músculo esquelético e o coração (Norrbom *et al.*, 2010; Psilander *et al.*, 2010, 2013; Wang *et al.*, 2011).

Todo esse processo está simplificado na Figura 16.1.

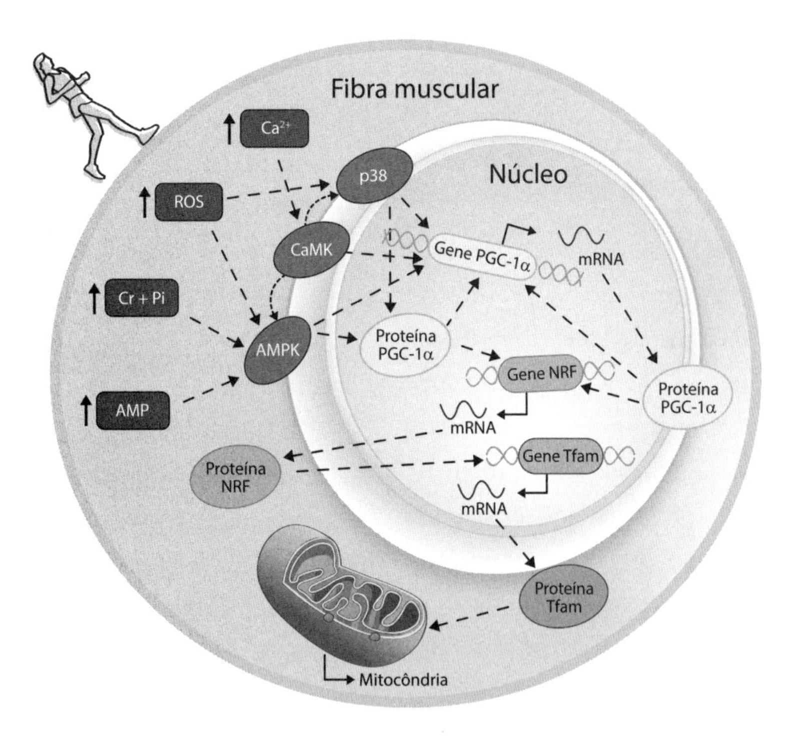

FIGURA 16.1 – Visão geral simplificada das vias de sinalizações induzidas pelo exercício físico, regulando as expressões de proteínas com desfecho de biogênese mitocondrial mediado pelo PGC-1α.
ROS: espécies reativas de oxigênio; Cr: creatina; Pi: grupo fosfato não ligado; AMP: monofosfato de adenosina; p38: quinase p38 ativada por mitogênio; CaMK: proteína quinase dependente de cálcio/calmodulina; AMPK: proteína quinase ativada por monofosfato de adenosina; PGC-1α: coativador 1-alfa do receptor gama ativado por proliferador de peroxissoma; NRF: fator de respiração nuclear; Tfam: fator de transcrição mitocondrial.
Fonte: adaptada de Psilander (2014).

Com frequência, busca-se saber quais são os métodos de treinamento e/ou os nutrientes mais eficientes para estimular esse processo, e, também, como esses mecanismos ocorrem. Analisando os efeitos do treinamento físico na biogênese mitocondrial, Psilander (2014) evidenciaram que, para pessoas destreinadas, o treinamento concorrente – exercícios aeróbios (corridas) e anaeróbios (musculação) na mesma sessão – apresentava melhores resultados. Já para pessoas treinadas, os resultados estavam condicionados a outras condições metabólicas, bem como ao uso de estratégias como o treinamento com estoques de glicogênio muscular baixos, com o intuito de estimular o organismo a utilizar outras vias energéticas que não seja somente a glicólise, e, consequentemente, estimular a biogênese mitocondrial para suprir a demanda de produção de ATP. Outra técnica relatada como eficiente foi o treinamento popularmente conhecido como HIIT (treinamento intervalado de alta intensidade, do inglês *high-intensity interval training*). Outro dado interessante é que indivíduos treinados têm cerca de três vezes mais mitocôndrias do que os destreinados, e estima-se que cerca de seis a oito semanas de treinamento já são suficientes para dobrar o número de mitocôndrias no organismo (Psilander, 2014).

16.3 Mecanismos mitocondriais associados à termogênese: o papel das UCPs

Conforme citado, a mitocôndria apresenta papel significativo no processo de emagrecimento. Um dos mecanismos que embasa essa afirmação é o processo de termogênese que ocorre em seu interior, particularmente relacionado à atividade de uma classe de proteínas denominadas UCPs (proteínas desacopladoras de membranas), também conhecidas como *termogeninas*. Essas proteínas estão localizadas na membrana interna da mitocôndria, próximo da cadeia transportadora de elétrons, e são responsáveis pela produção de calor ou energia, sobretudo no tecido adiposo marrom, para auxiliar na manutenção da temperatura e na geração de calor. De maneira diferente do tecido adiposo branco, o qual apresenta praticamente a única função de armazenar gordura, o tecido adiposo marrom está associado ao aumento do gasto energético do indivíduo, bem como à maior queima de gordura, podendo ser estimulado por meio do exercício físico ("amarronzamento" do tecido adiposo branco). Em outras palavras, estipular as UCPs é como fazer a mitocôndria ficar produzindo energia sem necessidade, uma forma inovadora de queima de gordura. Para ficar mais fácil ainda de entender, pode-se fazer esta analogia: é como ficar acelerando um carro em ponto morto, gastando combustível, mas sem sair do lugar.

Uma informação válida também é que as UCPs são classifacadas por números, de acordo com a sua localização, por exemplo (Klaus *et al.*, 2012; Wu, Cohen e Spiegelman, 2013; Busiello, Savarese e Lombardi, 2015):

- UCP-1 (tecido adiposo marrom);
- UCP-2 (tecido adiposo branco);
- UCP-3 (músculo esquelético).

16.4 Sinais clínicos de deficiência mitocondrial

Em geral, em quadros de obesidade, são verificados prejuízos metabólicos decorrentes da etiologia multifatorial dessa condição, em que os indivíduos obesos apresentam sinais clínicos característicos. Como exemplo, cita-se um estudo envolvendo 58 indivíduos obesos (IMC > 40) e 50 eutróficos (IMC 20-24,9), em que foi avaliada a relação entre o quadro de obesidade e a expressão de genes que codificavam receptores beta-adrenérgicos, receptores de hormônios da tireoide e UCPs, tanto no tecido adiposo visceral quanto no subcutâneo. Foi observada redução na expressão desses genes e, consequentemente, redução dos receptores de hormônios da tireoide, dos beta-adrenérgicos e das UCPs nos indivíduos obesos, nos dois tecidos adiposos (subcutâneo e visceral). Concluiu-se que esses indivíduos podem apresentar menores taxas de lipólise e de termogênese, bem como sinais decorrentes disso, como cansaço e baixo rendimento no treinamento (Kurylowicz *et al.*, 2015).

Com essas informações, pode-se fazer um alerta: é preciso parar com o preconceito e não julgar pacientes obesos como preguiçosos, diante do fato de que essa condição pode não ser somente relacionada a um fator motivacional. É necessário entender que o indivíduo obeso apresenta condição metabólica desregulada, descompensada e adaptada para o acúmulo de energia, como se pode comprovar com os resultados do estudo de Kurylowicz *et al.* (2015).

Essa condição metabólica desregulada pode ser agravada por condutas erradas associadas ao emagrecimento, como o uso de dietas altamente restritivas. Tal afirmação se baseia no estudo que associou o uso de dietas hipocalóricas com a expressão das UCPs (Trexler, Smith-Ryan e Norton, 2014), segundo o qual dietas hipocalóricas reduzem o "vazamento" de prótons pelas UCPs, o que culmina em menor termogênese no organismo, além de também implicar a redução da expressão gênica de UCPs no músculo esquelético. Sabe-se que a redução de UCP-3 está potencialmente relacionada com a redução do metabolismo basal e, no estudo de Trexler, Smith-Ryan e Norton (2014), a expressão de UCP-3 foi negativamente correlacionada com o IMC e positivamente correlacionada com a taxa metabólica durante o sono.

Por isso, a realização de dietas extremamente restritas em calorias não tem sido vista como estratégia eficiente em longo prazo para atingir o emagrecimento saudável e duradouro. A grande mudança inicial na balança engana algumas pessoas, que acreditam estarem apresentando resultados positivos. É necessário entender que cada indivíduo terá menor ou maior eficiência em queimar gordura de acordo com diversos fatores, e não necessariamente fazendo maior restrição energética.

Assim, deve-se adotar a conduta de reeducar os pacientes a se alimentarem buscando escolhas de melhor qualidade e quantidades adequadas, em vez de sugerir que apenas consumam menores quantidades de alimentos ou menos calorias. É sempre bom recordar aos pacientes: "Emagrecimento não é passar fome ou fazer dieta restrita. Vamos aprender a comer bem, a adequar quantidades e, principalmente, a gastar mais calorias".

16.5 Condutas nutricionais no emagrecimento

Como se pode observar ao longo deste livro, o processo de emagrecimento está muito mais relacionado à saúde, ao bem-estar e à qualidade de vida do que somente à melhora estética, e o resultado é a consequência de bons hábitos e de orientação profissional especializada. O emagrecimento ideal é aquele em que se atinge satisfatória perda de gordura corporal com manutenção ou ganho de massa muscular, e não simplesmente a perda de peso na balança. Desse modo, o tema *suplementação e emagrecimento* será abordado aqui com base nesse contexto, e serão apresentados os nutrientes que auxiliarão nesse processo.

Sabe-se que, para indicação e recomendação de suplementos de modo geral, devem ser adotados alguns critérios para verificar a necessidade ou não de inseri-los na rotina alimentar do paciente ou atleta, levando em consideração a condição financeira e, sobretudo, as características individuais. Em primeira instância, deve ser analisada a necessidade e/ou finalidade da suplementação dentro do contexto de cada paciente, o que envolve o plano e o contexto alimentar individualizado, além de parâmetros relacionados ao treinamento (modalidade, duração, volume, intensidade, frequência). Nesse caso, a suplementação pode ser indicada a fim de suprir essas demandas decorrentes do exercício físico de modo estratégico, para facilitar ou permitir a elaboração de determinadas refeições com diferentes escolhas alimentares, e, também, com o intuito de potencializar vias metabólicas envolvidas no treinamento.

Entretanto, é muito comum as pessoas utilizarem muito mais suplementos do que realmente necessitam, pelo fato de estes não estarem estruturados da maneira adequada com a dieta ou ao contexto daquele indivíduo. Tal prática contribui não somente para gerar gastos desnecessários, já que, em alguns casos, os indivíduos poderiam conseguir resultados equivalentes sem o uso de suplementos, apenas se preocupando mais em realizar todas as refeições adequadamente ao longo do dia, mas também pode dificultar o emagrecimento e levar a um acúmulo maior de gordura corporal, pela maior oferta calórica provinda dos excessos.

Gastos abusivos com suplementos muitas vezes podem levar ao desânimo do indivíduo que busca o emagrecimento, principalmente pelo fato de observar que todo o esforço e todos os investimentos estão sendo altos demais para poucos resultados. Nesse ponto, em geral, orienta-se o paciente a investir em ensinamentos, que ficarão para a vida toda e promoverão resultados eficientes, como os recebidos no acompanhamento por um professor de Educação Física e um nutricionista, a fim de traçar objetivos individualizados, que levarão a adaptações benéficas ao organismo, a mudanças na composição corporal e, por fim, ao emagrecimento duradouro.

Não se trata de fazer apologia negativa aos suplementos, mas apenas de reforçar o uso consciente e embasado em evidências científicas. Podem-se citar, por exemplo, os benefícios do uso de suplementos proteicos, os quais apresentam eficácia comprovada no controle da saciedade e são grandes aliados no planejamento nutricional para o emagrecimento. Trata-se de reforçar que se devem investir esforços no que realmente traz resultados, que são a rotina de treinamento e o planejamento alimentar equilibrado. A partir do momento em que tudo está alinhado, pode-se pensar nos suplementos que podem influenciar e potencializar o processo de perda de gordura e de ganho/manutenção de massa muscular.

A seguir, será analisado o que a literatura traz a respeito dos compostos termogênicos.

16.6 Compostos termogênicos

16.6.1 Cafeína

Considerada um dos estimulantes mais consumidos no mundo e objeto de robustas evidências científicas, a *cafeína* vem sendo amplamente utilizada, seja para fins estéticos, seja para desempenho esportivo, em razão, sobretudo, de seu papel na redução da percepção de fadiga. Seu consumo leva a um melhor rendimento do treino, tanto em volume quanto em intensidade, podendo favorecer maior queima de gordura (Smit e Rogers, 2000; Altimari *et al.*, 2006; Hespel, Maughan e Greenhaff, 2006; McLellan, Caldwell e Lieberman, 2016; Cakir-Atabek, 2017).

Entre os mecanismos de ação da cafeína no nosso organismo, os dois principais são: a ligação com receptores de adenosina e a inibição da atividade da enzima fosfodiesterase.

No cérebro, há uma substância denominada *adenosina*, que, ao se ligar ao seu receptor, induz sonolência. A cafeína, por sua vez, apresenta molécula com analogia estrutural, competindo com a adenosina na ligação ao receptor. Assim, uma vez que a cafeína se liga ao receptor, ela bloqueia a ação da adenosina (sono) e promove respostas no organismo, basicamente de estímulo do sistema nervoso simpático, estimulando as suprarrenais a liberarem catecolaminas (adrenalina e noradrenalina), e, assim, proporcionando efeitos como taquicardia, diminuição do apetite e menor percepção de esforço, sendo esta relacionada com melhor disposição física e mental (McLellan, Caldwell e Lieberman, 2016; Cakir-Atabek, 2017).

Outro mecanismo de ação da cafeína é o bloqueio da enzima fosfodiesterase, o que resulta em maior atividade lipolítica (quebra de gordura) no tecido adiposo. Conforme mencionado, as catecolaminas são neurotransmissores liberados em situações em que o sistema nervoso simpático está estimulado. No tecido adiposo, as catecolaminas se ligam a receptores específicos e sinalizam a quebra da molécula de triacilglicerol, a fim de disponibilizar ácidos graxos na corrente sanguínea para sua posterior oxidação. Essa sinalização ocorre por meio de um segundo mensageiro, dentro do adipócito, denominado *AMPc* (monofosfato de adenosina cíclico), que será o responsável em estimular a quebra do triacilglicerol em glicerol (destinado ao fígado para neoglicogênese) e em ácidos graxos. A enzima fosfodiesterase tem como papel degradar o AMPc, diminuindo, assim, a lipólise do tecido adiposo.

Diante desse mecanismo, a cafeína atua na inibição da atividade da fosfodiesterase, potencializando, desse modo, a sinalização das catecolaminas, favorecendo a lipólise (Smit e Rogers, 2000; McLellan, Caldwell e Lieberman, 2016). Esse processo e a ação no sistema nervoso central (SNC) ocorrem com quase todos os compostos que serão citados, retomando o raciocínio de que a maior ação é na liberação de gordura, e não necessariamente na queima (oxidação).

Em relação à dose ergogênica de cafeína, os melhores resultados são obtidos com o consumo de 3 a 6 mg/kg de peso corporal, e o melhor horário para a suplementação com vistas à redução de fadiga e melhora no rendimento físico seria em torno de 1 hora antes do treino, respeitando o pico da concentração da cafeína na circulação sanguínea (McLellan, Caldwell e Lieberman, 2016). Para exemplificar, se for calculada uma dose de 4 mg/kg para um indivíduo de 65 kg, isso resultaria em uma dose de 260 mg de cafeína. Essa dose é menor do que a encontrada em muitos suplementos comercializados, que chegam a 400 mg de cafeína. Um dado curioso é que o consumo médio de cafeína do brasileiro por dia é de 116 mg (Sartori e Silva, 2016). O limite máximo recomendado para adultos é de 300 a 400 mg/dia (Wikoff *et al.*, 2017).

Com relação às doses de cafeína, será que quanto mais, melhor? Em estudo delineado por Spiriet (2014), foram comparadas diferentes dosagens de cafeína (0, 3, 6 e 9 mg/kg) e seu efeito na redução da fadiga em corredores. Verificou-se que doses superiores a 6 mg/kg não promoveram efeitos superiores, corroborando com as dosagens sugeridas nos estudos citados anteriormente (Spriet, 2014; McLellan, Caldwell e Lieberman, 2016; Wikoff *et al.*, 2017). Assim, pode-se rechaçar a ideia de que "quanto mais, melhor".

Segundo Burke (2008), a ação metabólica da cafeína depende da dosagem; por exemplo: 100 mg de cafeína têm a capacidade de aumentar o metabolismo em 3% a 4%, perpetuados durante 150 min. Já o dobro (200 mg) aumenta o metabolismo em 5% a 8% ao longo de cerca de 200 min.

Um dado curioso foi publicado por Jessen, Toubro e Astrup (2003), que mostraram que a combinação "100 mg de cafeína + 1 mg de nicotina" tem a capacidade de aumentar o metabolismo em 8,5% por mais de 3 horas, o que explica o fato de muitos fumantes falarem que conseguem acordar ou iniciar o dia somente após seu primeiro cigarro acompanhado de uma xícara de café.

Com o intuito de avaliar a relação entre a cafeína e o exercício físico, Schubert *et al.* (2014) investigaram o efeito da cafeína e do exercício físico no gasto energético e na ingestão calórica. Foram delineados três grupos para o estudo:

- um grupo que pedalava durante 1 hora a 65% do volume máximo de oxigênio (VO_2máx) e consumia placebo (EX);
- um grupo que pedalava pelos mesmos tempo e intensidade e consumia 3 mg/kg de cafeína, 90 min antes e 30 min após o exercício (EX + CAF);
- um grupo de controle, que ficou em repouso e não consumiu cafeína (CON).

Após 2 horas do término do exercício, foi ofertada a esses indivíduos uma refeição de teste *ad libitum*, para avaliar a ingestão alimentar. Observou-se redução de 171 kcal na ingestão de energia tanto no EX, quanto no EX + CAF, quando comparados ao CON. Além disso, o EX + CAF apresentou gasto energético e oxidação de gordura de 60 kcal e 740 kcal, que foram significativamente maiores em comparação com EX e CON, respectivamente (Schubert *et al.*, 2014).

Além dos mecanismos de ação já citados para a cafeína, em Harpaz *et al.* (2017), são mencionados outros possíveis sítios de ação da cafeína, principalmente no controle do apetite e da saciedade, além de seus efeitos na lipólise e no gasto energético. De acordo com os autores, ela pode ser considerada como composto aliado no tratamento da obesidade. As principais conclusões dos autores são:

- A cafeína pode melhorar o balanço energético quando consumida em doses baixas a moderadas (3-4 mg/kg).
- A cafeína evita a redução da TMB em dietas mais restritivas.
- Indivíduos que mantêm a perda de peso por mais tempo consomem mais xícaras de café e bebidas cafeinadas, em comparação com a população em geral.
- O alto consumo de café foi associado com baixo risco de obesidade, de síndrome metabólica e de diabetes tipo 2.
- Há algumas especulações sobre a ação da cafeína na inibição da lipogênese.

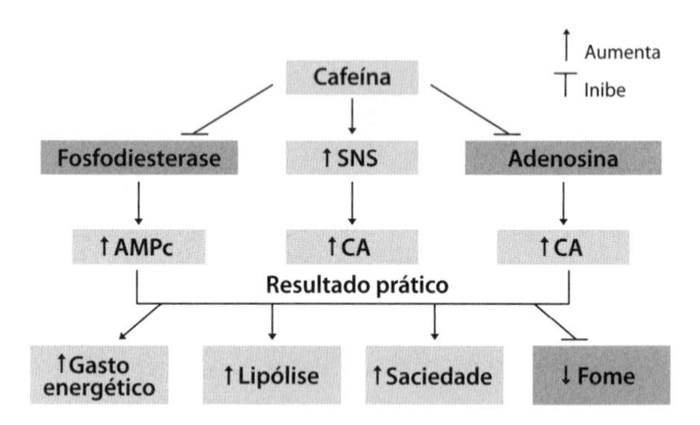

Figura 16.2 – Mecanismos de ação da cafeína na regulação da termogênese e da ingestão energética. SNS: Sistema Nervoso Simpático, AMPc: AMP cíclico; CA: catecolaminas; EE: Gasto energético.
Fonte: adaptada de Harpaz *et al.* (2017).

Mesmo observando melhora na redução de fadiga e de percepção de esforço ou sensação de cansaço, no aumento do metabolismo, na maior taxa de lipólise e preservação de glicogênio, acredita-se que não há necessidade nem justificativa para exagerar na dosagem, a qual deve ser sempre individualizada de acordo com o objetivo e principalmente com a sensibilidade relatada. Alguns estudos sugerem que a sensibilidade e a tolerância à cafeína são adquiridas muito rapidamente e que esta, sozinha, não traz benefícios em longo prazo para a perda de peso (Collins *et al.*, 1994; Spriet, Perry e Talanian, 2008; Manore, 2012). Segundo Burke (2008), o excesso de cafeína pode acarretar ansiedade e taquicardia, refletindo em perda do foco nos treinos, em particular nos mais intensos, como na "semana de choque" ou *crossfit*, além de diarreia, insônia, palpitação, mal-estar e dores de cabeça.

Por fim, o consumo de cafeína apresenta atividade diurética, o que pode levar ao aumento do volume urinário e, consequente, a perda hídrica excessiva (desidratação). Vale ressaltar que rendimento e fadiga estão intimamente ligados à hidratação, e, na maioria dos casos, observam-se pacientes buscando algum suplemento que auxilie na melhora da *performance*, esquecendo-se ou, até mesmo, não tendo o hábito de consumir água ao longo do dia. Sabe-se que uma pequena desidratação, avaliada pela perda de cerca 2% do peso corporal, pode levar a uma redução de 20% a 30% do rendimento físico (Armstrong *et al.*, 1993; Armstrong e Epstein, 1999). Isso justifica a preocupação com o alicerce nutricional, para, depois, inserir e ajustar a suplementação.

16.6.2 Chá-verde

Outra classe de compostos bastante utilizados como auxiliadores no processo de emagrecimento são os chás. Entre os mais variados tipos, um dos mais estudados é o chá-verde, principalmente pela sua composição rica em polifenóis ou catequinas – por exemplo, galato epigalocatequina (EGCG), epigalocatequina (EGC), galato de epicatequina (ECG) e epicatequina (EC) –, responsáveis por benefícios à saúde, incluindo aumento do metabolismo, atividades antioxidantes e anti-inflamatórias, além de atividades lipolíticas e oxidativas dos ácidos graxos (Hursel, Viechtbauer e Westerterp-Plantenga, 2009; Hursel e Westerterp-Plantenga, 2010).

O uso do chá-verde para o emagrecimento se fundamenta em alguns mecanismos de ação, um deles semelhante à cafeína, atuando no bloqueio da enzima fosfodiesterase, gerando maior lipólise. Outro mecanismo verificado em estudos de modelos experimentais de ratos é a ação do chá-verde inibindo outra enzima, chamada catecol-O-metiltransferase, que tem como principal ação a degradação das catecolaminas. Se não há degradação destas, há maior atividade dos receptores beta-adrenérgicos, favorecendo a lipólise. Outros estudos evidenciam que o chá-verde atua também no aumento da termogênese (produção de calor), na melhora da sensibilidade à leptina (hormônio associado à saciedade), na redução da lipogênese/adipogênese, além de produzir efeitos positivos na biogênese mitocondrial e maior ativação das UCPs. A maioria dessas ações, porém, apresenta maior efetividade quando o chá-verde é associado à cafeína (Hursel, Viechtbauer e Westerterp-Plantenga, 2009; Hursel e Westerterp-Plantenga, 2010; Hursel *et al.*, 2011).

A fim de avaliar o efeito da combinação desses dois compostos, Dulloo *et al.* (1999) avaliaram a combinação de extrato de chá-verde + cafeína (280 mg de epigalocatequinas por dia + 150 mg de cafeína por dia) em homens sedentários (composição corporal de 20%-30% de gordura), e verificaram aumento significativo na queima de gordura (cerca de 10% a mais) em comparação ao grupo que recebeu placebo ou ao grupo suplementado somente com cafeína em 24 horas.

Especula-se que o efeito de determinado composto seja mais efetivo em indivíduos com sobrepeso e sedentários pelo fato de que eles não realizam nenhuma atividade física, e o composto pode ser o diferencial. Com o intuito de contrapor essa possível afirmação, um estudo submeteu homens eutróficos e ativos que utilizaram extrato de chá-verde como suplemento (136 mg de epigalocatequinas + 340 mg de catequinas por dia) a um protocolo de exercício físico a 60% de VO_2máx durante 30 min, e foi verificado aumento significativo na oxidação de gordura, em torno de 17% a mais do que o grupo que recebeu placebo (Venables *et al.*, 2008). Assim, constata-se que, mesmo em indivíduos eutróficos e fisicamente ativos, os compostos ativos apresentam resultados significativos.

Em relação à dose de chá-verde a ser utilizada, em um estudo de Chen *et al.* (2016), foram utilizadas altas dosagens (850 mg do extrato de chá-verde), durante 12 semanas, em 115 mulheres com obesidade central. Verificou-se uma perda de peso significativa (76,8 ± 11,3 kg para 75,7 ± 11,5 kg), redução da circunferência da cintura, redução do colesterol total e LDL, sem apresentar efeitos adversos. Esses resultados foram relacionados à redução dos níveis de grelina (hormônio do apetite) e ao aumento dos níveis de adiponectina (adipocina produzida pelo tecido adiposo), propostos como mecanismo antiobesogênico.

Vale enfatizar que o estudo de Chen *et al.* (2016) foi realizado em mulheres de etnia asiática, dificultando a extrapolação desses dados para quaisquer populações, pois, de acordo com a literatura, a resposta ao chá-verde é diretamente relacionada à etnia. Por exemplo, caucasianos apresentam elevado consumo de cafeína e resposta genética desfavorável ou menor sensibilidade aos efeitos do chá-verde; já asiáticos apresentam baixo consumo de cafeína e resposta genética favorável ou maior sensibilidade aos efeitos do chá-verde.

Ainda reforçando a questão étnica, uma meta-análise envolvendo 11 estudos mostrou boa relação entre o consumo ou a suplementação de chá-verde e a perda de peso, porém evidenciou que os melhores resultados dependem da etnia e foram mais positivos em indivíduos asiáticos, por apresentarem baixo consumo de cafeína e resposta genética mais favorável (Hursel, Viechtbauer e Westerterp-Plantenga, 2009).

Outro potencial mecanismo de ação do chá-verde no emagrecimento é sua atividade sobre o tecido adiposo marrom. No estudo de Yoneshiro *et al.* (2017), foram avaliados os efeitos agudos e crônicos do chá-verde no tecido adiposo marrom, tanto em indivíduos que apresentavam boa atividade desse tecido (associada a uma boa capacidade de geração de calor quando eram submetidos a baixas temperaturas) quanto em indivíduos que não apresentavam. Foram selecionados 15 indivíduos saudáveis com boa atividade do tecido adiposo marrom, os quais foram divididos em dois grupos: o grupo experimental, que tomava uma única dose de chá-verde (350 ml), contendo 615 mg de catequina e 77 mg de cafeína, e o grupo de controle, que consumia o mesmo volume de bebida, mas sem catequinas e com 81 mg de cafeína. Como resultado, verificou-se aumento significativo do gasto energético nos dois grupos, com pico em

15 min após a ingestão das bebidas, porém, no grupo que ingeriu catequinas, o gasto energético permaneceu elevado por até 180 min, em contraste com a bebida de controle (somente cafeína), que se elevou por apenas 90 min. Além disso, os autores referem que esse gasto energético aumentado representou cerca de 20 a 30 kcal.

Já no experimento crônico, foram selecionados 10 homens com baixa atividade do tecido adiposo marrom, que também foram randomizados em dois grupos e acompanhados por 5 semanas. O grupo experimental consumiu 350 ml de chá, duas vezes ao dia (café da manhã e jantar), totalizando 1.230 mg de catequinas e 160 mg de cafeína ao dia. Já o grupo de controle consumiu o mesmo volume de bebida, nos mesmos horários, mas sem catequinas, e totalizando 160 mg de cafeína ao dia. Como resultado, não houve diferença entre os grupos em termos de gasto energético. No entanto, houve aumento na termogênese quando os indivíduos eram submetidos a baixas temperaturas: de 92 kcal (habitual) para 198 kcal no grupo que consumia a bebida rica em catequinas de forma crônica. Também foi observada maior taxa de oxidação de gordura no grupo catequina, em comparação ao que fez uso apenas da bebida com cafeína. O estudo concluiu que o consumo do chá-verde estimula maior produção de calor no tecido adiposo marrom, mesmo em indivíduos com baixa atividade desse tecido (Yoneshiro *et al.*, 2017).

Na busca de dados que minimizassem o efeito da etnia, uma revisão extremamente criteriosa e rigorosa de 16 estudos avaliou a relação do chá-verde na perda de peso em adultos com sobrepeso e obesidade, em amostra populacional de alta heterogeneidade. Foi constatado que o chá-verde promove perda de peso pequena, sem significância estatística nem importância clínica, além de não apresentar efeitos significativos para a manutenção da perda de peso, principalmente em estudos com consumo a longo prazo. Concluiu-se que o chá-verde não demonstra efeitos colaterais para a população de obesos e de indivíduos com sobrepeso. O estudo sugere que o chá-verde pode ser uma terapia coadjuvante para o tratamento da perda de peso, sobretudo para pessoas que não consomem cafeína, comparando os seus efeitos a um efeito placebo, podendo ser de grande valia no tratamento de uma doença como a obesidade, com grande número de fatores etiológicos (Jurgens *et al.*, 2012).

Uma dica valiosa: não é preciso utilizar somente cápsulas; pode-se, e deve-se, utilizar sempre fontes naturais, quando houver possibilidade. Em relação ao consumo de chás, sabe-se que a infusão de 1 g de folha seca de chá-verde em 100 ml de água produzirá em torno de 35-45 mg de catequinas e 6 mg de cafeína. Ao se consumir cerca de 3 a 4 doses dessa bebida diariamente, é possível obter os benefícios supracitados, lembrando que cada pessoa tem diferentes graus de sensibilidade aos compostos do chá.

Dica: uma regra geral para uma eficiente infusão é que a temperatura ideal da água utilizada para preparar um chá-verde é alcançada quando pequenas bolhas começam a se formar no fundo da chaleira ou panela, o que gira em torno de 60 a 85 °C. Se aquecer muito a água, deixe-a esfriar um pouco antes de adicioná-la ao chá. O tempo de infusão gira em torno 3 a 5 minutos, para extratação dos compostos ativos e antioxidantes. Quanto maior for o tempo de infusão, maior será o amargor do chá obtido.

16.6.3 Chá-mate

Assim como o chá-verde, o chá-mate (erva-mate ou *Ilex paraguariensis*) vem apresentando relevante respaldo científico no controle e no tratamento coadjuvante da perda de peso; porém, os estudos ainda são escassos, principalmente pelo fato de seu consumo ser mais frequente em países latino-americanos.

Além de ser utilizado como adjuvante do processo de emagrecimento, o chá-mate também vem sendo utilizado em combinação com treinamento físico. Alkhatib (2014) avaliou a influência da ingestão aguda de chá-mate sobre o aumento do gasto energético durante várias intensidades de exercício físico. Nesse estudo, foram analisados 14 indivíduos, 7 homens e 7 mulheres saudáveis, divididos em dois grupos: um deles ingeriu 1.000 mg de chá-mate em cápsulas, ao passo que o outro ingeriu cápsulas de placebo 60 min antes de realizar testes ergométricos. Foi verificado que a ingestão de chá-mate aumentou significativamente o gasto energético (em torno de 24%) em todas as intensidades, porém com maior efeito em intensidades submáximas do que nas máximas. Assim, por aumentar significativamente o gasto energético, promovendo, assim, maior gasto calórico, sugere-se o chá-mate pelo seu potencial para aumentar os efeitos e a eficácia do exercício físico, e a consequente perda de peso.

Por ser uma bebida bastante consumida no território brasileiro, há alguns trabalhos realizados no nosso país, com resultados bastante promissores. De Oliveira *et al.* (2016) realizaram um estudo-piloto que teve como objetivo avaliar o efeito agudo do consumo da erva-mate sobre o gasto energético de repouso em indivíduos adultos saudáveis. Foram avaliados 9 homens, em estudo com delineamento *crossover* (ou seja, os mesmos indivíduos realizaram os dois protocolos: consumo de placebo e de erva-mate, em momentos diferentes), placebo-controlado, separados por 7 dias (período de *washout*), quando consumiram 500 ml de água (placebo) ou 500 ml de chá que continham 5 g de mate solúvel. Após 1 hora do consumo das bebidas, foi mensurado o gasto energético em repouso durante 30 min, por meio de calorimetria indireta. Observou-se que, após o consumo do chá, houve aumento significativo no gasto energético, de cerca de 7,7 % (125 kcal). Como limitações do estudo, os autores referem o número pequeno de indivíduos, todos eutróficos, e o fato de a quantidade de erva-mate utilizada ser superior da habitualmente consumida na prática clínica. Outro ponto bastante relevante do trabalho foi o fato de que na amostra havia tanto homens considerados "não responsivos" à ingestão do chá quanto outros considerados "responsivos", os quais chegaram a apresentar aumento do gasto energético de repouso em cerca de 300 kcal.

Portanto, assim como o chá-verde, a utilização do chá-mate, principalmente pelo sabor ser mais aceito pelos brasileiros, pode ser considerada uma interessante estratégia coadjuvante no processo de perda de peso.

16.6.4 Capsaicina/capsiate

A capsaicina representa o principal composto pungente presente na pimenta vermelha ou pimenta chili, sendo conhecida sobretudo pelo seu efeito termogênico (van Avesaat *et al.*, 2015). Ela pertence ao grupo dos *capsaicinoides*, o qual também é formado por mais quatro compostos: a di-hidrocapsaicina, a nordi-hidrocapsaicina, a homocapsaicina e a homodi-hidrocapsaicina. Nesse âmbito, a quantidade de capsaicinoides presente na pimenta está diretamente ligada ao grau de pungência dela, ou seja, quanto maior a concentração desses compostos, maior o grau de ardência da pimenta. Para essa avaliação, foi criada uma escala denominada *Escala de Scoville*, que reflete a concentração de capsaicinoides presente em variados tipos de pimenta (Janssens *et al.*, 2013). Assim, para os amantes de pimentas, fica a dica para descobrir quais as pimentas mais ardidas. Entretanto, não são todas as pessoas que gostam ou toleram a pungência dos capsaicinoides presentes nas pimentas. Nesses casos, é possível a utilização dos denominados *capsinoides*, os quais são extraídos da pimenta-doce e não apresentam ardor. Eles são estruturalmente semelhantes aos capsaicinoides, exercendo os mesmos efeitos biológicos (Snitker *et al.*, 2009; Hursel e Westerterp-Plantenga, 2010). O grupo é composto por três substâncias: o capsiate, o di-hidrocapsiate e o nordi-hidrocapsiate, sendo o capsiate o mais conhecido, em razão do seu uso como nome comercial de diversos produtos.

Em geral, quando as pessoas comem pimenta, elas referem certo "calor". Isso se deve particularmente à sua atividade termogênica, e, de acordo com o estudo de Ludy e Mattes (2011), a ingestão de 1 g de pimenta já é capaz de estimular o aumento da temperatura corporal, além de promover um modesto aumento do gasto energético (1%, durante 3 horas). Além disso, também se observou um efeito mais relevante quando houve o consumo da pimenta *in natura*, em comparação com o princípio ativo na forma de suplemento (capsaicina). Com essas questões em mente, tenciona-se entender melhor quais os efeitos, em sua totalidade, que esses compostos podem produzir, por quais mecanismos eles acontecem e se existem diferenças nas respostas entre distintos indivíduos e grupos populacionais.

A capsaicina tem sido descrita como um composto capaz de promover efeitos positivos no gasto energético, na oxidação de gorduras, no controle do apetite e da ingestão alimentar (Westerterp-Plantenga, Smeets e Lejeune, 2005; Smeets e Westerterp-Plantenga, 2009; Hursel e Westerterp-Plantenga, 2010; Janssens *et al.*, 2013; Saito e Yoneshiro, 2013; van Avesaat *et al.*, 2015). No que tange aos seus efeitos no metabolismo lipídico e energético, eles estão associados a aumento na atividade do sistema nervoso simpático. Após ser ingerida, a capsaicina se liga a um receptor denominado receptor vaniloide de potencial transitório (TRPV1 – do inglês *transient receptor potential vanilloid-1*), o qual desencadeia a liberação de catecolaminas (adrenalina, noradrenalina) e a estimulação beta-adrenérgica, promovendo a regulação positiva de UCPs (1 e 2) e o aumento da termogênese e do gasto energético (Hursel e Westerterp-Plantenga, 2010; Saito e Yoneshiro, 2013). Todavia, em estudo conduzido por Faraut *et al.* (2007), verificou-se que a suplementação de capsiate foi capaz de promover uma regulação negativa de UCP-3, evidenciando sua ênfase de ação sobre as UCPs 1 e 2.

No caso da capsaicina, a resposta é iniciada na boca, o que se deve à presença de sensores na língua que detectam o ardor característico da substância, ao passo que, no caso do capsiate, a resposta inicia-se por meio de receptores presentes no estômago e no intestino. Estudos que avaliaram o efeito da capsaicina em humanos e em animais após a administração de betabloqueadores (classe de fármacos que bloqueiam a ligação das catecolaminas aos receptores beta-adrenérgicos) verificaram redução do seu efeito térmico, confirmando a hipótese de a via beta-adrenérgica ser o seu principal mecanismo de aumento da termogênese (Kawada *et al.*, 1986; Belza *et al.*, 2007).

Elucidados em parte os efeitos e os mecanismos de ação da capsaicina, é importante verificar aspectos que podem influenciar na magnitude da resposta sobre o seu uso. Um fato relevante é que a maior parte dos estudos existentes na literatura foi desenvolvida com indivíduos asiáticos, existindo, assim, diferenças nos efeitos da capsaicina quando se faz uma comparação com indivíduos caucasianos (Hursel e Westerterp-Plantenga, 2010; Janssens *et al.*, 2013).

Tal fato pode ser explicado pela diferença da dose de pimenta vermelha ou de capsaicina utilizada nos estudos, que tende a ser maior naqueles realizados com asiáticos. Essa diferença está associada diretamente aos padrões alimentares vistos no Oriente e no Ocidente, existindo um maior consumo e tolerância dos orientais em relação à pimenta vermelha e ao uso da capsaicina. Por exemplo, na Índia, o consumo médio diário varia de 25 a 200 mg, ao passo que, na Europa, estima-se um valor de 1,5 mg (Astrup *et al.*, 2010). Além disso, também existem variações genéticas (polimorfismos) que explicam a maior ou menor efetividade da capsaicina entre indivíduos e populações no que se refere aos seus efeitos no metabolismo energético e de gorduras (Snitker *et al.*, 2009; Hursel e Westerterp-Plantenga, 2010).

No estudo conduzido por Snitker *et al.* (2009), os autores suplementaram indivíduos caucasianos com 6 mg por dia de capsinoides ou de placebo durante um período de 12 semanas e avaliaram os seus efeitos na perda de peso, na queima de gordura e no metabolismo. Vale salientar que os participantes foram acompanhados individualmente por nutricionista, que realizou orientações sobre como os indivíduos deveriam modificar sua dieta para alcançar um *deficit* calórico diário, ou seja, simular a condição de dieta hipocalórica para o emagrecimento em associação com a suplementação com capsinoides. Além disso, os autores também realizaram testes genéticos com os participantes, a fim de avaliar as respostas dos indivíduos obtidas para cada polimorfismo do receptor da capsaicina TRPV1 e de UCP-2. Nesse âmbito, os autores verificaram que indivíduos portadores dos polimorfismos TRPV1 Val585Ile (n = 13) e UCP-2 –866 G/A foram os que apresentaram perda de gordura abdominal mais expressiva, em comparação aos indivíduos portadores dos polimorfismos TRPV1 Ile585Ile (n = 14) e UCP-2 –866 G/G (n = 14), ou seja, apenas metade da amostra do estudo obteve resposta significativa com a suplementação dos capsinoides.

Na avaliação do gasto energético, o grupo que utilizou os capsinoides obteve aumento médio de 54 kcal/dia quando comparado ao grupo placebo, o que não foi estatisticamente significativo. Já para a queima de gordura, a diferença encontrada entre os grupos foi estatisticamente significativa. Mesmo com resultados instigantes, os autores evidenciaram algumas limitações: julgaram que o tempo de 12 semanas é curto; que o tamanho da amostra foi reduzido, pelo fato de apenas os homens terem as análises metabólicas realizadas; e de que os efeitos estão associados a condições genéticas, que podem ser favoráveis ou desfavoráveis. Além disso, não se sabe se, em longo prazo, os indivíduos começariam a apresentar resistência ou maior tolerância aos efeitos do composto. Por fim, e muito bem exposto pelos autores, eles elucidam que, para a perda de peso, a grande dificuldade está na adesão dos participantes, a fim de que eles realizem mudanças nos hábitos de vida.

Outro trabalho interessante foi o realizado por Janssens *et al.* (2013), no qual os pesquisadores investigaram os efeitos da suplementação de 7,5 mg de capsaicina no gasto energético, na oxidação de substratos (carboidratos, proteínas e gorduras) e na pressão sanguínea, em 15 indivíduos caucasianos, durante um período de 24 horas. A suplementação foi realizada em três diferentes momentos do dia: antes do café da manhã, do almoço e do jantar. Também foram realizados os cálculos das necessidades energéticas totais diárias para cada um dos indivíduos, que, posteriormente, foram divididos em quatro grupos distintos:

- *grupo placebo* com 25% de restrição alimentar;
- *grupo suplementado* (8 mg de capsaicina em 24 horas) com 25% de restrição alimentar;
- *grupo placebo* sem restrição alimentar;
- *grupo suplementado* (8 mg de capsaicina em 24 horas) sem restrição alimentar.

A hipótese inicial dos autores era a de que a adição da capsaicina no grupo que realizou a dieta com restrição energética poderia inibir os efeitos que o balanço energético negativo causa no gasto energético (dietas hipocalóricas promovem uma redução fisiológica da TMB) e aumentar a oxidação de gorduras, em comparação com o grupo que recebeu 100% das suas necessidades energéticas sem a suplementação de capsaicina. Os resultados mostraram que a adição da capsaicina ao grupo que realizou a dieta hipocalórica foi capaz de contrabalancear os efeitos negativos no metabolismo relacionados à restrição energética, verificando-se valores similares na termogênese induzida pela dieta e no gasto energético em repouso, em comparação ao grupo que consumiu 100% das necessidades energéticas diárias e não consumiu capsaicina. No que tange à avaliação da queima de gordura, verificou-se que o uso da capsaicina, na condição de restrição calórica, foi capaz de aumentar esse parâmetro, ao passo que o grupo que foi suplementado com capsaicina, mas não realizou uma abordagem dietética hipocalórica, não obteve mudanças na sua capacidade de queima de gordura. Além disso, vale salientar que não houve alterações da pressão sanguínea dos indivíduos, tanto sistólica quanto diastólica, verificando-se um efeito seguro nesse aspecto.

Algumas questões adicionais que os autores ressaltam a respeito do trabalho e da capsaicina referem-se a estudos prévios, que demonstraram que o seu uso em refeições com maior teor de gorduras era mais eficaz para o aumento da oxidação de gorduras. Ademais, alegam, também, que seus efeitos no metabolismo lipídico e energético aparentam não ser agudos, e sim crônicos, decorrentes de um efeito acumulativo da capsaicina (Smeets e Westertesp-Plantenga, 2009).

Assim, por questões genéticas, não são todos os indivíduos que responderão adequadamente à suplementação com capsioides ou capsaicinoides, sendo verificada na literatura uma resposta mais significativa em indivíduos asiáticos, em comparação com caucasianos, questões estas relacionadas ao padrão alimentar, à tolerância desses indivíduos a esses compostos e às dosagens utilizadas nos estudos, que tendem a ser maiores em grupos asiáticos.

É evidente que grande parte do interesse na utilização da capsaicina e de seus análogos refere-se aos seus efeitos na termogênese e no metabolismo lipídico. Entretanto, diversos estudos têm discutido e evidenciado os seus efeitos no apetite, na saciedade e na ingestão alimentar (Westerterp-Plantenga, Smeets e Lejeune, 2005; Smeets e Westerterp-Plantenga, 2009; Smeets, Janssens e Westerterp-Platenga, 2013; van Avesaat *et al.*, 2015), os quais são elementos extremamente relevantes para quem busca o emagrecimento e sua manutenção.

Alguns trabalhos indagam sobre um efeito da capsaicina na liberação de hormônios gastrointestinais relacionados à saciedade, principalmente o peptídeo semelhante a glucagon 1 (GLP-1) (Smeets e Westerterp-Plantenga, 2009; Wang *et al.*, 2012). Outros mostram um possível efeito da liberação de catecolaminas durante a fase cefálica da digestão (Melanson *et al.*, 1999; Mattes, 2002; Heath *et al.*, 2004), constituída pelos estímulos sensoriais (por exemplo, olfatório e visual) e do paladar que a ingestão alimentar causa no sistema nervoso. Além disso, também existe associação com a informação sensorial desencadeada pela pungência da capsaicina e o seu efeito gastrointestinal sobre a sensação de apetite e a ingestão energética dos indivíduos, sendo verificado um efeito mais relevante quando ocorre o estímulo sensorial em comparação com o gastrointestinal (Westerterp-Plantenga, Smeets e Lejeune, 2005; Smeets e Westerterp-Plantenga, 2009; van Avesaat *et al.*, 2015).

No trabalho de van Avesaat *et al.* (2015), os autores realizaram a infusão de 1,5 mg de capsaicina diretamente no intestino de indivíduos saudáveis para avaliar, sob essas condições, os seus efeitos na fome, na saciedade, nos sintomas gastrintestinais e na liberação de hormônios gastrintestinais relacionados à saciedade, diferentemente de outros trabalhos que avaliaram esses aspectos sob a ingestão oral da capsaicina (Westerterp-Plantenga, Smeets e Lejeune, 2005; Smeets e Westerterp-Plantenga, 2009). O principal achado do trabalho foi que a capsaicina foi capaz de promover maior saciedade; no entanto, esse efeito não foi atribuído à liberação de hormônios gastrintestinais, mas, sim, à situação de dor, de queimação e de estresse gastrintestinais que ela ocasionou. van Avesaat *et al.* (2015) indicam que estudos prévios com humanos já haviam relacionado a sensação de dor à geração de saciedade, como resultado de estimulações químicas e mecânicas após a infusão de nutrientes no trato gastrintestinal e ressaltam que esse tipo de resposta pode estar relacionada com um sinal de alerta para inibição da ingestão adicional da substância, que induz à dor e/ou ao desconforto, e, portanto, pode ser potencialmente nociva. Entretanto, no caso da capsaicina, diversos trabalhos evidenciaram a segurança do seu uso para o consumo humano (Yoshioka *et al.*, 1999, 2001; Westerterp-Plantenga, Smeets e Lejeune, 2005; Smeets e Westerterp-Plantenga, 2009).

Considerando esses dados, evidencia-se que a ingestão oral da capsaicina (por meio da pimenta vermelha) ou dela diluída em outros alimentos promove efeitos superiores, em comparação ao seu uso encapsulado, tanto na saciedade quanto na termogênese (Westerterp-Plantenga, Smeets e Lejeune, 2005; Janssens *et al.*, 2013; van Avesaat *et al.*, 2015). Todavia, em relação ao uso em longo prazo, por questão de tolerância, muitos indivíduos preferem o consumo da capsaicina na forma encapsulada ou dos capsinoides (capsiate), já que estes não apresentam pungência (Hursel e Westerterp-Plantenga, 2010). Nesse âmbito, ainda são escassos estudos que avaliam o impacto de capsinoides na ingestão energética e na saciedade, sendo a maior parte dos trabalhos nessa área conduzidos com o uso de capsaicinoides. Portanto, nesse aspecto, ainda não é possível afirmar se os capsinoides são capazes de promover os mesmos efeitos na sensação de apetite e na ingestão energética que são vistos com o uso da capsaicina.

16.6.5 Canela

A canela, principalmente pelo seu composto ativo cinamaldeído, vem sendo bastante relacionada com a melhora de muitos fatores relacionados à saúde, com destaque às comorbidades relacionadas com a síndrome metabólica, como hipertensão, obesidade, dislipidemia e hiperglicemia.

Sabe-se que o controle do metabolismo glicêmico é considerado um dos principais pontos a serem levados em consideração no processo de emagrecimento. A fim de avaliar o efeito da suplementação com canela em pacientes diabéticos, Vafa *et al.* (2012) delinearam um estudo duplo-cego com 44 diabéticos do tipo 2, não insulinodependentes, entre 30 e 65 anos, divididos aleatoriamente em dois grupos: um suplementado com cápsulas inodoras de farinha de canela (3 g por dia) e um de uso do placebo, com cápsulas inodoras de farinha de trigo (3 g por dia). As cápsulas eram fracionadas ao longo do dia (dois por refeição – café, almoço e jantar) e foram consumidas durante 8 semanas. Não houve alteração nos hábitos dietéticos e de atividade física ao longo do estudo. Um dado interessante foi que a escolha da dose, 3 g por dia, baseou-se no intuito de ser uma dose possível de ser utilizada como especiaria na alimentação do dia a dia, em vez de somente cápsulas. No final das 8 semanas, os autores constataram que, no grupo suplementado, houve melhora significativa nos níveis de hemoglobina glicada (de 7,35% ± 0,51% para 6,9% ± 0,77%) e de triglicerídeos (de 163,32 ± 52,66 mg/dL para 138,21 ± 43,55 mg/dL). Já em relação ao peso corporal, ambos os grupos reduziram peso significativamente: canela (–0,89 ± 1,48 kg) e placebo (–0,44 ± 0,63 kg). Em porcentagem de gordura corporal, apenas o grupo que foi suplementado com canela reduziu significativamente (–0,44% ± 0,91%).

Assim, os dados são promissores em incluir a canela como possível prescrição, sobretudo para pacientes com níveis mais elevados de insulina e que apresentem tolerância à canela.

16.6.6 *Citrus aurantium*

O *Citrus aurantium*, encontrado no extrato seco da laranja amarga, é rico em sinefrina, um estimulante utilizado como substituto da efedrina em muitos suplementos. As justificativas para seu uso no emagrecimento incluem principalmente suas ações no aumento da termogênese e por ser um potente agente lipolítico e inibidor do apetite (Fugh-Berman e Myers, 2004; Haaz *et al.*, 2006).

Sua ação lipolítica está relacionada à inibição da enzima fosfodiesterase, semelhante à ação da cafeína e do chá-verde. Apresenta, também, ação simpatomimética, potencializando o estímulo das catecolaminas nos receptores beta-adrenérgicos, além da inibição da catecol-O-metiltransferase, aumentando ainda mais a ação das catecolaminas (Fugh-Berman e Myers, 2004).

Os estudos ainda são escassos, porém, promissores. Stohs, Preuss e Shara (2011), em estudo com humanos, verificaram que uma dose única de sinefrina (50 mg) resultou em aumento significativo (em torno de 65 kcal) na taxa metabólica de repouso (TMR) em relação ao grupo que recebeu placebo.

O efeito da sinefrina na perda de peso ainda apresenta inúmeras limitações, em particular pela falta de padronização de grupos, métodos e, principalmente, dos princípios ativos/ervas. Além disso, os estudos apresentam curta duração (2-8 semanas), com amostras pequenas (n = 4 a 30) e ampla variedade de dietas e protocolos de exercícios. E, por fim, na maioria das vezes, o *Citrus aurantium* não é estudado sozinho, e sim em combinação com cafeína, guaraná, chá-verde e *Ginkgo biloba*.

Como pontos negativos, há estudos que referem alguns efeitos adversos associados ao uso do composto, como elevação da pressão arterial, da frequência cardíaca, colite, gastrite e angina (Haller e Benowitz, 2000; Penzak *et al.*, 2001; Jordan, Murty e Pilon, 2004; Nykamp, Fackih e Compton, 2004; Haaz *et al.*, 2006; Lang e Froelicher, 2006; Stohs, Preuss e Shara, 2011).

16.6.7 Coenzima Q10 (CoQ10)

Os micronutrientes, em especial as vitaminas e os minerais, exercem um importante papel na otimização do processo de metabolização de carboidratos, proteínas e gorduras; por sua vez, a falta desses nutrientes acarreta desequilíbrio na glicólise, na beta-oxidação, no ciclo de Krebs etc.

A CoQ10 é componente integral do sistema de fosforilação oxidativa, sendo uma das proteínas carreadoras de elétrons na cadeia de respiração mitocondrial e essencial no processo de síntese de ATP (Rosenfeldt *et al.*, 2002; Navas, Villalba e de Cabo, 2007).

Alguns estudos apontam que 96% de toda a energia produzida aerobiamente envolve a CoQ10. Ela apresenta atividade antioxidante, por participar da regeneração de outros compostos antioxidantes (vitamina E e C), além de atuar na preservação da estabilidade, da fluidez e da permeabilidade de membranas, no crescimento celular e na inibição da morte celular (Rosenfeldt *et al.*, 2002). Exemplos de fontes alimentares são abacate, salmão, atum, sardinha, azeite, linhaça ou chia, oleaginosas, vegetais verde-escuros (espinafre), cereais integrais, entre outros (Navas, Villalba e de Cabo, 2007; Cook *et al.*, 2008).

Garrido-Maraver *et al.* (2014) relacionaram níveis reduzidos de CoQ10 com fadiga e falta de força muscular, aumento do estresse oxidativo, envelhecimento precoce e diferentes patologias, como câncer, fibromialgia, diabetes e doenças degenerativas, como Parkinson e Alzheimer, entre outras.

Em atletas, deficiências de CoQ10 geralmente são verificadas quando há deficiências de micronutrientes que limitem a sua biossíntese (selênio, magnésio, vitamina B6, entre outros). Em contrapartida, quando há elevada ingestão de vitamina E, são verificadas concentrações plasmáticas reduzidas, uma vez que esse nutriente reduz a captação de CoQ10. Em situações de estresse oxidativo intenso gerado por treino, como exercícios de longa duração, observou-se a diminuição da concentração de CoQ10 nos tecidos. Além disso, o uso de estatinas também limita a biossíntese de CoQ10 e reduz as concentrações plasmáticas, podendo levar a uma menor produção de energia e força em tecidos como o coração e outros músculos (Belardinelli *et al.*, 2006; Alf, Schmidt e Siebrecht, 2013).

Com relação à suplementação, os resultados são ainda bastante conflitantes. Trabalhos de revisão de literatura que avaliaram a suplementação de 100 mg por dia de CoQ10, durante 4 a 8 semanas, verificaram melhora da capacidade aeróbia, do limiar anaeróbio, do desempenho e da recuperação em indivíduos treinados e não treinados (Zuliani *et al.*, 1989; Bonetti *et al.*, 2000; Belardinelli *et al.*, 2006). No entanto, em outros trabalhos, que utilizaram a suplementação de 60–150 mg por dia, por 3 a 8 semanas, não foi observado efeito ergogênico de qualquer espécie em indivíduos treinados e não treinados (Braun *et al.*, 1991; Laaksonen *et al.*, 1995; Porter *et al.*, 1995; Malm *et al.*, 1997; Weston *et al.*, 1997).

Alf, Schmidt e Siebrecht (2013) investigaram os efeitos e as diferenças da suplementação com CoQ10 (ubiquinol – 300 mg por dia) e do uso de placebo em relação à potência máxima de 100 atletas de elite treinados (homens e mulheres), jovens e saudáveis, durante 6 semanas. Foi observado que ambos os grupos obtiveram melhoras significativas no desempenho físico, porém, houve uma diferença superior de 2,5% para o grupo CoQ10, em comparação ao grupo que recebeu placebo.

16.6.8 L-carnitina

Há algum tempo, a suplementação de L-carnitina era vista como uma promissora estratégia para aumentar a queima de gordura, já que, explicando *grosso modo*, ela está relacionada com a enzima responsável pelo transporte da gordura para o interior da mitocôndria, para posterior oxidação. Todavia, os benefícios da L-carnitina tiveram como base modelos experimentais de ratos, e não há evidências científicas do uso em humanos. Atualmente, alguns estudos vêm mostrando resultados promissores da suplementação em indivíduos vegetarianos; no entanto, a L-carnitina não apresentou benefícios para a maioria de indivíduos não vegetarianos (Alves e Lima, 2009; Coelho *et al.*, 2010).

Com o intuito de ilustrar que o uso da L-carnitina parece não ser eficiente no processo de emagrecimento, cita-se um estudo brasileiro que acompanhou, durante 4 semanas, 21 voluntários ativos e com sobrepeso, divididos aleatoriamente em dois grupos: grupo suplementado (1,8 g de L-carnitina/dia) e grupo-placebo. Os indivíduos apresentavam frequência de treinamento físico (musculação e aeróbio) de 5 vezes na semana, sendo a duração de 60 min por sessão. No fim do experimento, não foi verificada nenhuma diferença na TMR e em parâmetros de avaliação física como peso, porcentagem de gordura ou perimetria (Coelho *et al.*, 2010).

Sabe-se, então, que a L-carnitina apresenta poucas evidências com relação ao aumento da oxidação de gordura, mas estudos recentes relacionam seu uso à melhora do processo de recuperação celular e, até mesmo, ao aumento de testosterona (El-Damarawi e Salama, 2014; Ahmed *et al.*, 2014; Mivehchi *et al.*, 2015). Seriam esses resultados interessantes para o processo de emagrecimento, os quais levariam indiretamente à queima de gordura? Novos estudos são necessários para concluir sobre a eficácia da suplementação com L-carnitina.

16.6.9 *Garcinia cambogia*

A *Garcinia cambogia* (*Garcinia gummi-gutta*) é uma planta nativa do sul da Índia e do Sudeste Asiático há décadas utilizada como condimento e aromatizante culinário (Márquez *et al.*, 2012; Fassina *et al.*, 2015; Semwal *et al.*, 2015; Gutiérrez-Salmeán, 2016). Entretanto, nos dias atuais, o grande interesse despertado por essa erva se refere ao seu possível efeito positivo no emagrecimento, associado à ação do ácido hidroxicítrico, um composto bioativo que está presente em grandes quantidades nessa erva. O principal mecanismo de ação identificado nesse composto e atribuído ao seu papel no emagrecimento refere-se ao fato de ele agir como um potente inibidor competitivo da enzima citrato liase, relacionada à síntese de ácidos graxos (componente da molécula de gordura) e ao colesterol (Egras *et al.*, 2011; Márquez *et al.*, 2012; Semwal *et al.*, 2015; Fassina *et al.*, 2015; Kim, Park e Lim, 2016; Ríos-Hoyo e Gutiérrez-Salmeán, 2016).

Estudos *in vitro* e *in vivo* (em animais) mostram que, por esse mecanismo, ocorre uma redução na contração de acetilcoenzima A (acetil-CoA), o que limita a biossíntese (produção natural) de ácidos graxos e colesterol (Lowestein, 1971; Sullivan *et al.*, 1974). Além disso, também são relatados efeitos positivos da *Garcinia cambogia* na oxidação de gorduras, no perfil lipídico, no controle do apetite e na resistência insulínica, entre outros (Egras *et al.*, 2011; Márquez *et al.*, 2012; Semwal *et al.*, 2015; Fassina, 2015; Kim, Park e Lim, 2016; Ríos-Hoyo e Gutiérrez-Salmeán, 2016).

Entretanto, a maior parte dos trabalhos que verificam esses efeitos foram realizados em animais (Márquez *et al.*, 2012; Fassina *et al.*, 2015; Semwal *et al.*, 2015; Kim, Park e Lim, 2016), e não podem ser extrapolados para humanos. No que tange aos estudos em humanos, os resultados ainda são bastante controversos e apresentam diversas limitações, principalmente no que se refere ao desenho experimental, à dosagem utilizada, ao tempo de duração, ao tamanho e ao tipo da amostra, entre outras (Egras *et al.*, 2011; Márquez *et al.*, 2012; Semwal *et al.*, 2015; Fassina *et al.*, 2015; Ríos-Hoyo e Gutiérrez-Salmeán, 2016). Nesse sentido, a maior parte dos trabalhos considera baixo o nível de evidência científica para a recomendação do uso da *Garcinia cambogia* para fins de emagrecimento (Egras *et al.*, 2011; Márquez *et al.*, 2012; Ríos-Hoyo e Gutiérrez-Salmeán, 2016).

No que tange à segurança de uso, enquanto alguns trabalhos consideram a sua utilização segura (Márquez *et al.*, 2012; Fassina *et al.*, 2015; Semwal *et al.*, 2015), outros são mais céticos a esse respeito, com base em trabalhos que mostraram efeitos negativos desse suplemento em animais, verificando aumento de inflamação hepática, estresse oxidativo, deposição de colágeno e fibrose (Zheng e Navarro, 2015; García-Cortés *et al.*, 2016; Lunsford *et al.*, 2016; Ríos-Hoyo e Gutiérrez-Salmeán, 2016).

Além disso, publicações sobre estudos de caso associaram o uso de *Garcinia cambogia* a quadros de hepatotoxicidade (efeito tóxico ao fígado), a situações que incluem desde o aumento de transaminases e coagulopatia (com melhora após o cessar da suplementação), até situações de falha hepática fulminante, com necessidade de transplante hepático (García-Cortés *et al.*, 2016; Lunsford *et al.*, 2016). Essa controvérsia sobre a segurança do uso da *Garcinia cambogia* está relacionada a diversos trabalhos que associaram o uso de alguns suplementos emagrecedores que a continham em sua composição a casos de hepatotoxicidade, de falha hepática, de transplante hepático e, até mesmo, de morte (Zheng e Navarro, 2015; García-Cortés *et al.*, 2016).

Todavia, nesses casos, não é possível afirmar que os efeitos deletérios verificados sejam pela presença da *Garcinia cambogia*, já que existe a associação de diversas substâncias e compostos em um mesmo produto e, muitas vezes, sem informações precisas no que tange às quantidades individuais de cada um dos ingredientes (conhecidos como *proprietary blend*). Entretanto, nos estudos de caso supracitados, os indivíduos apenas utilizavam a suplementação isolada de *Garcinia cambogia*. A contaminação dos produtos, a predisposição genética de alguns indivíduos à toxicidade hepática, o histórico do indivíduo (por exemplo, de alcoolismo) e a existência de uma lesão hepática prévia ao uso da suplementação são algumas possibilidades também levantadas pelos autores para o desfecho dos casos analisados.

Assim, as evidências científicas sobre os benefícios da suplementação isolada de *Garcinia cambogia* para o emagrecimento ainda são limitadas e controversas. Além disso, são necessários estudos adicionais que elucidem esses questionamentos realizados a respeito da segurança dessa suplementação.

16.7 Qual caminho seguir, então?

Primeiramente, é preciso conscientizar-se de que os compostos atuam de maneira sinérgica. Assim, pode-se utilizar mais de um ao mesmo tempo e sempre pensando no melhor equilíbrio metabólico do organismo, desde funções antioxidantes até as anti-inflamatórias, para otimizar os processos de lipólise e de oxidação de gordura. Não se deve utilizar da estratégia "quanto mais usar, melhor será", pois (ainda sobre a ação sinérgica) o uso simultâneo de diversos compostos pode implicar inibição dos mecanismos de ação em virtude da competição entre eles.

Portanto, qual caminho seguir? Na sequência, elencam-se alguns pontos importantes a serem levados em consideração na escolha dos melhores métodos para auxiliar no processo de emagrecimento.

16.7.1 Inserção individualizada dos compostos

Os compostos citados devem ser usados de maneira individualizada, segundo a resposta fisiológica e a empatia, enfatizando a prescrição na forma de alimentos:

- Na prescrição dietética, utilizar alimentos que sejam fonte dos princípios ativos.
- Ao optar pelo uso de chás, dar preferência para a infusão, e, assim, consumi-la ao longo do dia, objetivando maiores lipólise e termogênese, além de efeitos antioxidantes. Pode-se fazer a infusão na noite anterior e consumi-la no dia seguinte, sem grandes perdas, além de facilitar o consumo.
- O consumo de café pode ser interessante no pré-treino, no pós-treino e ao longo do dia, de preferência sem ser adoçado com açúcar ou adoçantes.
- Especiarias/temperos: adicionar na alimentação canela, gengibre ralado, farinha de chia ou de linhaça (ômega-3), pimentas, cebola, alho, cúrcuma, coentro.

- Para enfatizar a hidratação, pode-se utilizar água saborizada (o efeito dos compostos é menor, mas, mesmo assim, vale o uso). Exemplos: água com canela, com gengibre, com folhas de hortelã ou, até mesmo, com sachês de chá.

Uma vez que a pessoa já apresenta boa adesão às condutas, com significativas mudanças de hábitos tanto na atividade física como na dieta, pode-se pensar em algumas fórmulas ou combinações, além da manutenção do proposto no primeiro item.

16.7.2 Sugestões de combinações de compostos

Não se trata, aqui, de prescrever fórmulas prontas nem dosagens, já que toda prescrição deve ser criteriosamente individualizada, de acordo com análise clínica.

A ideia de sugerir combinações de compostos é para tentar combinar os princípios, ou seja, que estes trabalhem em sinergia e, assim, favoreçam a maior quantidade de processos, como a termogênese e a lipólise, além de auxiliarem em atividades antioxidantes, anti-inflamatórias e, consequentemente, na oxidação de gorduras. Antes de tudo, deve-se sempre pensar na tolerância a cada composto, considerando variáveis como o horário do treino, para aproveitar suas adaptações metabólicas (como o consumo excessivo de oxigênio após exercício – EPOC na sigla inglesa) e também a termogênese ao longo do dia, criando, desse modo, possibilidades de fracionar os compostos, por exemplo, em dois momentos, como manhã e tarde.

Já que a maioria dos compostos gera lipólise e o treino por si só também já faz isso, pode-se pensar em otimizar essas estratégias. Se o indivíduo treina no final da tarde, por volta das 18 h/19 h, e tem boa sensibilidade à cafeína e ao chá-verde, pode-se fazer a associação e a ingestão desses compostos por volta das 17 h/17h30, a fim de gerar maior liberação de gordura na corrente sanguínea, a ser utilizada durante o período do treino. Já para indivíduos que treinam logo pela manhã, pode-se pensar na suplementação 2 a 3 horas após o treino, aproveitando, assim, o aumento do gasto energético promovido pelo treino, liberando maior quantidade de gordura para ser oxidada nesse momento.

Um pouco diferente do que se observa com o uso desses compostos na prática, pensa-se dessa maneira porque o treino, por si só, já é lipolítico. Portanto, por que razão utilizar esses compostos imediatamente antes ou logo depois do treino, já que eles, na sua maioria, também têm ação lipolítica? Há inúmeras maneiras de pensar e raciocinar. Na nutrição, não existem regras, existem estratégias pontuais para cada indivíduo, de acordo com a avaliação de cada profissional.

A seguir, apresentam-se sugestões de combinações de compostos:

- *Chá-verde + chá-mate*: para indivíduos que não gostam de consumir chá.
- *Chá-verde + capsiate*: para indivíduos com sobrepeso e que não gostam de consumir chá e/ou pimenta.
- *Chá-verde + cafeína*: para indivíduos que não gostam de consumir café.
- *Somente capsiacina*: para indivíduos com muita sensibilidade à cafeína.

- *Coenzima Q10 + capsiate + gingerol*: para indivíduos com muita sensibilidade à cafeína.
- *Chá-verde + chá-mate + cafeína + capsiate*: para indivíduos com boa tolerância à cafeína e à pimenta, e que já foram suplementados com as fórmulas citadas.

Pode-se citar, também, a suplementação de ômega-3, além de um *mix* de probióticos (em particular, *lactobacillus*), que auxiliam na melhora dos processos inflamatórios e da saúde intestinal.

16.7.3 Segurança no uso de termogênicos

O primeiro ponto a se enfatizar é que o uso de termogênicos em populações específicas, como crianças e gestantes, deve ser extremamente condicionado a orientações clínicas específicas, não devendo ser feito indiscriminadamente.

Todos os resultados e aplicações dos compostos citados ao longo do capítulo são decorrentes do uso do alimento e/ou do composto isolado por meio de manipulação laboratorial/farmacêutica. Isso se deve ao fato de que alguns suplementos, sobretudo os importados, podem até conter os compostos mencionados, porém, muitas vezes, incluem muitos outros ingredientes que não apresentam segurança. Os compostos importados apresentam, em seu rótulo, o termo *proprietary blends*, citando apenas um nome comercial de determinado composto ou *mix* de compostos. Desse modo, não há como avaliar sua segurança para prescrição. Portanto, não é indicado o uso de suplementos comerciais, principalmente importados, de forma indiscriminada.

Considerações finais

Pode-se fazer a seguinte analogia aos pacientes com relação aos termogênicos: eles são equivalentes a uma turbina de carro. De que adianta ter uma peça que aumentará a potência do motor, se a gasolina colocada para ele funcionar estiver em pequena quantidade ou for de baixa qualidade? Então, é preciso turbinar nossa máquina no momento certo, entendendo quais são e como utilizar os termogênicos.

Não se pode esquecer de que os compostos citados são alimentos/nutrientes, razão pela qual não se pode esperar que os efeitos deles sejam similares aos de medicamentos. Quando se fala em termogênico, grande parte dos pacientes espera efeito rápido na perda de gordura ou sentir esse efeito no organismo, como euforia, taquicardia etc. Porém, não é assim que funciona na prática. Como foi mencionado, muitos dos compostos têm ação no sistema nervoso e auxiliam na termogênese e na lipólise, contribuindo em todo o processo de emagrecimento, principalmente quando associados à prática de atividade física e à reeducação alimentar. Além disso, outros compostos citados também auxiliam na redução da inflamação e têm ação antioxidante. Assim, eles podem funcionar melhor em sinergia. Os profissionais devem explicar aos pacientes que primeiramente, em vez de pensar em cápsulas, tentarão introduzir os termogênicos via alimentação, para, depois, se houver necessidade ou indicação, recomendar o uso dos extratos encapsulados.

Para a perda de gordura, é preciso gerar, além do ajuste nutricional, um perfeito estímulo de treinamento físico, tornando o organismo mais eficiente em queimar/consumir gordura por um período maior de tempo. Assim, a estruturação da dieta deve ser focada em fazer o paciente sempre render o máximo possível ou em treinar na maior intensidade possível.

Um dos pontos-chave é a adequação na ingestão de água, pois grande parte dos pacientes atendidos não tem o hábito de manter uma boa hidratação. Sabe-se que uma pequena desidratação (de 2% a 5%) acarreta a redução de 30% a 40% do rendimento. Em relação à dieta, a maioria das pessoas em busca da perda rápida de peso utiliza dietas restritivas, sobretudo em carboidratos. Existe uma relação íntima entre hidratação e carboidratos, e a baixa hidratação provoca a redução dos estoques de glicogênio muscular (o combustível fundamental para os músculos), assim como a redução da intensidade, do volume e do rendimento do treino. Vai adiantar, diante desse raciocínio, a utilização de algum suplemento alimentar para potencializar esse emagrecimento, uma vez que os pontos-chave estão desajustados?

Mesmo com todos os resultados apresentados pela literatura científica sobre o uso dos compostos, seja de forma isolada, seja em associação, é importante enfatizar, com relação à promoção da queima de gordura, que os resultados mais duradouros e eficientes são observados quando há melhor adesão à rotina de dieta e de treinos, e não apenas ao uso isolado de determinado composto ativo.

Não se deve olhar o indivíduo apenas sob a ótica da perda de gordura, e sim de forma holística. Os compostos apresentam, além dos efeitos de queima de gordura, resultados na melhora do perfil lipídico sanguíneo (colesterol e triglicerídeos), da sensibilidade à insulina e do controle glicêmico, variáveis importantes tanto no processo de perda de peso como no tratamento das comorbidades associadas à obesidade.

Todos esses suplementos fazem parte da conduta nutricional individualizada, de acordo com a rotina de vida do paciente, e, sobretudo, potencializando os efeitos da atividade física, favorecendo a adesão das orientações propostas, e não necessariamente precisam ser utilizados de antemão ou em primeira consulta. A mudança de hábitos e a promoção da saúde devem fazer parte de um processo longo, construído pelo paciente com a equipe multidisciplinar, para que, assim, seja sólido, eficiente, prazeroso e o mais duradouro possível.

Por isso, se um indivíduo realmente busca eficácia em seu processo de queima de gordura, e não simplesmente se iludir com mais um projeto verão, é preciso ajustar sua rotina alimentar e de treinamento físico, além de contar com o amparo de profissionais especializados, e não buscar soluções milagrosas.

Referências

AHMED, M. M. *et al.* L-carnitine protects against testicular dysfunction caused by gamma irradiation in mice. *Acta Histochem.*, v. 116, n. 6, p. 1046-55, 2014.

ALF, D.; SCHMIDT, M. E.; SIEBRECHT, S. C. Ubiquinol supplementation enhances peak power production in trained athletes: a double-blind, placebo controlled study. *J. Int. Soc. Sports Nutr.*, v. 10, p. 24, 2013.

ALKHATIB, A. Yerba Mate (Illex Paraguariensis) ingestion augments fat oxidation and energy expenditure during exercise at various submaximal intensities. *Nutr. Metab. (Lond.)*, v. 11, p. 42, 2014.

ALTIMARI, L. R. *et al.* Cafeína e performance em exercícios anaeróbios. *Rev. Bras. Cienc. Farm.*, v. 42, n. 1, p. 17-27, 2006.

ALVES, C.; LIMA, R. V. B. Uso de suplementos alimentares por adolescentes. *J. Pediatr.*, v. 85, n. 4, p. 287-94, 2009.

ARMSTRONG, L. E.; EPSTEIN, Y. Fluid-electrolyte balance during labor and exercise: concepts and misconceptions. *Int. J. Sports Nutr.*, v. 9, n. 1, p. 1-12, 1999.

ARMSTRONG, L. E. *et al.* Symptomatic hyponatremia during prolonged exercise in heat. *Med. Sci. Spots Exerc.*, v. 25, n. 5, p. 543-9, 1993.

ASTRUP, A. *et al.* Can bioactive foods affect obesity? *Ann. N.Y. Acad. Sci.*, v. 1190, p. 25-41, 2010.

BAOTHMAN, O. A. *et al.* The role of gut microbiota in the development of obesity and diabetes. *Lipids Health Dis.*, v. 15, p. 108, 2016.

BELARDINELLI, R. *et al.* Coenzyme Q10 and exercise training in chronic heart failure. *Eur. Heart J.*, v. 27, n. 22, p. 2675-81, 2006.

BELZA, A. *et al.* The beta-adrenergic antagonist propranolol partly abolishes thermogenic response to bioactive food ingredients. *Metabolism*, v. 58, n. 8, p. 1137-44, 2007.

BONETTI, A. *et al.* Effect of ubidecarenone oral treatment on aerobic power in middle-aged trained subjects. *J. Sports Med. Phys. Fitness*, v. 40, n. 1, p. 51-7, 2000.

BRAUN, B. *et al.* Effects of coenzyme Q10 supplementation on exercise performance, VO2max, and lipid peroxidation in trained cyclists. *Int. J. Sport Nutr.*, v. 1, n. 4, p. 353-65, 1991.

BURKE, L. M. Caffeine and sports performance. *Appl. Physiol. Nutr. Metab.*, v. 33, n. 6, p. 1319-34, 2008.

BUSIELLO, R. A.; SAVARESE, S.; LOMBARDI, A. Mitochondrial uncoupling proteins and energy metabolism. *Front. Physiol.*, v. 6, p. 36, 2015.

CAKIR-ATABEK, H. Effects of acute caffeine ingestion on anaerobic cycling performance in recreationally active men. *J. Exerc. Physiol.*, v. 20, n. 1, p. 46-58, 2017.

CHEN, I. J. *et al.* Therapeutic effect of high-dose green tea extract on weight reduction: a randomized, double-blind, placebo-controlled clinical trial. *Clin. Nutr.*, v. 35, n. 3, p. 592-9, 2016.

COELHO, C. F. *et al.* A suplementação de L-carnitina não promove alterações na taxa metabólica de repouso e na utilização dos substratos energéticos em indivíduos ativos. *Arq. Bras. Endocrinol. Metab.*, v. 54, n. 1, p. 37-44, 2010.

COLLINS, L. C. *et al.* Effect of caffeine and/or cigarette smoking on resting energy expenditure. *Int. J. Obes. Relat. Metab. Disord.*, v. 18, n. 8, 551-6, 1994.

COOKE, M. *et al.* Effects of acute and 14-day coenzyme Q10 supplementation on exercise performance in both trained and untrained individuals. *J. Int. Soc. Sports Nutr.*, v. 5, n. 1, p. 8, 2008.

DE OLIVEIRA, E. P. *et al.* O consumo agudo de erva mate aumenta o gasto energético de homens jovens saudáveis: um estudo piloto. *RBONE*, v. 10, n. 59, p. 242-9, 2016.

DULLOO, A. G. *et al.* Efficacy of a green tea extract rich in catechin polyphenols and caffeine in increasing 24-h energy expenditure and fat oxidation in humans. *Am. J. Clin. Nutr.*, v. 70, n. 6, p. 1040-5, 1999.

EGRAS, A. M. *et al.* An Evidence-based review of fat modifying supplemental weight loss products. *J. Obes.*, v. 2011, pii: 297315, 2011.

EL-DAMARAWI, M. A.; SALAMA, M. E. Obestatin and L-carnitine as a defensive strategy against fertility disorders induced by obesity in male rats. *Tanta Med. J.*, v. 42, n. 3, p. 103-11, 2014.

FARAUT, B. *et al.* Downregulation of uncoupling protein-3 in vivo is linked to changes in muscle mitochondrial energy metabolism as a result of capsiate administration. *Am. J. Physiol. Endocrinol. Metab.*, v. 292, n. 5, p. E1474-82, 2007.

FASSINA, P. *et al.* The effect of Garcinia cambogia as coadjuvant in the weight loss process. *Nutr. Hosp.*, v. 32, n. 6, p. 2400-8, 2015.

FLACHS, P. *et al.* Polyunsaturated fatty acids of marine origin upregulate mitochondrial biogenesis and induce β-oxidation in white fat. *Diabetologia*, v. 48, n. 11, p. 2365-75, 2005.

FLETCHER, G. *et al.* Dietary intake is independently associated with the maximal capacity for fat oxidation during exercise. *Am. J. Clin. Nutr.*, v. 105, n. 4, p. 864-72, 2017.

FUGH-BERMAN, A.; MYERS, A. Citrus aurantium, an ingredient of dietary supplements marketed for weight loss: current status of clinical and basic research. *Exp. Biol. Med. (Maywood)*, v. 229, n. 8, p. 698-704, 2004.

GARCÍA-CORTÉS, M. *et al.* Hepatotoxicity by dietary supplements: a tabular listing and clinical characteristics. *Int. J. Mol. Sci.*, v. 17, n. 4, p. 537, 2016.

GARRIDO-MARAVER, J. *et al.* Coenzyme Q10 Therapy. *Mol. Syndromol.*, v. 5, n. 3/4, p. 187-97, 2014.

HAAZ, S. *et al.* Citrus aurantium and synephrine alkaloids in the treatment of overweight and obesity: an update. *Obes. Rev.*, v. 7, n. 1, p.79-88, 2006.

HALLER, C. A.; BENOWITZ, N. L. Adverse cardiovascular and central nervous system events associated with dietary supplements containing ephedra alkaloids. *N. Engl. J. Med.*, v. 343, n. 25, p. 1833-8, 2000.

HARPAZ, E. *et al.* The effect of caffeine on energy balance. *J. Basic Clin. Physiol. Pharmacol.*, v. 28, n. 1, p. 1-10, 2017.

HEATH, R. B. *et al.* Vagal stimulation exaggerates the inhibitory ghrelin response to oral fat in humans. *J. Endocrinol.*, v. 180, n. 2, p. 273-81, 2004.

HESPEL, P. L.; MAUGHAN, R. J.; GREENHAFF, P. L. Dietary supplements for football. *J. Sports Sci.*, v. 24, n. 7, p. 749-61, 2006.

HURSEL, R.; VIECHTBAUER, W.; WESTERTERP-PLANTENGA, M. S. The effects of green tea on weight loss and weight maintenance: a meta-analysis. *Int. J. Obes. (Lond.)*, v. 33, n. 9, p. 956-61, 2009.

HURSEL, R.; WESTERTERP-PLANTENGA, M. S. Thermogenic ingredients and body weight regulation. *Int. J. Obes. (Lond.)*, v. 34, n. 4, p. 659-69, 2010.

HURSEL, R. *et al.* The effects of catechin rich teas and caffeine on energy expenditure and fat oxidation: a meta-analysis. *Obes. Rev.*, v. 12, n. 7, p. e573-81, 2011.

JANSSENS, P. L. H. R. *et al.* Acute effects of capsaicin on energy expenditure and fat oxidation in negative energy balance. *PLoS One*, v. 8, n. 7, p. e67786, 2013.

JESSEN, A. B.; TOUBRO, S.; ASTRUP, A. Effect of chewing gum containing nicotine and caffeine on energy expenditure and substrate utilization in men. *Am. J. Clin. Nutr.*, v. 77, n. 6, p. 1442-7, 2003.

JEUKENDRUP, A. E.; RANDELL, R. Fat burners: nutrition supplements that increase fat metabolism. *Obes. Rev.*, v. 12, n. 10, p. 841-51, 2011.

JORDAN, S.; MURTY, M.; PILON, K. Products containing bitter orange or synephrine: suspected cardiovascular adverse reactions. *CMAJ*, v. 171, n. 8, p. 993-4, 2004.

JURGENS, T. M. *et al.* Green tea for weight loss and weight maintenance in overweight or obese adults. *Cochrane Database Syst. Rev.*, v. 12, p. CD008650, 2012.

Kawada, T. *et al.* Capsaicin-induced beta-adrenergic action on energy metabolism in rats: influence of capsaicin on oxygen consumption, the respiratory quotient, and substrate utilization. *Proc. Soc. Exp. Biol. Med.*, v. 183, n. 2, p. 250-6, 1986.

Klaus, S. *et al.* Augmenting energy expenditure by mitochondrial uncoupling: a role of AMP-activated protein kinase. *Genes Nutr.*, v. 7, n. 3, p. 369-86, 2012.

Kim, J.; Park, J.; Lim, K. Nutrition supplements to stimulate lipolysis: a review in relation to endurance exercise capacity. *J. Nutr. Sci. Vitaminol. (Tokyo)*, v. 62, n. 3, p. 141-61, 2016.

Kurylowicz, A. *et al.* Obesity is associated with a decrease in expression but not with the hypermethylation of thermogenesis-related genes in adipose tissues. *J. Transl. Med.*, v. 13, p. 31, 2015.

Laaksonen, R. *et al.* Ubiquinone supplementation and exercise capacity in trained young and older men. *Eur. J. Appl. Physiol. Occup. Physiol.*, v. 72, n. 1, p. 95-100, 1995.

Lang, A.; Froelicher, E. S. Management of overweight and obesity in adults: behavioral intervention for long-term weight loss and maintenance. *Eur. J. Cardiovasc. Nurs.*, v. 5, n. 2, p.102-14, 2006.

Lee, M. S. *et al.* Green tea (-)-epigallotocatechin-3-gallate induces PGC-1α gene expression in HepG2 cells and 3T3-L1 adipocytes. *Prev. Nutr. Food Sci.*, v. 21, n. 1, p. 62-7, 2016.

Lowenstein, J. Effect of (-)-hydroxycitrate on fatty acid synthesis by rat live in vivo. *J. Biol. Chem.*, v. 246, n. 3, p. 629-32, 1971.

Ludy, M. J.; Mattes, R. D. The effects of hedonically acceptable red pepper doses on thermogenesis and appetite. *Physiol. Behav.*, v. 102, n. 3/4, p. 251-8, 2011.

Lunsford, K. E. *et al.* Dangerous dietary supplements: Garcinia cambogia-associated hepatic failure requiring transplantation. *World J. Gastroenterol.*, v. 22, n. 45, p. 10071-6, 2016.

Malm, C. *et al.* Effects of ubiquinone-10 supplementation and high intensity training on physical performance in humans. *Acta Physiol. Scand.*, v. 161, n. 3, p. 379-84, 1997.

Manore, M. M. Dietary supplements for improving body composition and reducing body weight: where is the evidence? *Int. J. Sport Nutr. Exerc. Metab.*, v. 22, n. 2, p. 139-54, 2012.

Marques-Lopes, I. *et al.* Aspectos genéticos da obesidade. *Rev. Nutr.*, v. 17, n. 3, p. 327-38, 2004.

Márquez, F. *et al.* Evaluation of the safety and efficacy of hydroxycitric acid or Garcinia cambogia extracts in humans. *Crit. Rev. Food Sci. Nutr.*, v. 52, n. 7, p. 585-94, 2012.

Mattes, R. D. Oral fat exposure increases the first phase triacylglycerol concentration due to release of stored lipid in humans. *J. Nutr.*, v. 132, n. 12, p. 3656-62, 2002.

McArdle, W. D.; Katch, F. I.; Katch, V. L. *Fisiologia do exercício*: energia, nutrição e desempenho humano. 7. ed. São Paulo: Guanabara Koogan, 2011.

McLellan, T. M.; Caldwell, J. A.; Lieberman, H. R. A review of caffeine's effects on cognitive, physical and occupational performance. *Neurosci. Biobehav. Rev.*, v. 71, p. 294-312, 2016.

Melanson, K. J. *et al.* Blood-glucose and meal patterns in time-blinded males, after aspartame, carbohydrate, and fat consumption, in relation to sweetness perception. *Br. J. Nutr.*, v. 82, p. 437-46, 1999. Disponível em: https://pdfs.semanticscholar.org/08c5/648fdc27b053d78198de7d3b257872c209a1.pdf. Acesso: 16 jul. 2018.

Mivehchi, M. *et al.* Effect of L-carnitine on serum LH, FSH and testosterone levels in adult male rats. *Int. J. Fertil. Steril.*, v. 7, p. 63-4, 2015. Supplement 1.

Navas, P.; Villalba, J. M.; de Cabo, R. The importance of plasma membrane coenzyme Q in aging and stress responses. *Mitochondrion*, v. 7, S34-40, 2007. Supplement.

NORRBOM, J. *et al.* Training response of mitochondrial transcription factors in human skeletal muscle. *Acta Physiol. (Oxf.)*, v. 198, n. 1, p. 71-9, 2010.

NYKAMP, D. L.; FACKIH, M. N.; COMPTON, A. L. Possible association of acute lateral-wall myocardial infarction and bitter orange supplement. *Ann. Pharmacother.*, v. 38, n. 5, p. 812-6, 2004.

PENZAK, S. R. *et al.* Seville (sour) orange juice: synephrine content and cardiovascular effects in normotensive adults. *J. Clin. Pharmacol.*, v. 41, n. 10, p. 1059-63, 2001.

PORTER, D. A. *et al.* The effect of oral coenzyme Q10 on the exercise tolerance of middle-aged, untrained men. *Int. J. Sports Med.*, v. 16, n. 7, p. 421-7, 1995.

PSILANDER, N. *The effects of different exercise regimens on mitochondrial biogenesis and performance.* 2014. 69 p. Tese (Doutorado em Fisiologia) – Departamento de Fisiologia e Farmacologia, Karolinska Instituet, Stockholm, 2014.

PSILANDER, N. *et al.* Adding strength to endurance training does not enhance aerobic capacity in cyclists. *J. Med. Sci. Sports*, v. 25, n. 4, p. e353-9, 2015.

PSILANDER, N. *et al.* Exercise with low glycogen increases PGC-1α gene expression in human skeletal muscle. *Eur. J. Appl. Physiol.*, v. 113, n. 4, p. 951-63, 2013.

PSILANDER, N. *et al.* Mitochondrial gene expression in elite cyclists: effects of high intensity exercise. *Eur. J. Appl. Physiol.*, v. 110, n. 3, p. 597-606, 2010.

REHMAN, H. *et al.* Green tea polyphenols stimulate mitochondrial biogenesis and improve renal function after chronic cyclosporin a treatment in rats. *PLoS One*, v. 8, n. 6, p. e65029, 2013.

RÍOS-HOYO, A.; GUTIÉRREZ-SALMEÁN, G. New dietary supplements for obesity: what we currently know. *Curr. Obes. Rep.*, v. 5, n. 2, p. 262-70, 2016.

ROSENFELDT, F. L. *et al.* Coenzyme Q10 protects the aging heart against stress: studies in rats, human tissues, and patients. *Ann. N.Y. Acad. Sci.*, v. 959, p. 355-9, 2002.

RUDELLE, S. *et al.* Effect of a thermogenic beverage on 24-hour energy metabolism in humans. *Obesity (Silver Spring)*, v. 15, n. 7, p. 349-55, 2007.

SAITO, M.; YONESHIRO, T. Capsinoids and related food ingredients activating brown fat thermogenesis and reducing body fat in humans. *Curr. Opin. Lipidol.*, v. 24, n. 1, p. 71-7, 2013.

SARTORI, A. G. O.; SILVA, M. V. Caffeine in Brazil: intake, socioeconomic and demographic determinants, and major dietary sources. *Nutrire*, v. 41, p. 11, 2016.

SCHUBERT, M. M. *et al.* Caffeine consumption around an exercise bout: effects on energy expenditure, energy intake, and exercise enjoyment. *J. Appl. Physiol. (1985)*, v. 117, n. 7, p. 745-54, 2014.

SEMWAL, R. B. *et al.* A comprehensive scientific overview of Garcinia cambogia. *Fitoterapia*, v. 102, p. 134-48, 2015.

SMEETS, A. J.; JANSSENS, P. L.; WESTERTERP-PLANTENGA, M. S. Addition of capsaicin and exchange of carbohydrate with protein counteract energy intake restriction effects on fullness and energy expenditure. *J. Nutr.*, v. 143, n. 4, p. 442-7, 2013.

SMEETS, A. J.; WESTERTERP-PLANTENGA, M. S. The acute effects of a lunch containing capsaicin on energy and substrate utilisation, hormones, and satiety. *Eur. J. Nutr.*, v. 48, n. 4, p. 229-34, 2009.

SMIT, H. J.; ROGERS, P. J. Effects of low doses of caffeine on cognitive performance, mood and thirst in low and higher caffeine consumers. *Psychopharmacology (Berl.)*, v. 152, n. 2, p. 167-73, 2000.

SNITKER, S. *et al.* Effects of novel capsinoid treatment on fatness and energy metabolism in humans: possible pharmacogenetic implications. *Am. J. Clin. Nutr.*, v. 89, n. 1, p. 45-50, 2009.

SPRIET, L. L. Exercise and sport performance with low doses of caffeine. *Sports Med.*, v. 44, n. 2, p. 175-84, 2014.

SPRIET, L. L.; PERRY, C. G.; TALANIAN, J. L. Legal pre-event nutritional supplements to assist energy metabolism. *Essays Biochem.*, v. 44, p. 27-43, 2008.

STOHS, S. J.; PREUSS, H. G.; SHARA, M. The safety of Citrus aurantium (bitter orange) and its primary protoalkaloid p-synephrine. *Phytother. Res.*, v. 25, n. 10, p. 1421-8, 2011.

SULLIVAN, A. C. *et al.* Effect of (-)-hydroxycitrate upon the accumulation of lipid in the rat. I. Lipogenesis. *Lipids*, v. 9, n. 2, p. 121-8, 1974.

TREXLER, E. T.; SMITH-RYAN, A. E.; NORTON, L. E. Metabolic adaptation to weight loss: implications for the athlete. *J. Int. Soc. Sports Nutr.*, v. 11, n. 1, p. 7, 2014.

VAFA, M. *et al.* Effects of cinnamon consumption on glycemic status, lipid profile and body composition in type 2 diabetic patients. *Int. J. Prev. Med.*, v. 3, n. 8, p. 531-6, 2012.

VAN AVESAAT, M. *et al.* Capsaicin-induced satiety is associated with gastrointestinal distress but not with the release of satiety hormones. *Am. J. Clin. Nutr.*, v. 103, n. 2, p. 305-13, 2015.

VENABLES, M. C. *et al.* Green tea extract ingestion, fat oxidation, and glucose tolerance in healthy humans. *Am. J. Clin. Nutr.*, v. 87, n. 3, p. 778-84, 2008.

WANG, L. *et al.* Resistance exercise enhances the molecular signaling of mitochondrial biogenesis induced by endurance. *J. Appl. Physiol. (1985)*, v. 111, n. 5, p. 1335-44, 2011.

WANG, L. *et al.* Similar expression of oxidative genes after interval and continuous exercise. *Med. Sci. Sports Exerc.*, v. 41, n. 12, p. 2136-44, 2009.

WANG, L. *et al.* Transient receptor potential vanilloid 1 activation enhances gut glucagon-like peptide-1 secretion and improves glucose homeostasis. *Diabetes*, v. 61, n. 8, p. 2155-65, 2012.

WESTERTERP-PLANTENGA, M. S.; SMEETS, A.; LEJEUNE, M. P. Sensory and gastrointestinal satiety effects of capsaicin on food intake. *Int. J. Obes.*, v. 29, n. 6, p. 682-8, 2005.

WESTON, S. B. *et al.* Does exogenous coenzyme Q 10 affect aerobic capacity in endurance athletes? *Int. J. Sport Nutr.*, v. 7, n. 3, p. 197-206, 1997.

WIKOFF, D. *et al.* Systematic review of the potential adverse effects of caffeine consumption in healthy adults, pregnant women, adolescents, and children. *Food Chem. Toxicol.*, v. 109, p. 585-648, 2017. Part 1.

WOLF, K. J.; LORENZ, R. G. Gut microbiota and obesity. *Curr. Obes. Rep.*, v. 1, n. 1, p. 1-8, 2012.

WORLD HEALTH ORGANIZATION (WHO). *Obesity and overweight*. 2015. Disponível em: http://www.who.int/mediacentre/factsheets/fs311/en/. Acesso em: 9 maio 2017.

WU, J.; COHEN, P.; SPIEGELMAN, B. M. Adaptive thermogenesis in adipocytes: is beige the new brown? *Genes Dev.*, v. 27, n. 3, p. 234-50, 2013.

YONESHIRO, T. *et al.* Tea catechin and caffeine activate brown adipose tissue and increase cold-induced thermogenic capacity in humans. *Am. J. Clin. Nutr.*, v. 105, n. 4, p. 873-81, 2017.

YOSHIOKA, M. *et al.* Combined effects of red pepper and caffeine consumption on 24 h energy balance in subjects given free access to foods. *Br. J. Nutr.*, v. 85, n. 2, p. 203-11, 2001.

YOSHIOKA, M. *et al.* Effects of red pepper on appetite and energy intake. *Br. J. Nutr.*, v. 82, n. 2, p. 115-23, 1999.

ZHENG, E. X.; NAVARRO, V. J. Liver injury from herbal, dietary, and weight loss supplements: a review. *J. Clin. Transl. Hepatol.*, v. 3, n. 2, p. 93-8, 2015.

ZULIANI, U. *et al.* The influence of ubiquinone (Co Q10) on the metabolic response to work. *J. Sports Med. Phys. Fitness*, v. 29, n. 1, p. 57-62, 1989.

17 Suplementação esportiva: saúde, estética e desempenho esportivo

Rafael Félix Cabral

No consultório, é muito comum o nutricionista receber pacientes buscando perda de gordura e ganho de massa muscular. Costuma-se dizer que se trata de 90% dos objetivos desses indivíduos. Em geral, o profissional sempre realça que a redução de gordura subcutânea e visceral, o aumento de massa muscular e a redução da retenção de líquido são consequências de um aprimoramento no estilo de vida diário do indivíduo. Mudança gera mudança.

A suplementação esportiva é um recurso que auxilia diretamente a fisiologia e a bioquímica do atleta ou do indivíduo fisicamente ativo, de modo a aprimorar o desempenho físico, a estética e a saúde. Toda essa transformação estética sempre pode e deve ser consequência de um aperfeiçoamento da saúde.

Hoje em dia, dois suplementos têm chamado bastante a atenção, em virtude desses três benefícios (saúde, estética e desempenho físico-esportivo): o HMB (beta-hidroxi-betametil-butirato) e o ácido ursólico. Antes de detalhar esses suplementos, é preciso destacar que, sem uma dieta específica, voltada para cada indivíduo – visto que cada um é bioquimicamente diferente –, os resultados de treino chegarão rapidamente a um ponto de estagnação, e o uso de suplementos se comportará da mesma forma. Parte do esforço empregado nos treinos e na suplementação será em vão. A base da pirâmide para o aperfeiçoamento corpóreo e de *performance* sempre será dieta-treino-suplementação.

17.1 HMB

HMB é um metabólito bioativo formado a partir de um dos aminoácidos de cadeia ramificada (BCAAs): a leucina. Esse composto exerce diversas funções, como inibição da degradação proteica, aumento dos níveis do hormônio do crescimento (GH), estímulo direto à proteína-alvo da rapamicina em mamíferos (mTOR) e aumento de força. Há mais de duas décadas, Nissen *et al.* (1996) tornaram-se os primeiros a demonstrar que a suplementação de HMB, combinada com o treinamento resistido, melhorou o equilíbrio do balanço proteico e os ganhos de massa corporal magra e de força. Desde aquela época, os efeitos mais robustos do HMB têm sido demonstrados em indivíduos destreinados, que experimentaram o crescimento da massa muscular e da força em poucas semanas após a suplementação (Nissen *et al.*, 1996; Jówko *et al.*, 2001). Hoje, os estudos mostram benefícios não apenas nesse grupo de indivíduos, mas, também, em indivíduos treinados e em idosos de ambos os sexos, independentemente da idade. Diversos estudos demonstram que a suplementação de HMB, em associação com o programa de treinamento resistido, resulta em aumento da força muscular e da massa corporal magra, além de favorecer a diminuição da massa gorda. Ademais, sugere-se que o HMB atua como um agente anticatabólico na diminuição da degradação proteica muscular e das lesões induzidas pelo exercício (Kraemer *et al.*, 2009).

Recentemente, uma forma de ácido livre (HMB-FA) foi desenvolvida com uma melhor biodisponibilidade (Fuller Jr. *et al.*, 2011). Estudos iniciais têm demonstrado que a suplementação de HMB nessa forma resulta na obtenção de cerca do dobro dos níveis plasmáticos de HMB, em aproximadamente um quarto do tempo, quando comparada com a administração na forma de cálcio-HMB (HMB-Ca), atualmente disponível. O estudo de Wilson *et al.* (2013), por exemplo, mostrou que o HMB-FA teve 25% a mais de biodisponibilidade, e que 30 minutos antes de um treinamento resistido agudo de alto volume, ele foi capaz de atenuar os índices de lesão muscular e de melhorar a recuperação muscular nos atletas de força participantes do estudo.

Outro estudo mostrou que a ingestão aguda de 3,4 g de HMB-FA aumentou em 70% a síntese de proteínas do músculo esquelético e diminuiu em 56% a degradação de proteínas (Wilkinson *et al.*, 2013). No entanto, até o momento, a maioria dos estudos tem sido realizada usando HMB-Ca (Wilson, Wilson e Manninen, 2008).

Em um estudo duplo-cego realizado por Vukovich, Stubbs e Bohlken (2001), 31 indivíduos (homens e mulheres com idade entre 61 e 70 anos) foram aleatoriamente atribuídos para receber cápsulas com placebo ou com HMB-Ca (3 g por dia), durante 8 semanas, a fim de se determinar se o HMB pode aumentar o efeito do exercício físico sobre a composição corporal de idosos da mesma forma que o faz em indivíduos jovens. Todas as três medidas de composição corporal realizadas – dobras cutâneas, densitometria por dupla emissão de raios X (DXA) e tomografia computadorizada – sugerem que a suplementação de HMB diminuiu a porcentagem de gordura e aumentou a massa livre de gordura. A redução do percentual de gordura corporal pode ser explicada pelo aumento da massa magra, tendo sua taxa metabólica basal (TMB) mais elevada. Em contraste com o resultado associado à suplementação de HMB, o grupo que recebeu placebo não obteve aumento da massa livre de gordura.

O percentual de aumento da massa magra observado nesse estudo é consistente com o aumento da massa magra associado à suplementação de HMB obtido em estudos anteriores com jovens adultos (Kreider *et al.*, 1999; Gallagher *et al.*, 2000).

Portanto, segundo concluiu o estudo de Vukovich, Stubbs e Bohlken (2001), a suplementação de HMB altera a composição corporal durante um programa de exercícios de 8 semanas em idosos de 70 anos de forma semelhante ao seu efeito em adultos jovens. Isso sugere que o mecanismo celular que leva ao estímulo da massa magra e à redução do tecido adiposo pelo HMB é essencialmente independente da idade.

17.2 Ácido ursólico

O ácido ursólico é um composto triterpeno pentacíclico natural encontrado em folhas, flores e frutos de ervas medicinais de *Rosmarinus officinalis* (alecrim), *Ocimum basilicum* (manjericão), *Eriobotrya japonica* (nêspera),

Eugenia jambolana (jamelão), folhas de *Origanum vulgare* (orégano), folhas e casca de *Eucalyptus globulus* (eucalipto), folhas de *Coffea arabica* (café) e casca de *Pyrus malus* (maçã) (Chu *et al.*, 2015).

Entre os efeitos biológicos comprovados do ácido ursólico, citam-se: efeitos anti-inflamatórios, antioxidantes, anticancerígenos e antiobesidade, a atenuação da atrofia muscular, a síntese proteica muscular e a ativação da termogênese (Sundaresan, Harini e Pugalendi, 2012; Liu, 2013; Chu *et al.*, 2015).

Os principais mecanismos de ação do ácido ursólico envolvem a ativação da proteína de desacoplamento 1 (UCP-1), do monofosfato de adenosina (AMP) e da proteína quinase ativada por monofosfato de adenosina (AMPK), no tecido adiposo; e a redução de genes envolvidos na atrofia muscular (atrogina e MuRF1) – efeito anticatabólico – no músculo esquelético. Outros efeitos demonstrados nos trabalhos científicos são: maiores liberações de GH e de IGF-1 (fator de crescimento semelhante à insulina 1) na corrente sanguínea, bem como de proteína quinase B muscular (PKB/Akt) e de mTOR (Kob *et al.*, 2015).

O excesso de adiposidade tem influência direta no músculo esquelético, o que se reflete sobretudo na diminuição da síntese proteica e na indução de atrofia muscular por inflamação aumentada (Kob *et al.*, 2015). Além disso, a obesidade e o baixo aporte muscular se refletem na perda de força e no aumento da fragilidade do indivíduo, levando, em alguns casos, à dependência de terceiros para a realização de tarefas simples do dia a dia, o que gera ganho de peso e perda da qualidade de vida.

Katashima *et al.* (2017), após uma revisão dos estudos produzidos nos últimos anos, utilizando roedores ou humanos como modelo, encontraram pesquisas que atestaram os benefícios dos suplementos de ácido ursólico sobre a adiposidade, a esteatose hepática, o gasto de energia, o tecido adiposo marrom, a redução da atrofia em jejum, a perda de massa muscular mediada pela denervação e o aumento do músculo esquelético. Além disso, encontraram pesquisas que investigaram os efeitos positivos do ácido ursólico sobre o exercício, a capacidade física, o tipo de fibra muscular e a expressão de proteína muscular associada à biogênese.

Um estudo recente sugeriu a suplementação de ácido ursólico como uma nova aplicação terapêutica para a hipertrofia do músculo esquelético por meio da ativação da sinalização de IGF-1 (Kunkel *et al.*, 2012). Além disso, Ogasawara *et al.* (2013) descobriram que a suplementação de ácido ursólico estimulou a hipertrofia do músculo esquelético após treinamento resistido, por ativação independente de Akt e de mTORC1, importante regulador da síntese proteica muscular e da hipertrofia.

Por essas razões, pesquisadores afirmam que a suplementação de ácido ursólico pode melhorar a hipertrofia do músculo esquelético via IGF-1, durante o treinamento resistido. Além disso, o IGF-1 é um importante hormônio envolvido na hipertrofia do músculo esquelético e regula a proliferação e a diferenciação celular, bem como a função das células-satélite durante a regeneração muscular (Jang *et al.*, 2011).

Os estudos observados mostram que o ácido ursólico pode diminuir o grau de obesidade, aumentar a massa muscular e melhorar a aptidão física. Seus efeitos sobre a adiposidade podem ocorrer pela atenuação dos fatores de transcrição e pela ativação da AMPK no tecido adiposo.

Além disso, o aumento da massa muscular pode ser produzido pelo GH sérico, pela secreção de IGF-1 e pelo estímulo direto da via mTOR do músculo esquelético (Katashima *et al.*, 2017).

Referências

Chu, X. *et al.* Ursolic acid increases energy expenditure through enhancing free fatty acid uptake and β-oxidation via an UCP3/AMPK-dependent pathway in skeletal muscle. *Mol. Nutr. Food Res.*, v. 59, n. 8, p. 1491-503, 2015.

Fuller Jr., J. C. *et al.* Free acid gel form of beta--hydroxy-beta methylbutyrate (HMB) improves HMB clearance from plasma in human subjects compared with the calcium HMB salt. *Br. J. Nutr.*, v. 105, n. 3, p. 367-72, 2011.

Gallagher, P. M. *et al.* Beta-hydroxy-beta-methylbutyrate ingestion, part I: effects on strength and fat free mass. *Med. Sci. Sports Exerc.*, v. 32, n. 1, p. 2109-15, 2000.

Jang, Y. C. *et al.* Skeletal muscle stem cells: effects of aging and metabolism on muscle regenerative function. *Cold Spring Harb. Symp. Quant. Biol.*, v. 76, p. 101-11, 2011.

Jówko, E. *et al.* Creatine and beta-hydroxy-beta-methylbutyrate (HMB) additively increase lean body mass and muscle strength during a weight-training program. *Nutrition*, v. 17, n. 7/8, p. 558-66, 2001.

Katashima, C. K. *et al.* Ursolic acid and mechanisms of actions on adipose and muscle tissue: a systematic review. *Obes. Rev.*, v. 18, n. 6, p. 100-11, 2017.

Kob. R. *et al.* Sarcopenic obesity: molecular clues to a better understanding of its pathogenesis? *Biogerontology*, v. 16, n. 1, p. 15-29, 2015.

Kreider, R. B. Effects of calcium beta-hydroxy--beta-methylbutyrate (HMB) supplementation during resistance- training on markers of catabolism, body composition and strength. *Int. J. Sports Med.*, v. 20, n. 8, p. 503-9, 1999.

Kunkel, S. D. *et al.* Ursolic acid increases skeletal muscle and brown fat and decreases diet-induced obesity, glucose intolerance and fatty liver disease. *PLoS One*, v. 7, n. 6, p. e39332, 2012.

Liu, Y. X. Research on the anti-obesity effect of ursolic acid with experimental hyperlipidemia mice. *West China J. Pharm. Sci.*, v. 28, p. 264-6, 2013.

Nissen, S. *et al.* Effect of leucine metabolite beta--hydroxy-beta-methylbutyrate on muscle metabolism during resistance-exercise training. *J. Appl. Physiol. (1985)*, v. 81, n. 5, p. 2095-104, 1996.

Ogasawara, R. *et al.* Ursolic acid stimulates mTORC1 signaling after resistance exercise in rat skeletal muscle. *Am. J. Physiol. Endocrinol. Metab.*, v. 305, n. 6, p. E760-5, 2013.

Sundaresan, A.; Harini, R.; Pugalendi, K. V. Ursolic acid and rosiglitazone combination alleviates metabolic syndrome in high fat diet fed C57BL/6J mice. *Gen. Physiol. Biophys.*, v. 31, n. 3, p. 323-33, 2012.

Vukovich, M. D.; Stubbs, N. B.; Bohlken, R. M. Body composition in 70-year-old adults responds to dietary beta-hydroxy-beta-methylbutyrate similarly to that of young adults. *J. Nutr.*, 131: 2049–2052, 2001.

Wilkinson, D. J. *et al.* Effects of leucine and its metabolite, β-hydroxy-β-methylbutyrate (HMB) on human skeletal muscle protein metabolism. *J. Physiol.*, v. 591, n. 11, p. 2911-23, 2013.

Wilson, G. J.; Wilson, J. M.; Manninen, A. H. Effects of beta-hydroxy-beta-methylbutyrate (HMB) on exercise performance and body composition across varying levels of age, sex, and training experience: a review. *J. Nutr. Metab. (Lond.)*, v. 5, p. 1, 2008.

Wilson, J. M. *et al.* β-hydroxy-β-methylbutyrate free acid reduces markers of exercise-induced muscle damage and improves recovery in resistance-trained men. *Br. J. Nutr.*, v. 110, n. 3, p. 538-44, 2013.

Bibliografia consultada

Albert, F. J. *et al.* Usefulness of β-hydroxy-β-methylbutyrate (HMB) supplementation in different sports: an update and practical implications. *Nutr. Hosp.*, v. 32, n. 1, p. 20-33, 2015.

Nissen, S. L.; Sharp, R. L. Effect of dietary supplements on lean mass and strength gains with resistance exercise: a meta-analysis. *J. Appl. Physiol. (1985)*, v. 94, n. 2, p. 651-9, 2003.

Wilson, J. M. *et al.* International Society of Sports Nutrition Position Stand: beta-hydroxy-beta-methylbutyrate (HMB). *J. Int. Soc. Sports Nutr.*, v. 10, n. 1, p. 6, 2013.

PARTE 7

TERAPIA NUTRICIONAL PARA POPULAÇÕES ESPECÍFICAS

18 Emagrecimento, preparo do corpo para engravidar e gestação

Andreia Friques

18.1 Programação metabólica

Certamente, um dos papéis mais importantes na vida de um ser humano é gerar outra vida. Não que todo o resto não faça parte, não valha a pena, não tenha sentido. Ao contrário! Contudo, inicia-se este capítulo com essa consideração porque, neste século, em que nos desdobramos em mil, construímos carreiras, nos inventamos e nos reinventamos no mercado de trabalho, malhamos, queremos uma casa linda, desejamos ficar sarados e suamos a camisa para "dar conta do recado", esse assunto muitas vezes parece não caber na nossa agenda. Embora hoje muitas pessoas não tenham tempo para pensar sobre isso, é importante ressaltar aos profissionais da saúde que, se o cliente for jovem, possivelmente essa hora vai chegar. Aliás, é melhor que o tempo de "pensar sobre" chegue antes que "aconteça", porque, em muitos casos, não se pensa, não se prepara, apenas "acontece", e, em algumas situações, isso traz consequências graves.

Sim, na era do "*fast*", muitos não têm tempo para preparar o corpo para uma gestação. E isso não é conversa para as mulheres apenas, é para os homens também. Diversas evidências científicas atuais mostram a forte e decisiva ação do meio sobre nossos genes. Por meio de fenômenos epigenéticos, fatores como alimentação, obesidade, estresse, poluição, uso de agrotóxicos, sedentarismo, consumo de álcool, tabagismo, uso indiscriminado de medicamentos e de drogas diversas (lícitas e ilícitas) etc. provocam mudanças na atividade de nossos genes, sem alterar a sequência do DNA. Assim, um gene herdado pode se expressar de uma forma totalmente diferente, e doenças são produzidas ou antecipadas ao longo do tempo. Em geral, as mudanças epigenéticas ocorrem em momentos específicos da vida de um ser humano, como na fase intrauterina, no desenvolvimento do recém-nascido e na puberdade, e podem persistir por uma ou mais gerações.

Fundamentados nesse princípio, cientistas criaram o termo "programação" (*programming*) para se referir às modificações *permanentes* na estrutura, na fisiologia ou no metabolismo de um órgão, favorecendo a manifestação de doenças ao longo de sua existência. Essas modificações ocorrem em razão de estímulos ou agressões sofridas durante um período crítico do desenvolvimento, como na vida intrauterina, o que é chamado de *fetal programming*.

Em agosto de 2014, a revista *Science* publicou uma série de artigos sobre epiginética. Um desses trabalhos (Lane, Robker e Robertson, 2014) demonstra, detalhadamente, que, no momento da fecundação, o primeiro ovo formado é revestido por um líquido, um *fluido oviductal* que reflete o estado nutricional materno, como mostra a Figura 18.1. Se esse ambiente intrauterino é hostil, o embrião em formação desenvolve mecanismos epigenéticos para se adaptar.

O que, a princípio, é uma questão de sobrevivência, em médio e longo prazos, para essa e para as próximas gerações, torna-se uma predisposição aumentada para inúmeras doenças.

Por exemplo, se, no momento da fecundação, a mulher encontra-se desnutrida, o que não necessariamente significa estar abaixo do peso, aquele ovinho implantado necessita desenvolver mecanismos adaptativos para conseguir sobreviver ao meio hostil. Por ser essa uma fase de imensa capacidade plástica celular, o organismo em formação consegue captar mais daquele meio que lhe oferta pouco, tornando-se um poupador. A partir do momento em que ele nasce, e o ambiente deixa de ser restrito, o organismo tende a manter o padrão de captação programado, aumentando seu risco de desenvolver obesidade e outras doenças crônicas não transmissíveis.

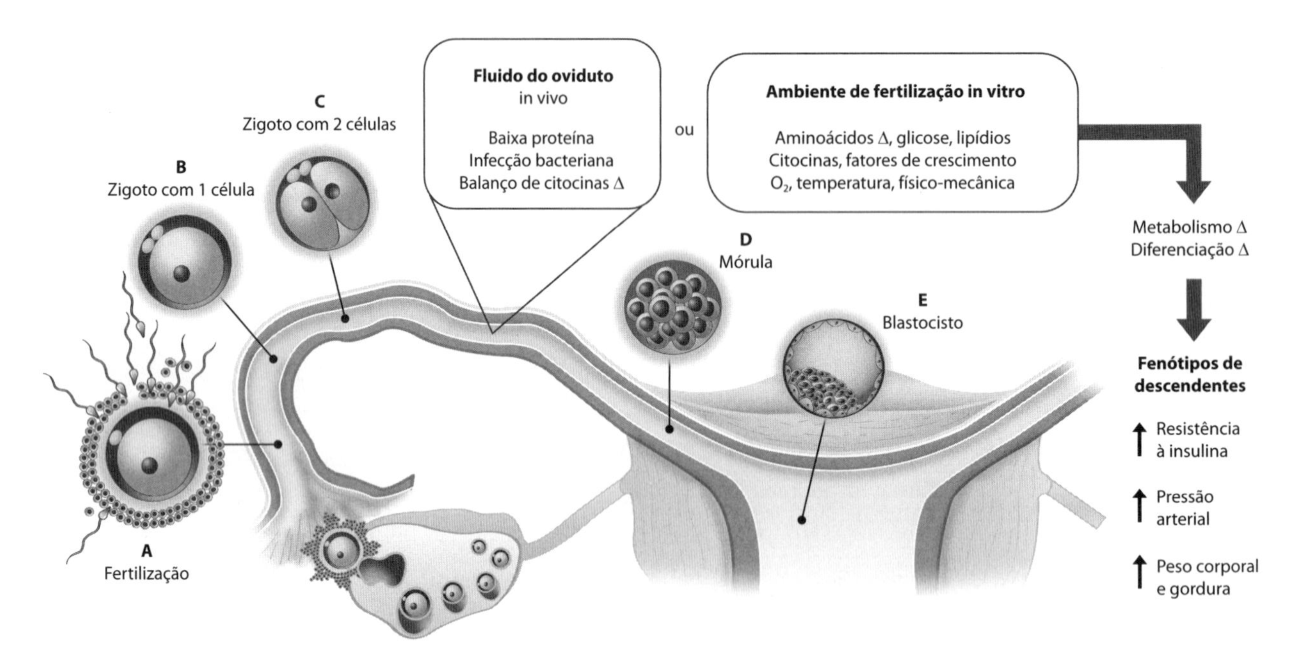

Figura 18.1 – Efeitos ambientais na embriogênese.
Da concepção, por meio da primeira clivagem, até a formação da mórula e dos estágios iniciais dos blastocistos [(A) até (E), respectivamente], um embrião pré-implantado é vulnerável a perturbações em seu ambiente nutricional bioquímico e físico. Essas influências exercidas no oviduto *in vivo* ou no meio de cultura *in vitro* alteram o desenvolvimento do embrião por vias epigenéticas, levando a alterações de fenótipos em adultos.
Fonte: adaptada de Lane, Robker e Robertson (2014).

O assunto é tão importante que não se limita ao período gestacional. Estudiosos da epigenética têm descoberto que o estilo de vida do homem e da mulher, vários anos antes da fecundação, pode interferir nos gametas masculinos e femininos, programando-os, por exemplo, para o risco aumentado de obesidade ou maiores chances de desenvolver doenças, como alguns tipos de câncer, diabetes etc.

Donkin *et al.* (2016) sugeriram que os espermatozoides de homens magros e gordos têm marcadores epigenéticos diferentes, o que talvez possa mudar o comportamento dos genes. A análise de espermatozoides de homens obesos mostrou que eles sofreram mudanças epigenéticas relacionadas ao controle do apetite e à regulação do desenvolvimento cerebral, o que havia sido demonstrado em outros trabalhos realizados em camundongos e em ratos.

Os responsáveis pelo estudo relacionaram os resultados do seu trabalho a um processo natural da evolução da espécie humana, ou seja, até pouco tempo atrás, a obesidade não existia; ao contrário, os homens primitivos precisavam estocar energia para sobreviver nos períodos de menor colheita. Então, por uma questão de sobrevivência, era interessante herdar a capacidade de estocar e de conseguir comer mais que os pais. Porém, os tempos mudaram, as pessoas trabalham sentadas, grande parte da população luta contra a balança, ingere-se muito mais produtos alimentícios abarrotados de aditivos químicos e parece que os genes humanos ainda não tiveram tempo para absorver totalmente, ou quase nada, essa nova realidade.

Esse e outros estudos fundamentam a teoria de que algumas características podem ser passadas pelos espermatozoides, e os autores do trabalho recomendam que, embora muito ainda precisa ser estudado sobre o assunto, quem quer ser pai ou mãe deve estar o mais saudável possível no momento da concepção (Donkin *et al.*, 2016). No trabalho de Lane, Robker e Robertson (2014), também se encontra referência aos fenômenos epigenéticos resultantes dos fatores ambientais e do estilo de vida, como a obesidade e o tabagismo, entre outros, que podem ser transmitidos aos herdeiros por meio do esperma (Figura 18.2).

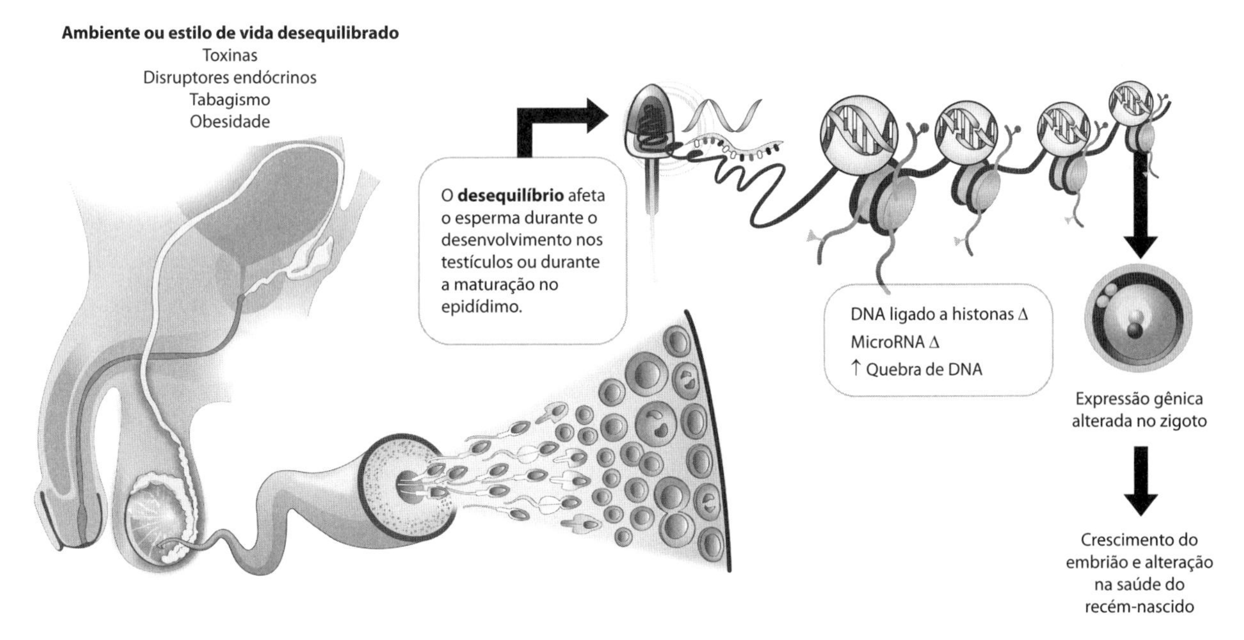

Figura 18.2 – Efeitos ambientais sobre as contribuições não genéticas paternas.
Modulações que o ambiente ou fatores de estilo de vida geram na função espermática, transmitidos durante a espermatogênese ou no trânsito do epidídimo e as vias para o desenvolvimento do embrião.
Fonte: adaptada de Lane, Robker e Robertson (2014).

A maioria dos estudos ressalta que, entre os diversos fatores ambientais, o estado nutricional dos progenitores no momento da concepção merece destaque.

18.2 O poder dos primeiros mil dias

A alimentação materna a partir da fecundação é outro fator decisivo para as doenças herdadas pelo futuro filho. Como o período intrauterino parece – e, de fato, é – o mais crítico de nossas vidas, as mudanças adaptativas ocorridas nessa fase são transmitidas para as futuras gerações daquele ser em formação, algo que fala a favor da evolução da espécie. Simplificando, apenas de forma ilustrativa, é como se o bebê pensasse: "*O meio não é favorável. Vou criar mecanismos para que eu e meus descendentes sobrevivamos*".

Isso, às vezes, pode até parecer coisa de nutricionista materno-infantil, mas são evidências, aliás, bem comprovadas também pela nossa atuação clínica, nos nossos consultórios lotados de pequenos grandes obesos, dislipidêmicos, alérgicos, autistas e tantos outros sofrendo por doenças originadas, agravadas ou precipitadas pelas questões ambientais.

O assunto é tão relevante que, em 2008, a revista científica inglesa *The Lancet* publicou uma série de artigos sobre nutrição materno-infantil. Os trabalhos ressaltam a necessidade de concentrar a atenção à saúde da criança no período que vai desde a concepção até ao final do segundo ano – *os primeiros mil dias* –, demonstrando que o estado nutricional da criança nessa fase tem repercussões por toda a sua vida. Os pesquisadores fizeram inúmeras recomendações de cuidados específicos para esse período tão crucial e, desde então, o conceito dos primeiros mil dias tornou-se referência no campo da saúde e tem sido frequentemente adotado por agências e organizações internacionais. Bhutta *et al.* (2013), por exemplo, levantaram várias questões relacionadas à epigenética e à influência do meio sobre o organismo materno-infantil, enfatizando o termo "primeiros mil dias" e sua importância.

Esse período de mil dias compreende a gestação (cerca de 270 dias), o primeiro ano (365 dias) e o segundo ano (365 dias). É nessa fase que ocorre o maior desenvolvimento cerebral e do sistema nervoso de um indivíduo; que seu microbioma é estabelecido; que seu paladar é mais fortemente influenciado. Trabalhos como o de Bhutta *et al.* (2013) têm direcionado a comunidade científica, as organizações governamentais e não governamentais, e os profissionais da área clínica a focarem suas ações na promoção da saúde do bebê.

Mais recentemente, tem-se falado em "*mil e cem dias*" (acrescentando-se ao período anteriormente estabelecido pelo menos três meses que antecedem a gestação), especialmente sob o enfoque da suplementação de ácido fólico ou metilfolato; da reposição, se necessário, de vitaminas imprescindíveis, como a vitamina D; da suplementação de ácido docosa-hexaenoico (DHA), de iodo e de magnésio, entre outros, o que pode e deve ser feito conforme a necessidade de cada um (Genuis e Genuis, 2016).

Na verdade, a questão a ser considerada nesse processo é a necessidade de imprimirmos na sociedade um estilo de vida saudável, que deveria ser propiciado ao longo de toda a nossa existência e que, em fases específicas, como na gestação, receberia ajustes e adequações. Essa precisa ser a nossa visão!

Sim, cuidar de nosso corpo e de nossa mente para, quando o momento da procriação chegar, tudo ser natural, cultural. A natureza é sábia: somos reflexo das escolhas que fazemos a cada dia, e não se está falando aqui de exames mirabolantes, de tratamentos estéticos caros ou de algo inacessível. Fala-se de um dia a dia saudável, de uma alimentação baseada em "comida de verdade", de prática de atividade física regular e de todos os cuidados que podem fazer diferença em nossa existência. Muitas vezes, o simples fato de perdoar uma pessoa que nos magoou, fugindo de qualquer sentimento de raiva, pode ser o que precisamos para um dia mais harmônico, menos ansioso e, certamente, mais saudável. Isso se refletirá em nossas emoções e promoverá saúde e qualidade de vida, o que, pensando sobre gerar uma vida, faz muita diferença.

Se o cliente precisa aprender a cuidar de sua saúde, adequar seu peso, sobretudo seu estado nutricional, fazê-lo enxergar que essas atitudes influenciarão a saúde de suas futuras gerações pode ser uma grande motivação nessa jornada.

18.3 Acompanhamento clínico no período pré-conceptivo e na gestação

Tendo como base a relevância do período que envolve a pré-concepção, a concepção e a gestação, recomenda-se:

- Atenção especial deve ser dada ao acompanhamento nutricional da mulher e do homem em idade fértil.
- O cuidado com a saúde dever ir além da aparência física. Quando o objetivo para a perda de peso está focado unicamente na estética, os riscos são grandes. Algumas mulheres aproveitam o pretexto da gestação para "recuperar o tempo perdido", muitas vezes amparadas pelos "desejos de grávida", já que nessa fase é aceitável algum ganho de peso e o surgimento da barriga é celebrado pela sociedade. Muitas aproveitam essa fase para dar uma pausa na dieta e comer tudo o que não podiam, acabando por incluir na sua rotina alimentos processados e açucarados, entre outros. Aquele discurso de que "estou grávida; não preciso mais fazer dieta" é equivocado e deveria ser substituído por "estou grávida; preciso manter meu estilo de vida saudável".
- Compreender que o estado nutricional é mais importante que alcançar o peso desejado. O percentual de massa magra e de gordura, o equilíbrio entre macro e micronutrientes precisam estar alinhados.
- Atenção especial deve ser dada ao uso de medicamentos e de suplementos por mulheres que podem estar grávidas, mesmo que não acreditem estar. É preciso ser criterioso antes da prescrição.
- Cabe ao profissional da saúde, independentemente de sua área de atuação, alertar pais e futuros pais sobre a atuação silenciosa e determinante da epigenética. Desajustes nas fases de *imprinting* metabólicos trazem consequências, por vezes, irreversíveis. Os períodos pré-gestacional e gestacional devem ser encarados como uma oportunidade única.

- O acompanhamento nutricional pré-gestacional é imprescindível para o fortalecimento de valores como: emagrecimento para a saúde e a qualidade de vida; alimentação equilibrada; nutrição individualizada, e não dieta com data de validade, entre outros. Esses valores precisam se trabalhados na mente da mulher e do homem que, um dia, terão filhos.
- A necessidade da perda de peso em indivíduos obesos não pode ser confundida com o culto à magreza, especialmente em uma época em que as redes sociais e o mundo digital influenciam tanto os jovens. Os transtornos alimentares são crescentes entre esse grupo e já têm alcançado as crianças por meio da fala, da cobrança e do exemplo de seus pais.
- A prescrição dietética e a suplementação nos períodos pré-gestacional e gestacional, como em todos os demais ciclos da vida, devem ser individualizadas.
- Os exames laboratoriais devem ser monitorados, e a anamnese detalhada e criteriosa deve fazer parte de todas as consultas.
- A educação para a saúde, e isso inclui a Educação Nutricional, é, sem dúvidas, a maior arma que o profissional tem para promover a saúde das futuras gerações. Um indivíduo consciente sobre a importância da nutrição para a vida humana não desejará colocar em risco a fase mais importante da vida de seu filho.
- O consumo de álcool na gestação deve ser totalmente proscrito. A Academia Americana de Pediatria afirma que a ingestão de bebidas alcoólicas durante a gestação tem sido associada a problemas neurocognitivos e comportamentais na criança, assim como a diversas deformidades faciais, conhecidas como *desordens do espectro alcoólico fetal* (FASD, *fetal alcohol spectrum disorders*, em inglês) (Williams, Smith e Commitee on Substance Abuse, 2015). A entidade ressalta que nenhuma quantidade de ingestão de álcool deve ser considerada segura, não há trimestre seguro para consumo e que todas as formas de bebidas alcoólicas apresentam risco semelhante.
- Especial atenção deve ser dada ao funcionamento intestinal dos futuros pais. O microbioma do filho é, em grande parte, influenciado pela carga microbiana que recebe de seus progenitores. Em relação às mulheres, é preciso ressaltar que a gestação não dever ser encarada como sinal de constipação, embora a ação hormonal e o próprio ganho de peso contribuam para isso.
- O ganho de peso ideal na gestação deve ser calculado com base no estado nutricional da mulher no momento da concepção. Existem referências que traçam metas para mulheres eutróficas, obesas e de baixo peso, porém, somente uma avaliação clínica poderá determinar, de fato, a necessidade de cada uma.

Estudos apontam a tendência para o uso de métodos específicos de mensuração do percentual de gordura e de massa magra em gestantes, como a bioimpedância (Wang *et al.*, 2017).

Por fim, retomando o que foi exposto no início do capítulo, neste século XXI de agendas abarrotadas de compromissos, embora as responsabilidades sejam muitas, ser mãe e ser pai são – e sempre serão – um privilégio, uma benção, um dom que deve ser celebrado. Trata-se da certeza de que nossas raízes estarão fincadas; é algo que traz consigo a sensação de que jamais estaremos sozinhos, sobretudo de que teremos alguém para amar pelo resto de nossas vidas. Ser pai e ser mãe implicam disponibilizar-se a viver algo novo, totalmente inesperado, que, muitas vezes, fugirá ao nosso controle, e isso é bom, simplesmente muito bom.

Referências

DONKIN, I. *et al.* Obesity and bariatric surgery drive epigenetic variation of spermatozoa in humans. *Cell Metab.*, v. 23, n. 2, p. 369-78, 2016.

BHUTTA, Z. A. *et al.* Evidence-based interventions for improvement of maternal and child nutrition: what can be done and at what cost? *Lancet*, v. 382, n. 9890, p. 452-77, 2013.

GENUIS, S. J.; GENUIS, R. A. Preconception care: a new standard of care within maternal health services. *Biomed Res. Int.*, v. 2016, p. 6150976, 2016.

LANE, M.; ROBKER, R. L.; ROBERTSON, S. A. Parenting from before conception. *Science*, v. 345, n. 6198, p. 756-60, 2014.

WANG, Y. *et al.* Maternal fat free mass during pregnancy is associated with birth weight. *Reprod. Health*, v. 14, n. 1, p. 47, 2017.

WILLIAMS, J. F.; SMITH, V. C.; COMMITTEE ON SUBSTANCE ABUSE. Fetal alcohol spectrum disorders. *Pediatrics*, v. 136, n. 5, p. e1395-406, 2015.

19 Cirurgia bariátrica

Thiago Freitas
João Paim

A cirurgia bariátrica é indicada para o tratamento dos casos de obesidade severa e tem como desfecho esperado a perda de peso (Driscoll *et al.*, 2016). Segundo a Sociedade Brasileira de Cirurgia Bariátrica e Metabólica (SBCBM), em 2017, foram realizadas no país 105.642 mil cirurgias (SBCBM, 2018). Nos últimos 5 anos, o número de procedimentos cresceu 90%, e, em relação aos últimos 10 anos, o crescimento foi de 300%. Como se observa, a grande busca por cirurgias desse tipo é explicada pelo objetivo de perder peso, normalmente como última alternativa para um caso de obesidade, como um último sopro de esperança após anos tentando alcançar a perda de peso.

No começo do ano de 2016, foi publicada uma nova resolução no *Diário Oficial da União* (DOU) pelo Conselho Federal de Medicina (CFM), na qual foram mantidos os padrões de indicação baseados no índice de massa corporal (IMC): acima de 40 kg/m^2 ou acima de 35 kg/m^2 com comorbidades clínicas. Porém, algumas inclusões foram realizadas na lista de comorbidades, como: insuficiência coronariana, acidente vascular cerebral, angina, doença do refluxo gastroesofágico, incontinência urinária e infertilidade, entre outras. Na lista, também se encontram as seguintes comorbidades: hipertensão arterial sistêmica, diabetes tipo 2, dislipidemias, apneia do sono e doenças ortopédicas (Abeso, 2016).

A idade mínima para realizar o procedimento é de 16 anos, e deverá ser indicado apenas para pessoas que falharam na perda de peso em tratamento clínico.

Os procedimentos regulamentados continuam os mesmos. Aos pacientes superobesos, de alto risco ou com grau de obesidade grave, a recomendação é o uso de balão intragástrico.

Segundo a Associação Brasileira para o Estudo da Obesidade e da Síndrome Metabólica (Abeso, 2016), as técnicas cirúrgicas mais utilizadas no Brasil continuam sendo a gastroplastia com derivação jejunal (*bypass* gástrico), a gastrectomia vertical e a derivação biliopancreática por duodenal *switch*.

Para entender a eficácia da cirurgia bariátrica, inicialmente é preciso conhecer quais são seus tipos, suas indicações e suas atuações, assuntos tratados neste capítulo.

As informações a seguir foram retiradas das seguintes fontes: SBCBM (2017) e Hospital Sírio-Libanês (2010).

19.1 Gastrectomia vertical

É uma nova técnica cirúrgica que retira de 70% a 80% do estômago de forma longitudinal. Ela atua em duas frentes: retirando a parte do órgão que produz o hormônio grelina, que atua na sensação de fome à medida que o estômago se esvazia, e agindo na capacidade do volume gástrico.

Essa técnica apresenta vantagens e desvantagens. Nas vantagens, pode-se pontuar a preservação do trânsito intestinal do duodeno, melhorando, assim, a absorção de vitaminas e minerais, entre eles: ferro, cálcio, zinco e vitaminas do complexo B. Uma segunda vantagem é que a cirurgia pode ser convertida em uma técnica mista, permitindo, desse modo, que o estômago e o duodeno sejam examinados por endoscopia. Todavia, por se tratar de uma técnica nova, sua eficácia em longo prazo ainda não foi avaliada. Outro ponto negativo é o fato de ela ser irreversível e apresentar maior risco cirúrgico.

19.2 Cirurgias mistas com maior componente restritivo

Alguns procedimentos que fazem parte desse grupo são: o *bypass* gástrico, a derivação gástrica em Y de *Roux* (DGYR) e a cirurgia de Fobi-Capella. Essas cirurgias têm como principal característica a redução do tamanho do estômago. Outra redução interessante é do tempo de passagem do alimento no intestino delgado, levando a uma menor absorção de gorduras e açúcares. Quando o alimento chega na porção final do intestino delgado (íleo), libera hormônios – o peptídeo semelhante a glucagon 1 (GLP-1) e o peptídeo YY (PPY) – que, agindo no cérebro, promovem saciedade.

As cirurgias mistas podem ser revertidas e têm a possibilidade de ser eficientes até mesmo quando o paciente não tem boa aderência à dieta. Contudo, esse é um ponto bastante questionável, uma vez que, se os pacientes consumirem bastante açúcar e/ou gordura, poderão apresentar quadros de diarreia e/ou flatos. Além disso, alimentos muito calóricos causarão mal-estar pelo mecanismo de *dumping*. Também são observadas carências nutricionais no pós-cirúrgico, como anemia por deficiência de ferro e de vitamina B12.

19.3 Cirurgias mistas com maior componente disabsortivo

São cirurgias que promovem menor restrição à ingestão dos alimentos, porém, com mais dificuldades de absorção dos nutrientes. Portanto, são observadas algumas alterações de metabolismo, alterações hormonais e de algumas características funcionais do tubo digestivo. Em alguns casos, foi observada a melhora de comorbidades como diabetes tipo 2 e alterações no perfil lipídico. Também são eficazes na redução de peso corporal e são reversíveis.

As principais desvantagens dessas cirurgias são as carências nutricionais, em especial, deficiência de vitaminas lipossolúveis, de vitamina B12, cálcio e ferro, demandando, assim, maior controle e acompanhamento desses micronutrientes.

Essas cirurgias também podem acentuar a desmineralização óssea (osteoporose e osteopenia) e causar aumento do número de evacuações diárias, com fezes e flatos muito fétidos.

19.4 Balão intragástrico

O balão intragástrico é um tipo de intervenção minimamente invasiva, tornando-se uma opção para o tratamento da obesidade. A indicação é para pacientes com IMC entre 30 e 40 kg/m^2 que não conseguiram perder peso por meio de terapia nutricional e de mudanças no estilo de vida.

Assim como os outros tipos de intervenções, os mecanismos pelos quais o balão intragástrico promove a perda de peso são multifatoriais e ainda não completamente conhecidos. Entre os mecanismos descritos, estão a redução do volume gástrico, induzindo saciedade de forma mais rápida, sendo necessário ajuste alimentar para promover a perda de peso, e a alteração no perfil dos hormônios que regulam o apetite, como a grelina e a leptina (Papademetriou e Popov, 2017).

19.5 A importância da equipe multidisciplinar

Com essas informações, é possível perceber o quão importante é ser acompanhado por uma equipe multidisciplinar no pré e no pós-operatório.

Essa equipe envolve médico, nutricionista, psicólogo e educador físico, entre outros. E qual a razão de isso ser algo tão relevante?

Muitos pacientes acreditam que fazer a cirurgia bariátrica será a solução dos seus problemas relacionados com o excesso de peso corporal, e é aí que alguns pontos negativos começam a aparecer. É importante que o paciente entenda todas as mudanças que uma cirurgia desse tipo acarreta: alimentares, psicológicas, fisiológicas e sociais, entre outras. Portanto, é necessária a mudança do estilo de vida nos períodos pré e pós-cirúrgico.

Alguns dados referentes aos Estados Unidos demonstram que 19% de sua população apresenta alguma alteração psicológica; 8% têm depressão; e entre 1% e 5% apresentam algum transtorno de compulsão alimentar. Esses dados se tornam mais relevantes quando estudam pessoas que buscam a cirurgia bariátrica. Foi estimado que 23% das pessoas que buscam a cirurgia apresentavam alguma alteração psicológica e de humor, entre elas, a depressão, e 17% apresentavam algum tipo de transtorno alimentar (Dawes *et al.*, 2016).

Também é importante salientar a relação entre obesidade e saúde mental. Apesar da grande efetividade da cirurgia bariátrica comparada a outras intervenções para perda de peso com foco na melhora de marcadores de saúde, pesquisas que avaliam problemas psicológicos após a bariátrica ainda são escassas. Entre esses problemas, podem-se considerar três tipos de alterações psicológicas: *saúde psicossocial*, *comportamento alimentar* e *imagem corporal* (Jumbe, Hamlet e Meyrick, 2017).

Somado a isso, o estado psicológico no pré-operatório parece apresentar uma relação bastante interessante com o resultado da perda de peso em longo prazo. Pacientes que demonstram algum estado de depressão ou distúrbio alimentar, em curto prazo, após a cirurgia, melhoram esses estados, mas em médio ou em longo prazo começam a apresentar novamente depressão e gatilhos para o distúrbio alimentar, em grande parte por não entenderem esse novo momento de suas vidas, no qual devem comer menos, conviver com pessoas que podem comer livremente e, muitas vezes, eles não conseguirem mais acompanhar esse ritmo.

Outro ponto que pode ter influência no estado mental é a imagem corporal alterada, em grande parte devido ao excesso de pele após o emagrecimento, motivo pelo qual existe uma grande demanda por cirurgias plásticas entre esses pacientes (Lindekilde *et al.*, 2015).

Em contrapartida, algumas terapias que visam alterar o estilo de vida dos pacientes após a cirurgia têm demonstrado ser bastante promissoras na quantidade de peso perdida e na manutenção desse peso quando comparadas ao acompanhamento tradicional no pós-cirúrgico. O paciente precisa receber apoio e informação constantes pelos próximos anos, para obter sucesso na manutenção do peso perdido (Rudolph e Hilbert, 2013).

A alimentação no período pós-bariátrica também é bem específica e necessita de acompanhamento. A evolução da dieta é feita de forma gradual e em etapas: dieta líquida restritiva; dieta líquida completa; dieta semilíquida; dieta cremosa; dieta pastosa leve; dieta branda, que será adaptada ao tipo de cirurgia e à evolução de cada paciente. Após essa fase inicial, o acompanhamento e o monitoramento do estado nutricional do paciente são de extrema importância para a adesão da dieta e para a promoção da perda de peso.

Dependendo do tipo de cirurgia, alguns alimentos devem ser evitados ou totalmente excluídos da rotina de cada indivíduo, pois podem levar a complicações do procedimento ou a desfechos fisiológicos como diarreias, vômitos etc. Outro ponto importante é que a suplementação de vitaminas e minerais se torna imprescindível, uma vez que, dependendo do tipo de cirurgia, o sítio absortivo é retirado ou diminuído, gerando, em longo prazo, carências de vitaminas e de minerais (Mechanick *et al.*, 2013).

Como a perda de peso corporal é bem elevada no primeiro ano após a cirurgia, é de fundamental importância a avaliação da composição corporal por meio de métodos como bioimpedância (BIA) ou densitometria por dupla emissão de raios x (DEXA). Com essas ferramentas, é possível avaliar se a perda de peso está relacionada exclusivamente à perda de gordura ou se o paciente também está perdendo massa muscular.

Embora seja esperada a diminuição da massa muscular, grande parte disso decorre da ingestão alimentar insuficiente (insuficiência calórica e de nutrientes), da possível falta de absorção proteica ou do sedentarismo. Essa avaliação é importante justamente para tentar contornar, diminuir e estabilizar a perda de massa muscular mediante estratégias nutricionais.

Alguns estudos que analisaram os níveis de atividade física dos pacientes no pré e no pós-operatório observaram que existe uma transição no pós-cirúrgico, principalmente após 6 meses da intervenção, quando as pessoas que passam pela cirurgia bariátrica se tornam mais ativas fisicamente, apresentando melhora em marcadores cardiovasculares e na musculatura esquelética (Herring *et al.*, 2016). Também vale comentar que estudos com intervenções de treinamento físico em pacientes bariátricos ainda são escassos e, muitas vezes, com algumas falhas metodológicas. Um grupo no Reino Unido avaliou o efeito de exercício físico supervisionado em pacientes bariátricos após um ano da cirurgia e conseguiu demonstrar que a introdução de exercício físico foi capaz de melhorar a composição corporal e a capacidade de locomoção desses pacientes (Herring *et al.*, 2017).

Como se pode observar, são diversos pontos que devem ser conversados com o paciente antes de cogitar a realização da cirurgia bariátrica. Assim como o acompanhamento de equipe multidisciplinar, é de extrema importância orientar e avaliar a evolução nos anos subsequentes. Por mais que a cirurgia bariátrica se mostre eficaz na perda de peso, muitas perguntas ainda não têm resposta, e o ponto-chave é que, mesmo após a cirurgia, mudanças no estilo de vida são imprescindíveis para a manutenção da saúde.

19.6 Eficácia em curto, médio e longo prazos

Algumas alterações após a cirurgia bariátrica chamam a atenção. Antes mesmo de realizar a cirurgia, é muito comum o paciente relatar que demora mais tempo para se sentir saciado. Isso se deve, em parte, a uma resposta mais lenta da salivação, mediada pelos estímulos alimentares e pelos sabores, em comparação a pacientes com peso normal, o que pode levar a um consumo calórico mais elevado. A cirurgia bariátrica, aparentemente, gera um gatilho no comportamento alimentar, em particular, nas respostas aos estímulos de paladar. Esses pacientes começam a considerar alimentos doces ou ricos em gordura menos agradáveis, o que pode ajudar a melhorar seus hábitos alimentares, pois começam a adotar uma alimentação mais saudável (Jumbe, Hamlet e Meyrick, 2017).

A razão da necessidade de adotarem uma alimentação mais saudável é justamente evitar o reganho de peso. Embora seja esperada a perda de peso em curto espaço de tempo, o que os estudos indicam é que, em médio e longo prazos, o reganho de peso existe. Ele pode aparecer após o paciente atingir o peso-alvo ou mesmo antes disso.

O reganho de peso tem relação com a retomada de hábitos antigos, como o sedentarismo ou o consumo de alimentos calóricos (bebidas alcoólicas, por exemplo) e alimentos ricos em açúcar ou em gordura. Outras causas possíveis têm maior relação com o aumento do diâmetro da anastomose gastrojejunal e com o aumento do tamanho do estômago, possibilitando, assim, um maior consumo alimentar (Cambi, Marchesini e Baretta, 2015).

Outro ponto que chama a atenção é que, embora o reganho de peso ocorra, é muito comum ele vir associado a carências nutricionais, como anemia por deficiência de ferro, anemia megaloblástica, deficiência da vitamina D e desnutrição crônica, em grande parte, por falta de absorção desses nutrientes ou por hábitos alimentares ruins (Cambi, Marchesini e Baretta, 2015).

Os dados estatísticos sobre o reganho de peso são escassos. Alguns deles estimam que 7% dos pacientes submetidos à cirurgia bariátrica apresentam ganho de peso após 24 meses da cirurgia; outros falam em 15% ou até em 20%. O fator que se relaciona com o reganho de peso, além da falta de acompanhamento profissional nos anos subsequentes, é o tipo de cirurgia a que o paciente foi submetido (Conceição *et al.*, 2014; Garroni *et al.*, 2014).

Um estudo conduzido na Suécia, o Swedish Obese Subjects (SOS), que foi o maior ensaio clínico a comparar perda de peso entre indivíduos que se submeteram ao procedimento cirúrgico ou não, observou que a perda de peso máxima foi atingida após um ano de cirurgia nos três tipos diferentes de cirurgia. Após dez anos de acompanhamento, os pacientes submetidos a DGYR tiveram reganho de peso de 12%, e os que fizeram cirurgia de banda gástrica fixa ou variável apresentaram reganho de 8% (Kushner e Sorensen, 2015).

Portanto, é seguro dizer que o sucesso da perda de peso e, principalmente, da sua manutenção é multifatorial. O mais importante é o paciente entender que deverá realizar mudanças em seu estilo de vida e que essas mudanças devem ser duradouras. Seja com cirurgia, seja sem, mudanças de estilo de vida sempre são bem-vindas, pois, além de promoverem perda de peso corporal, proporcionam melhora da saúde como um todo.

Referências

Associação Brasileira para o Estudo da Obesidade e da Síndrome Metabólica (Abeso). *Cirurgia bariátrica*: a situação atual do Brasil. 2016. Disponível em: http://www.abeso.org.br/coluna/cirurgia-bariatrica/cirurgia-bariatrica-a-situacao-atual-do-brasil. Acesso em: 20 jul. 2018.

Cambi, M. P. C.; Marchesini, S. D.; Baretta, G. A. P. 2015. Post-bariatric surgery weight regain: evaluation of nutritional profile of candidate patients for endoscopic argon plasma coagulation. *ABCD Arq. Bras. Cir. Dig.*, v. 28, n. 1, p. 40-3, 2015.

Conceição, E. *et al.* The presence of maladaptive eating behaviors after bariatric surgery in a cross sectional study: importance of picking or nibbling on weight regain. *Eat. Behav.*, v. 15, n. 4, p. 558-62, 2014.

Dawes, A. J. et al. Mental health conditions among patients seeking and undergoing bariatric surgery: a meta-analysis. *JAMA*, v. 315, n. 2, p. 150-63, 2016.

Driscoll, S. *et al.* Long-term health-related quality of life in bariatric surgery patients: a systematic review and meta-analysis. *Obesity (Silver Spring)*, v. 24, n. 1, p. 60-70, 2016.

Garroni, L. F. *et al.* Taxas de reganho ponderal em pacientes bariátricos acompanhados na Policlínica Piquet Carneiro. *Rev. HUPE*, Rio de Janeiro, v. 13, n. 1, p. 94-100, 2014.

Herring, L. Y. *et al.* Changes in physical activity behaviour and physical function after bariatric surgery: a systematic review and meta-analysis. *Obes. Rev.*, v. 17, n. 3, p. 250-61, 2016.

Herring, L. Y. *et al.* The effects of supervised exercise training 12-24 months after bariatric surgery on physical function and body composition: a randomised controlled trial. *Int. J. Obes. (Lond.)*, v. 41, n. 6, p. 909-16, 2017.

Hospital Sírio-Libanês. *Obesidade e transtornos alimentares*: quais os tipos de cirurgia disponíveis? Quais são seus resultados e complicações? 2010. Disponível em: https://www.hospitalsiriolibanes.org.br/hospital/especialidades/nucleo-obesidade-transtornos-alimentares/Paginas/quais-tipos-cirurgia-disponiveis-quais-resultados-complicacoes.aspx. Acesso em: 20 jul. 2018.

Jumbe, S.; Hamlet, C.; Meyrick, J. Psychological aspects of bariatric surgery as a treatment for obesity. *Curr. Obes. Rep.*, v. 6, n. 1, p. 71-8, 2017.

Kushner, R. F.; Sorensen, K. W. Prevention of weight regain following bariatric surgery. *Curr. Obes. Rep.*, v. 4, n. 2, p. 198-206, 2015.

Lindekilde, N. *et al.* The impact of bariatric surgery on quality of life: a systematic review and meta-analysis. *Obes. Rev.*, v. 16, n. 8, 639-51, 2015.

Mechanick, J. L. *et al.* Clinical practice guidelines for the perioperative nutritional, metabolic, and nonsurgical support of the bariatric surgery patient – 2013 update: cosponsored by American Association of Clinical Endocrinologists, the Obesity Society, and American Society for Metabolic & Bariatric Surgery. *Obesity (Silver Spring)*, v. 19, n. 0/1, p. S1-27, 2013.

Papademetriou, M; Popov, V. Intragastric balloons in clinical practice. *Gastrointest. Endosc. Clin. N. Am.*, v. 27, n. 2, p. 245-56, 2017.

RUDOLPH, A.; HILBERT, A. Post-operative behavioural management in bariatric surgery: a systematic review and meta-analysis of randomized controlled trials. *Obes. Rev.*, v. 14, n. 4, p. 292-302, 2013.

SOCIEDADE BRASILEIRA DE CIRURGIA BARIÁTRICA E METABÓLICA (SBCBM). *A cirurgia bariátrica*. 2017. Disponível em: https://www.sbcbm.org.br/a-cirurgia-bariatrica/#1508952782194-43b00fcb-cecf. Acesso em: 13 maio 2019.

SOCIEDADE BRASILEIRA DE CIRURGIA BARIÁTRICA E METABÓLICA (SBCBM). *Número de cirurgias bariátricas no Brasil aumenta 46,7%*. 2018. Disponível em: https://www.sbcbm.org.br/numero-de-cirurgias-bariatricas-no-brasil-aumenta-467/. Acesso em: 13 maio 2019.

PARTE 8

NUTRIÇÃO ESPORTIVA

20 Nutrição esportiva *versus* nutrição estética

Victor Silvestre

A *nutrição esportiva* nunca esteve tão em alta quanto atualmente. É comum observar indivíduos dos mais diferentes biótipos (obesos; com baixo peso; com sobrepeso; hipertensos; modelos etc.) fazerem acompanhamento nutricional com um especialista em nutrição esportiva. O que esses pacientes buscam, de fato, com esse acompanhamento profissional: *performance* ou estética?

Pode-se afirmar que todas as recomendações nutricionais para esportistas descritas em livros, artigos e tratados de nutrição, ao longo de décadas, costumam ser aplicadas ao público anteriormente citado, ou seja, a não esportistas.

A seguir, apresenta-se como exemplo a recomendação nutricional para esportistas sugerida por diversas associações, como Dietitians of Canada (DC), American Dietetic Association (ADA) e American College of Sports Medicine (ACSM) (Rodriguez *et al.*, 2009):

- *Carboidratos*: 6 a 10 g/kg/dia
- *Proteínas*: 1,2 a 1,4 g/kg/dia
- *Lipídios*: 20% a 25% da necessidade calórica diária

Ao se aplicar essas diretrizes a um atleta cujo peso corporal seja, por exemplo, de 70 kg, ele necessitará ingerir diariamente cerca de 560 g de carboidratos. Considerando, ainda, que esse atleta realize 5 refeições diárias contendo carboidratos complexos, como batata-doce, mandioca cozida, arroz integral ou macarrão integral, cada uma das 5 refeições diárias deve conter 112 g de carboidratos, ou seja, 610 g de batata-doce cozida, 370 g de mandioca cozida, 400 g de arroz e 420 g de macarrão.

A International Society of Sports Nutrition (ISSN) resume em oito pontos as diretrizes para ingestão de carboidratos, proteínas e gorduras por indivíduos que praticam esportes (Kerksick *et al.*, 2017):

- Para promover estoque adequado de glicogênio, deve-se ingerir (isolado ou em combinação) carboidratos e proteínas perto do treino.
- Durante o exercício, consumir 30 a 60 g de carboidratos a cada hora de atividade. Adicionar proteína a essa preparação, na proporção de 4:1, em favor do carboidrato, aumentando, assim, o desempenho e maximizando a ressíntese de glicogênio.
- A ingestão da combinação entre proteínas e carboidratos durante o exercício aumenta o glicogênio muscular, diminui o dano muscular e promove melhor adaptação ao treinamento.
- O consumo de altas doses de carboidratos (8-10 g/kg/dia) aumenta a ressíntese de glicogênio.

- A ingestão pós-exercício (imediatamente e em até 3 horas depois) de aminoácidos essenciais estimula um aumento na síntese proteica.
- O consumo de proteínas e de carboidratos antes do exercício pode resultar em níveis ótimos de síntese proteica, melhorando a força e a *performance*.
- A adição de creatina à combinação de carboidrato e proteína pode facilitar ainda mais as adaptações ao treinamento de força.
- O planejamento metódico quanto ao momento da ingestão e a proporção de cada nutriente permitem otimizar a recuperação e a reparação teciduais após o exercício de alta intensidade, a síntese de proteína muscular, bem como melhorar o humor, em comparação a planejamentos não metódicos.

De acordo com minha experiência em consultório, é possível afirmar que essas diretrizes podem até ser aplicadas a atletas de ponta, como lutadores de MMA e atletas olímpicos, cuja preparação é extenuante e pode chegar a 8 horas de treinos diários. Contudo, para a maioria dos pacientes, que são bancários, empresários, estudantes, advogados etc. que praticam atividade física moderada objetivando lazer e/ou recreação, a realidade sobre a quantidade de macronutrientes a ser prescrita está muito aquém da descrita nas recomendações do ACSM, da ISSN e em algumas enciclopédias sobre nutrição amplamente estudadas por alunos nas universidades brasileiras.

É verdade que o atleta de ponta, muitas vezes, do ponto de vista estético, apresenta excelente forma física, mas esse impressionante visual é a consequência de anos de treinamento e de dieta à risca, visando à competição. O que todos os atletas querem, de fato, é *performance* atlética, e muitos deles não estão preocupados se têm ou não abdome definido, como é o caso de Roy Nelson, atleta profissional de MMA, e de Walter Henrique da Silva, que jogou no Goiás e no Atlético Paranaense. Ambos competem na mais alta *performance*, mas não apresentam forma física "apreciável".

Diante do exposto, é necessário identificar o perfil de cada paciente, observando não só questões biológicas, como também as particularidades envolvidas em seu objetivo. Acima de tudo, é preciso entender que dieta para a *performance* atlética e dieta para a melhora da composição corporal (estética) são coisas totalmente diferentes.

Como a nutrição visa, acima de tudo, à promoção da saúde, é fácil encontrar diretrizes e recomendações para pacientes em diferentes estágios da vida (da infância ao envelhecimento); entretanto, não há diretrizes ou recomendações nutricionais para pacientes que visam à estética, como abdome definido, por exemplo. Dessa forma, prática, observação e "*feeling*" são fundamentais para adotar a estratégia adequada para esse público, que, a cada dia, cresce no Brasil.

De acordo com minha observação e experiência clínica em consultório, adaptações nas recomendações disponíveis na literatura para atletas são necessárias quando aplicadas em indivíduos cujo principal objetivo é a melhora de sua composição corporal.

Diversas variáveis são importantes na elaboração do plano alimentar, e detalhes podem fazer toda a diferença para atingir o objetivo desejado. A seguir, salientam-se cinco importantes considerações no momento de elaborar o plano alimentar para aquele paciente cujo objetivo é a melhora "estética":

- Escolher os alimentos fonte de carboidratos de acordo com seu produto final (glicose e/ou frutose).
- Ter atenção quanto ao índice e à carga glicêmica dos carboidratos escolhidos.
- Distribuir adequadamente a energia ao longo do dia, bem como escolher de qual macronutriente (carboidrato ou lipídio) essa energia será oriunda.
- Distribuir proteínas de alto valor biológico ao longo do dia.
- Garantir aminoácidos suficientes para a síntese proteica.

Para finalizar, salienta-se que diversos estudos demonstram maior incidência de transtornos alimentares em atletas submetidos a dietas restritivas em um longo período de tempo, em comparação com a população em geral. Portanto, é preciso consultar sempre o nutricionista para elaborar o plano alimentar e ajustar a dieta de acordo com os anseios individuais, minimizando os possíveis agravos à saúde.

Referências

Kerksick, C. M. *et al.* International Society of Sports Nutrition position stand: nutrient timing. *J. Int. Soc. Sports Nutr.*, v. 1, n. 1, 2017. Disponível em: https://jissn.biomedcentral.com/articles/10.1186/s12970-017-0189-4. Acesso em: 1º fev. 2019.

Rodriguez, N. R. *et al.* Position of the American Dietetic Association, Dietitians of Canada, and the American College of Sports Medicine: nutrition and athletic performance. *J. Am. Diet. Assoc.*, v. 109, n. 3, p. 509-27, 2009.

21 Treinamento físico e emagrecimento

Marcelo Saldanha Aoki
Paulo Muzy
Gustavo Barquilha
Reury Frank Pereira Bacurau

Emagrecer é, sem dúvida, um processo complexo. Quem já tentou, sabe como é! Apesar dessa complexidade, as "recomendações práticas" são conhecidas há muito tempo. Por volta do ano 400 a.C., Hipócrates já postulava que obesos deveriam comer menos e se exercitar mais (Komaroff, 2016)!

Ainda que tais recomendações sejam tão antigas, na hora de implementá-las, surgem várias barreiras e limitações para que se obtenha sucesso (para piorar, existem os "sabichões", que tentam desacreditar a boa e velha sabedoria com "crenças inovadoras", que serão discutidas posteriormente). Por exemplo, só para que se tenha uma ideia da complexidade do processo de emagrecimento, o controle da ingestão alimentar é exercido pela resposta integrada de vários tecidos, hormônios e vias neurais, que interagem entre si, trocando informações por meio de alças de retroalimentação (MacLean *et al.*, 2017).

Isso significa que as "decisões" do sistema nervoso central (SNC), que envia comandos para a periferia, determinam os comportamentos alimentares, a absorção de nutrientes, o armazenamento de substratos e, até mesmo, o gasto de energia. Em contrapartida, os diversos sensores presentes nos tecidos periféricos comandados informam o quanto as ordens estão sendo cumpridas a contento. Em última instância, considerando apenas a interação entre SNC e sistema nervoso periférico (sem os efeitos do exercício, que são o enfoque deste capítulo), o organismo controla (MacLean *et al.*, 2017):

- a magnitude de suas reservas energéticas em longo prazo;
- a disponibilidade imediata de nutrientes;
- as necessidades impostas pelo metabolismo;
- o estabelecimento dos gostos e das preferências alimentares individuais.

Logo, todo aquele gasto energético despendido na sessão de treinamento físico pode ser rapidamente anulado pelo aumento do apetite e da ingestão calórica.

Todo esse panorama reforça a primeira afirmação do presente capítulo, de que "emagrecer é, sem dúvida, um processo complexo". Foge, porém, ao escopo deste capítulo, discutir detalhadamente essa "complexidade"; o que será discutido é se o exercício físico direcionado ao processo de emagrecimento pode aumentar a sensação de fome, promovendo a compensação da energia gasta durante o treinamento físico.

E por que, ao menos em teoria, isso seria possível? Porque os sistemas orgânicos funcionam de modo a manter o equilíbrio (homeostase). Nesse caso, qual é o efeito do exercício físico[1] sobre o apetite? E o efeito do treinamento físico?[2]

Muito se fala do potencial do treinamento físico para tratar o ganho de peso/obesidade. Então, é melhor orientar a sessão de treinamento físico para "queimar" mais gorduras ou mais calorias? E se a sessão de treinamento físico for realizada em jejum, a perda de gordura será maximizada e o emagrecimento, acelerado? O treinamento intervalado de alta intensidade (HIIT, *high-intensity interval training*, em inglês) é a única saída? E quanto à afirmação de que "quanto mais intenso o exercício físico, maior o consumo excessivo de oxigênio após exercício (EPOC, *excess post-exercise oxygen consumption*, em inglês)"? É verdadeira?! Além disso, esse tal de EPOC é mesmo o principal determinante do emagrecimento em um programa de treinamento físico? Em meio a tantas dúvidas, o cenário se torna ainda mais caótico com certos indivíduos "afirmando" que treinamento aeróbio engorda!

Na busca de parâmetros confiáveis relativos ao efeito do treinamento físico sobre o emagrecimento, este capítulo abordará esses questionamentos, sem achismos nem fanatismos, apenas utilizando a melhor evidência científica disponível para cada tópico.

21.1 Está na hora de rever os conceitos sobre a gordura corporal!

É sabido que carboidratos e lipídios ingeridos na dieta e não usados logo após os processos de digestão/absorção têm armazenada sua parte não utilizada. Os carboidratos são estocados na forma de glicogênio, sobretudo no fígado (principal reserva, considerando-se o tamanho do órgão) e na musculatura esquelética (maior reserva em tamanho absoluto), ao passo que os lipídios são armazenados como triacilgliceróis (TAG), preferencialmente no tecido adiposo. Percorrendo o reino animal (mamíferos, aves e répteis), percebe-se uma clara preferência desses seres em estocar a maior parte da energia obtida dos alimentos na forma de TAG, e não de glicogênio (Newsholme e Leech, 1985). Qual o motivo disso?

Em primeiro lugar, por grama de peso, os lipídios são cerca de 2,5 vezes mais energéticos em comparação aos carboidratos. Além disso, os lipídios são altamente hidrofóbicos, de modo que aproximadamente 95% de um adipócito típico são constituídos de TAG, ao passo que a reserva fisiológica de glicogênio é composta de cerca de 65% de água. Uma consequência disso é que os carboidratos armazenados no organismo representam apenas 2% da reserva de gordura.

---

[1] O termo *exercício físico* será utilizado para caracterizar uma sessão isolada de treinamento físico (efeito agudo).

[2] O termo *treinamento físico* será empregado para caracterizar as repetidas sessões de exercício físico em um determinado período (efeito crônico).

Se um homem fosse armazenar o equivalente a seu estoque de gordura na forma de carboidratos, ele pesaria cerca de duas vezes mais. Isso traria sérias consequências para sua mobilidade (ou seja, ela ficaria reduzida). Pode-se entender, então, o porquê da opção dos animais pela gordura (para eles, mais massa corporal absoluta é igual a mais dificuldades na mobilidade). Não bastasse tudo isso, uma vez que as vias de metabolização de ambos os macronutrientes têm importantes pontos em comum (por exemplo, a via da fosforilação oxidativa), a eficiência com a qual a energia é obtida nessas mesmas vias é equivalente. Tudo computado, os lipídios são mais de 5 vezes melhores do que os carboidratos em armazenar o excedente energético. *Ou seja*, o problema não é a gordura; engordar é a forma mais eficiente de estocar reservas de energia (Newsholme e Leech, 1985).

Isso explicado, "é hora de rever os conceitos sobre gordura corporal". A partir desse momento, é preciso que o excesso de gordura corporal seja visto exatamente como é: o excesso de energia. Isso pode parecer ingênuo, mas faz toda a diferença na hora de entender o conteúdo a seguir.

Os tipos de exercício mais (ou menos) adequados à perda de peso não são aqueles que necessariamente oxidam gordura, mas aqueles que levam ao maior gasto energético (*bingo!*). Afinal, se o organismo entrar em *deficit* de energia, aos poucos usará sua energia armazenada (na forma de gordura) para "pagar" o tal *deficit*.

Portanto, toda vez que for mencionado que este ou aquele exercício levou ao emagrecimento, não foi porque, no momento de sua realização, houve maior perda de gordura (associada a maior oxidação), mas porque *toda* a energia gasta nesse exercício (mais cedo ou mais tarde, ainda que *não no momento da sua realização*) deverá ser reposta (supondo que essa "reposição" não virá do consumo alimentar, logo, só poderá vir da reserva – principalmente do tecido adiposo).

21.2 Prescrição do treinamento físico para emagrecimento: interações entre intensidade e volume

Para a prescrição de qualquer tipo de exercício físico, é fundamental considerar a relação entre intensidade e volume. Quando o foco é o processo de emagrecimento, a prescrição da sessão de treinamento físico, em relação à intensidade e ao volume, deve preconizar a maximização do gasto energético, que, associado ao trabalho físico, favorecerá o *deficit* energético diário, *desde que a alimentação não o compense.* Mais especificamente, o balanço negativo acumulado, em longo prazo, será o determinante do processo de emagrecimento.

Diante desse cenário, é preciso considerar alguns pontos importantes sobre a prescrição da intensidade. Segundo Melanson *et al.* (2002a), existe uma crença, bastante popular entre praticantes de exercícios físicos, de que o exercício de baixa intensidade promoverá maior oxidação de gordura em comparação com o exercício de maior intensidade. Embora o valor percentual de oxidação de gordura para gasto energético total seja maior em intensidades de exercício muito baixas, a quantidade total de gordura oxidada dependerá da duração e da intensidade do exercício. Em intensidades mais elevadas (mas ainda submáximas), a oxidação total de gordura pode até ser maior, pois o gasto energético também é maior. Em um sentido prático, é imprescindível considerar que a quantidade de tempo que o indivíduo dedica ao exercício no cotidiano pode ser um fator limitante para a quantidade de exercício que esse indivíduo realiza.

Levando em conta esses pressupostos, Melanson *et al.* (2002a) sugerem que o programa de exercícios que melhor maximiza a oxidação de gordura em 24 horas é aquele que produz o maior gasto energético. Pelo fato de o tempo ser um fator limitante para a maioria dos indivíduos, também é sugerido que, se o objetivo do exercício for potencializar a oxidação de gordura para regular melhor a massa gorda corporal, *o exercício deve ser realizado na maior intensidade que pode ser confortavelmente mantida durante o tempo disponível.*

Melanson *et al.* (2002a) investigaram o efeito da intensidade sobre o gasto energético em 24 horas. Adultos jovens (8 homens e 8 mulheres) participaram do estudo, sendo avaliados por calorimetria indireta de sala inteira em três ocasiões:

- dia-controle, sem exercício (CON);
- dia de exercício de baixa intensidade (BI), a 40% do volume máximo de oxigênio (VO_2máx), gastando 400 kcal;
- dia de exercício de alta intensidade (AI), a 70% do VO_2máx, gastando 400 kcal.

Não houve diferença significante para o gasto energético diário entre os diferentes dias de exercício (BI = AI, cerca de 2.600 kcal). Além disso, a oxidação de lipídios em 24 horas não foi diferente entre os dias (BI = AI). Logo, a manipulação da intensidade (BI: 40% do VO_2máx *versus* AI: 70% do VO_2máx) não exerceu influência sobre o gasto energético diário e sobre a oxidação de lipídios em 24 horas, em condições nas quais o gasto energético do exercício se mantém constante.

Esses dados sugerem que, quando a variável gasto energético do exercício (no estudo em questão = 400 kcal) foi equalizada entre as intensidades (BI: 40% do VO_2máx *versus* AI: 70% do VO_2máx), realizar o exercício físico em maior ou em menor intensidade não afetou o gasto energético diário e a oxidação de lipídios em 24 horas. O principal fator determinante para essas respostas foi, portanto, o gasto energético implementado na sessão de exercício (400 kcal). É claro que, para equalizar o gasto energético das sessões de exercício (400 kcal), no dia em que o protocolo de BI foi implementado, a duração da sessão foi superior, em comparação ao dia do protocolo de AI. Essa foi a única "vantagem". Todavia, caso a intensidade mais elevada não seja suportada, o exercício físico poderia ser realizado em menor intensidade por mais tempo, a fim de garantir o gasto energético da sessão.

21.3 HIIT: a "varinha mágica"?

Como já dizia Lavoisier, "Na natureza, nada se cria, nada se perde, tudo se transforma". Essa máxima também vale para o mercado do *Fitness and Wellness*. Alguns exemplos podem rapidamente ilustrar esse cenário: Método Pilates, *crossfit* e HIIT.

Por causa da I Guerra Mundial, Joseph Pilates foi encarcerado, na Inglaterra, por ser alemão. Em meados de 1920, ainda preso (a guerra já havia terminado), ele decidiu exercitar-se utilizando o material que tinha à disposição. Mais de 80 anos depois, o método por ele desenvolvido (o chamado Método Pilates), agora submetido ao "raio gourmetizador", tornou-se uma das atividades mais procuradas por praticantes de atividade física. Isso também vale para o *crossfit*, que é uma febre mundial. O referido método, concebido para treinamento de militares, que utiliza exercícios com sobrecarga do corpo e exercícios de levantamento de peso olímpico (LPO), entre outros, tornou-se muito popular entre pessoas que buscam alternativas para os métodos mais tradicionais de treinamento físico.

E o poderoso HIIT? Também não é diferente. Um dos pioneiros ilustres do HIIT foi Emil Zátopek, a "locomotiva humana". Nas Olimpíadas de Helsinki, em 1952, Zátopek unificou a tríplice coroa do atletismo, vencendo os 5.000 m, os 10.000 m e a maratona. É preciso mencionar que, em Helsinki, ele disputou sua primeira maratona. Zátopek modificou o *status quo* da preparação para essas provas ao adotar uma rotina com base no HIIT. Uma das sessões clássicas desse atleta era composta de 50 tiros de 400 m, divididos em 2 ou 3 períodos ao dia. Vale notar que o volume total da referida sessão era de 20.000 m. Ao ser questionado sobre essa metodologia de treinamento, Zátopek frequentemente dizia: "*Eu já sei correr devagar, eu preciso aprender a correr rápido!*". Posteriormente, o pai do atleta Sebastian Coe, meio-fundista inglês, criou uma metodologia de treinamento que também utilizava a prerrogativa de mesclar esforços intensos com pausas durante a sessão de treinamento.

Em meados dos anos 1990, alguns pesquisadores (Gibala, Tabata, entre outros) começaram a pesquisar o HIIT. Com base em seus achados, o HIIT se popularizou, conquistando inúmeros adeptos em todo o mundo e, também, no Brasil.

No cenário nacional, alguns profissionais têm defendido que o HIIT é a "varinha mágica" do emagrecimento. Os argumentos apresentados são os mais variados possíveis: maximiza o gasto energético; potencializa o EPOC; minimiza o apetite etc. Alguns profissionais mais "entusiasmados", na tentativa de promover o HIIT, chegam até a difamar o treinamento aeróbio clássico, afirmando que este seria capaz de engordar os praticantes! Esse tópico (absurdo!) será abordado mais adiante neste capítulo.

Apesar das polêmicas, como qualquer método de treinamento, o HIIT tem pontos fortes e fracos. Caberá ao profissional de Educação Física o bom senso e a decisão de prescrever o HIIT, mas, para tanto, é preciso acompanhar a literatura e os novos achados, bem como avaliar as características do cliente. Tendo isso em mente, serão apresentados, a seguir, alguns estudos sobre o HIIT.

O primeiro deles foi conduzido por Treuth, Hunter e Williams (1996). O objetivo do referido estudo foi determinar os efeitos do exercício de baixa ou alta intensidade sobre o gasto energético e a oxidação do substrato ao longo de um período de 24 horas. Oito mulheres participaram do estudo, no qual foram executadas duas sessões de exercício:

- exercício de baixa intensidade (BI), que envolvia cicloergômetro contínuo a 50% do VO_2máx;
- exercício de alta intensidade (AI), que envolvia ciclos de 2 min de esforço a 100% do VO_2máx, intercalados por 2 min de recuperação.

O protocolo AI induziu gasto energético mais elevado do que BI durante o repouso, durante o exercício e no total das 24 horas subsequentes, ao passo que, durante o sono, o gasto energético aproximou-se de significância estatística, mas não foi diferente entre o AI e o BI. Não foi encontrada diferença significante para o quociente respiratório durante o repouso, o sono ou as 24 horas subsequentes. A oxidação de lipídios e de carboidratos em 24 horas foi semelhante nos dois protocolos. Esses achados indicam que o exercício em AI promoveu maior gasto energético em 24 horas, em comparação ao BI, mas as taxas de oxidação dos substratos foram similares. Mais especificamente, a quantidade absoluta de gordura oxidada foi igual nos protocolos (AI = BI) (Treuth, Hunter e Williams, 1996). Vale lembrar que o maior gasto energético observado no protocolo AI confere a ele ligeira vantagem do ponto de vista do balanço energético negativo.

Outro estudo que precisa ser mencionado foi conduzido por Tucker, Angadi e Gaesser (2016). O estudo comparou a magnitude do EPOC após três protocolos de exercício físico:

- *HIE* (*high-intensity interval exercise*): 4 tiros de 4 min a 95% do pico da frequência cardíaca (FCpico), separados por 3 min de recuperação ativa.
- *SIE* (*sprint interval exercise*): 6 tiros de 30 s (protocolo de Wingate), separados por 4 min de recuperação ativa.
- *SSE* (*steady-state exercise*): 30 min a 80% da FCpico.

O EPOC foi avaliado por 180 min após cada protocolo de exercício. Conforme esperado, o EPOC foi maior no SIE (110 kcal) em comparação ao SSE (64 kcal). Já o EPOC do HIE (83 kcal) não diferiu dos demais protocolos (SIE e SSE). É importante verificar que a magnitude da diferença entre o SIE e o SSE foi relativamente pequena: 46 kcal! Essa diferença é equivalente a duas balas de caramelo. Entretanto, o gasto energético durante a sessão de treinamento físico somado ao EPOC (3 horas) foi maior para o protocolo SSE (284 ± 64 = 348 kcal), em comparação ao protocolo SIE (161 ± 110 = 271 kcal). Ou seja, apesar do grupo SIE apresentar o maior EPOC, o gasto energético do exercício físico somado ao EPOC (3 horas) foi maior no grupo SSE.

Com relação ao protocolo HIE, foi observado gasto energético durante o exercício equivalente a 246 kcal, somado a 83 kcal de 3 horas de EPOC, totalizando 329 kcal. O gasto energético total (exercício + 3 horas de EPOC) do protocolo HIE apresentou tendência de aumento em relação ao protocolo SIE. Portanto, considerando a prerrogativa de promover o maior gasto energético na sessão de treinamento físico, o protocolo SSE (30 min a 80% da FCpico) foi o campeão (SSE 348 kcal > SIE 271 – diferença significante e SSE 348 kcal = HIE 329 kcal) (Tucker, Angadi e Gaesser, 2016).

Esses resultados indicam que o exercício aeróbio clássico foi a melhor estratégia para promover gasto energético em relação aos outros protocolos intervalados. Isso provavelmente se deve ao fato de esse tipo de exercício físico apresentar o melhor equilíbrio entre intensidade e volume, maximizando, dessa forma, o gasto energético.

O HIIT é, sim, uma alternativa, mas não necessariamente superior ao exercício aeróbio clássico. Claro que sempre há uma supervalorização do que é "novo" (desde Zátopek, aliás), mas não é necessário excluir ou denegrir o "antigo" porque agora o "novo" está na moda. Quando uma criança ganha um brinquedo novo, o interesse inicial é maior, mas logo passa – até ganhar outro brinquedo. Mas tente tirar qualquer brinquedo dela, velho ou novo. Ela gosta do novo, mas não abre mão dos mais antigos. Crianças são muito espertas!

21.4 EPOC: o "conto de fadas" metabólico

O processo de recuperação de uma sessão de exercício físico está associado à manutenção do metabolismo em nível mais elevado do que aquele observado no repouso, caso o exercício físico não tivesse sido feito. Essa elevação do metabolismo é conhecida como EPOC. Contudo, esse metabolismo "aumentado" se mantém em nível mais baixo do que o verificado durante o próprio exercício. Uma vez que tal elevação do metabolismo implica maior gasto energético (que o repouso!), alguns acreditam que o EPOC possa exercer papel relevante para o processo de emagrecimento. Se tal papel existe, não é exatamente como se acredita, pois segundo LaForgia, Withers e Gore (2006), a magnitude do EPOC é pequena, contabilizando entre 7% e 14% do gasto total de energia do exercício físico. Contudo, o efeito cumulativo do EPOC durante o período de 1 ano de treinamento regular (três vezes por semana) poderia causar impacto no balanço energético e produzir uma perda equivalente 1,5 kg de tecido adiposo. Vale mencionar que, considerando o período em questão (12 meses), essa perda de massa gorda é relativamente pequena.

É fundamental entender que o EPOC auxilia no processo de emagrecimento, mas que sua contribuição, por exemplo, é inferior ao gasto energético imposto pela própria sessão de exercício físico. Essa informação precisa ser difundida, pois existe uma crença (baseada no "conto de fadas" do EPOC) de que esse fenômeno seria o fator determinante para o emagrecimento – informação que não é verdadeira. Essa linha de raciocínio é muito difundida entre adeptos do HIIT. No entanto, é importante ressaltar que a utilidade do treinamento intervalado supramáximo para o emagrecimento é limitada, pois esse tipo de treinamento físico não é tão facilmente implementado para indivíduos de meia-idade, sedentários, com sobrepeso ou obesidade.

Com o intuito de desmistificar a contribuição do EPOC, retoma-se o já referido estudo conduzido por Tucker, Angadi e Gaesser (2016). Para relembrar, foi comparada a magnitude do EPOC após três protocolos de exercício físico: HIE, SIE e SSE.

Os resultados desse estudo mostram claramente qual é a contribuição do EPOC em diferentes protocolos de exercício. Em contrapartida, é importante mencionar que a principal contribuição do treinamento físico para o processo de emagrecimento é maximizar o gasto energético diário. Apesar de o protocolo SIE ser realizado em altíssima intensidade, o seu volume é extremamente reduzido. Conforme já explicado, o gasto energético do exercício físico é maximizado pela combinação entre o volume e a intensidade. Citando Melanson *et al.* (2002a, p. 1050), "o exercício deve ser realizado na maior intensidade que pode ser confortavelmente mantida durante o tempo disponível" (tradução nossa).

Diante da discussão sobre a contribuição do EPOC para o emagrecimento, sempre surge a questão do exercício de força. Esse tipo de exercício realmente maximiza o EPOC para além dos modelos anteriormente descritos? Em outro estudo, Melanson *et al.* (2002b) compararam o efeito de dois protocolos de exercício (aeróbio: 50 min a 70% do VO_2máx e força: circuito de 70 min, consistindo em 10 exercícios diferentes, sendo realizadas 4 séries a 70% de 1 repetição máxima – RM) sobre a oxidação de nutrientes em 24 horas. A sessão de treinamento aeróbio promoveu um gasto equivalente a 546 kcal, ao passo que a sessão de treinamento de força gastou 448 kcal. Apesar de o gasto energético ter sido maior na sessão de treinamento aeróbio, ao considerar o gasto energético das 24 horas, não houve diferença entre as duas sessões (aeróbio: 2.787 kcal *versus* força: 2.730 kcal). O EPOC em curto prazo também foi avaliado, e não foi observada diferença significante entre as duas sessões de treinamento físico (aeróbio: 75 kcal *versus* força: 78,5 kcal). Provavelmente, a sessão de treinamento de força provocou alterações metabólicas nas 24 horas subsequentes, que contribuíram para aproximar o gasto energético diário entre as duas sessões de treinamento físico.

Além disso, os dados desse estudo ainda atestam que essas supostas alterações promovidas pela sessão de treinamento de força não ocorreram no EPOC de curto prazo (30 min). Com base nesse estudo, é possível afirmar que:

- o EPOC da sessão de treinamento aeróbio foi semelhante ao da sessão de treinamento de força;
- o gasto energético associado às duas sessões de treinamento físico superam o EPOC (aeróbio: 7,3 vezes; força: 5,7 vezes);
- o gasto energético diário, independentemente da sessão de treinamento físico, foi similar entre as sessões de treinamento físico.

Mais uma vez, fica claro que o EPOC pode auxiliar o processo de emagrecimento, mas, com certeza, a sua participação é inferior ao gasto energético promovido pela sessão de treinamento físico. É óbvio, mas vale ressaltar que esse comportamento dessas variáveis (gasto energético do exercício e gasto energético associado ao EPOC) foi descrito em caráter agudo (24 horas) nos estudos citados, e não necessariamente pode ser extrapolado para o treinamento físico em longo prazo (semanas, meses e anos). Uma coisa é uma coisa, e outra coisa é outra coisa!

Ainda acerca do tema *EPOC e exercício de força*, é impossível passar por esse tópico e não comentar a pesquisa de Schuenke, Mikat e McBride (2002). Nesse estudo, para examinar a duração do EPOC pós-exercício de força, 7 homens saudáveis realizaram o protocolo de treinamento de força, que consistiu em 4 passagens pelo circuito composto por 3 exercícios (supino, *power clean* e agachamento), com duração de 31 min. Cada série foi realizada com a carga referente ao valor de 10 RM, até a falha. As medições do consumo de oxigênio (O_2) foram obtidas em horários consistentes: 34, 29, 24, 10 e 5 horas antes do exercício; imediatamente após o exercício; e 14, 19, 24, 38, 43 e 48 horas depois do exercício.

Essas medidas do consumo de O_2 pós-exercício foram comparadas às medidas da linha de base, feitas na mesma hora do dia. O consumo de O_2 foi elevado acima dos valores basais (pré-34 horas) imediatamente após o exercício de força e, também, 14 e 38 horas depois. Após 19 horas do término do exercício, o consumo de O_2 também estava mais elevado que o momento correspondente pré-29 horas. Os valores diários médios de O_2 para ambos os dias pós-exercício também foram elevados acima do valor médio para o dia da linha de base. Esses resultados sugerem que a duração do EPOC após o exercício de força se estende bastante além da duração de 16 horas relatada anteriormente (Schuenke, Mikat e McBride, 2002).

Os referidos autores destacam que, para o primeiro período de 24 horas após o exercício, a diferença média entre o O_2 inicial e o pós-exercício foi de 0,69 ml O_2/kg/min. Da mesma forma, o segundo período de 24 horas após o exercício mostrou diferença média de 0,63 ml O_2/kg/min em relação à linha de base. Isso equivale a 21,2% e 19,3% de aumento no metabolismo para esses 2 dias, respectivamente. Assumindo que um indivíduo irá queimar 4,9 kcal/L de O_2 e usando a massa corporal média de 83 kg (valor médio da amostra), essas diferenças médias equivalem ao aumento de gasto energético de 404 kcal e 369 kcal por dia, respectivamente, para esses indivíduos.

No entanto, Schuenke, Mikat e McBride (2002) reconhecem que, com relativamente poucos momentos pontuais de coletas de dados ao longo de cada dia, não é possível ter certeza de que o consumo de O_2 dos indivíduos estava consistentemente elevado durante todo o período de 48 horas. Portanto, esses cálculos são apenas estimativas – ressaltam, de modo responsável, os autores. Nessas estimativas, o valor médio de aumento do consumo de O_2 (em relação à linha de base) foi extrapolado para cada dia.

É muito importante citar alguns pontos sobre o referido artigo (Schuenke, Mikat e McBride, 2002). Em primeiro lugar, o modelo de exercício de força implementado dificilmente poderia ser aplicado a indivíduos sedentários ou, até mesmo, a iniciantes. Em segundo lugar, o acompanhamento do consumo de O_2 pós-exercício foi realizado em 7 momentos: imediatamente após o exercício; e 14, 19, 24, 38, 43 e 48 horas após o exercício. Ao contrário do estudo de Melanson *et al.* (2002b), que avaliou continuamente o consumo de O_2 após o exercício de força, por 24 horas, no estudo de Schuenke, Mikat e McBride (2002) foram realizadas coletas pontuais (e não medição contínua), por isso, não há garantia de que durante os intervalos o consumo de O_2 estivesse elevado. Alguém poderia pensar: "*Mas por que não estaria?*". Sim, é provável que o consumo de O_2 estivesse elevado, mas isso não foi medido continuamente. Portanto, da óptica do pensamento cartesiano, se não foi medido, não há certeza. Os próprios autores reconhecem essa limitação do estudo.

Todavia, a elevação do consumo de O_2 pós-exercício de força não pode ser considerada como consenso na literatura. No estudo de Abboud *et al.* (2013), não foi observada alteração no consumo de O_2 pós-exercício depois de duas sessões de treinamento delineadas para atingir 10.000 kg e 20.000 kg levantados, respectivamente. Ambos os protocolos (10.000 kg e 20.000 kg) utilizaram os mesmos 4 exercícios – supino, remada curvada, agachamento e levantamento terra romeno (*Romanian deadlift*) – a, aproximadamente, 85% do valor de 1 RM (6-8 RM). O número de séries variou entre os protocolos (10.000 kg e 20.000 kg), e as séries foram repetidas até atingir os respectivos valores de 10.000 kg e de 20.000 kg. Portanto, apesar de alguns resultados promissores, como os de Schuenke, Mikat e McBride (2002), outros dados não corroboram a hipótese de aumento do EPOC em longo prazo após o exercício de força, como os de Abboud *et al.* (2013). *Portanto, antes de sair gritando que exercício de força aumenta o EPOC, leia os estudos na íntegra, com especial atenção aos procedimentos metodológicos.*

Em uma revisão sobre o tema, LaForgia, Withers e Gore (2006) destacam que, em geral, é necessário cruzar um certo limiar de intensidade e volume para promover elevação relevante e duradoura do EPOC. Entretanto, esse limiar não é facilmente atingido por sedentários que buscam a redução do peso/massa gorda. Os autores sugerem, ainda, que a manipulação do balanço energético desses indivíduos não deveria ter como foco maximizar o EPOC, e sim potencializar o gasto energético da atividade física e, sobretudo, desenvolver programas de treinamento físico que promovam aderência.

21.5 Treinamento aeróbio em jejum (AEJ) queima mais gordura! Mas, e daí?

A realização de sessões de treinamento aeróbio em jejum (AEJ) tem como justificativa o aumento da oxidação de ácidos graxos, em razão de uma menor disponibilidade de glicose. Esse fenômeno não é novidade. Randle *et al.* (1963) descreveram a existência de uma relação inversa entre a taxa de oxidação de glicose e a taxa de oxidação de ácidos graxos. A maior oxidação de ácidos graxos, por sua vez, promoveria o efeito poupador de glicogênio (Belmonte e Aoki, 2005; Randle *et al.*, 1963). Em suma, quando há maior disponibilidade de um determinado substrato, isso automaticamente favoreceria sua oxidação em detrimento do outro.

No caso do jejum noturno (*overnight*), a disponibilidade de glicose seria reduzida, facilitando, portanto, a oxidação de ácidos graxos. Com base no fenômeno descrito, conhecido como *ciclo glicose-ácidos graxos* (ou, simplesmente, ciclo de Randle), conjectura-se que a realização de exercício aeróbio após o jejum *overnight* maximizaria a perda de gordura corporal. No entanto, nesse ponto, reside uma grande limitação nessa linha de raciocínio.

Em primeiro lugar, é preciso entender que existem respostas agudas e respostas crônicas à prática de qualquer tipo de exercício físico. As respostas agudas são caracterizadas pelas alterações que ocorrem durante ou logo após a sessão de treinamento. Já as respostas crônicas são aquelas que ocorrem em longo prazo, como resultado do processo de treinamento físico. Mais especificamente, é possível ilustrar esses conceitos por meio de dois exemplos: a oxidação de gordura durante a sessão de exercício (resposta aguda) e o processo de emagrecimento (resposta crônica). A visão simplista leva ao equívoco de que a maior taxa de oxidação de gordura durante o exercício é sinônimo de maior perda de gordura corporal (para evitar essa visão, o item 21.1 foi introduzido no presente capítulo).

Mas, por que não é possível relacionar diretamente essas duas respostas (aguda e crônica) ao exercício físico? É simples! Imagine um indivíduo que se exercita alimentado e oxida cerca de 30 g de lipídios em uma sessão de treinamento aeróbio. No outro dia, em jejum, esse indivíduo realiza a mesma sessão de treinamento, mas, agora, oxidando 45 g de lipídios. Sim, é verdade! Em jejum, a oxidação de lipídios provavelmente será maior; no entanto, e se, nesse mesmo dia, o indivíduo consumir 15 g de lipídios a mais do que no dia anterior? Nesse cenário, fica claro que a suposta vantagem de queimar 15 g a mais em jejum seria rapidamente neutralizada pela maior ingestão de lipídios (15 g) (e, obviamente, excesso de energia).

Conforme já discutido, o fator determinante para o processo de emagrecimento é o *deficit* energético mantido de maneira crônica, e não a contribuição de determinado substrato para a realização de uma sessão isolada de exercício físico. Os valores do exemplo apresentado são arbitrários e foram utilizados apenas para ilustrar o ponto de vista.

Em um estudo elegante, Schoenfeld *et al.* (2014) investigaram o efeito do exercício aeróbio realizado em jejum sobre a massa gorda e a massa livre de gordura, após 4 semanas de treinamento, em mulheres jovens que seguiram uma dieta hipocalórica. Nesse estudo, 20 voluntárias jovens saudáveis foram distribuídas aleatoriamente em 2 grupos experimentais:

- grupo de treinamento em jejum (*jejum*), que realizou o exercício após o jejum *overnight* (n = 10);
- grupo de treinamento pós-prandial (*alimentado*), que consumiu uma refeição antes do exercício (n = 10).

O treinamento físico consistiu em 60 min de exercício aeróbio em cicloergômetro, 3 dias por semana. As participantes receberam planos dietéticos personalizados, projetados para induzir o *deficit* calórico. O aconselhamento nutricional foi fornecido ao longo do período de estudo (4 semanas) para ajudar a garantir a aderência dietética. Foram registrados diários alimentares regularmente durante o estudo. A refeição (café da manhã) foi fornecida imediatamente antes do exercício para o grupo *alimentado* ou logo após o exercício para o grupo *jejum*, por meio de uma refeição líquida (*shake*) (Schoenfeld *et al.*, 2014).

Ambos os grupos apresentaram perda significante de peso e de massa de gordura em relação ao valor inicial (pré-treinamento), mas nenhuma diferença entre os grupos foi observada em qualquer parâmetro avaliado (Schoenfeld *et al.*, 2014). Os resultados dessa pesquisa indicam que a alteração da composição corporal, associada ao exercício aeróbio, em conjunto com a dieta hipocalórica, é semelhante, independentemente do fato de um indivíduo ter realizado a sessão de treinamento em jejum ou alimentado. É importante ressaltar que o resultado foi similar, logo, nem pior, nem melhor – *igual*. Portanto, caso o indivíduo se sinta mais confortável em realizar em jejum, e essa conduta não comprometa a qualidade da sessão de treinamento, não há problema. No entanto, também não haverá vantagem. O ponto central é terminar o dia em *deficit* energético (e repetir isso vários dias), independentemente da estratégia utilizada.

Apenas uma ressalva precisa ser considerada: caso o jejum seja muito prolongado e a sessão de treinamento físico seja muito longa, o desafio da homeostase glicêmica será maior. Com isso, a secreção de hormônios catabólicos, como o cortisol, também poderá ser maximizada. Essa exacerbação da resposta catabólica poderá potencializar a perda de massa magra em longo prazo. É claro que essa ressalva levantada não necessariamente acontecerá sempre. Esse tipo de resposta será observado com mais frequência em situações extremas.

21.6 Aeróbio engorda!

Não! Isso simplesmente não é verdade!

Não se deve perder muito tempo com esse assunto. Toda a linha de raciocínio desenvolvida até agora aponta para o fato de que promover o maior gasto energético possível é a maior contribuição que o exercício físico pode proporcionar para o processo de emagrecimento. É claro que, para o emagrecimento ocorrer, não basta somente promover gasto energético nas sessões de treinamento físico; o determinante nesse processo é finalizar o dia em *deficit* energético e acumular esse *deficit* em longo prazo – como já foi exaustivamente repetido neste capítulo.

Como observado, o estudo de Tucker, Angardi e Gaesser (2016) sobre HIE, SIE e SSE mostrou que o gasto energético do exercício aeróbio (somando o gasto da sessão de treinamento + EPOC) foi superior, em comparação ao HIE e SIE.

Os argumentos utilizados para corroborar a afirmação de que exercícios aeróbios engordam são os mais variados possíveis. Em certo *site*, que não merece ser mencionado, é fornecido um exemplo para justificar a afirmação de que o treinamento aeróbio engorda. O exemplo fornecido é construído sobre o perfil de um indivíduo de 35 anos, 1,70 m, 80 kg e 15% de gordura corporal. Logo, a massa gorda seria de 12 kg e a massa magra, de 68 kg. Após o treinamento aeróbio (30 dias, no exemplo do *site*), o indivíduo atingiria o peso de 70 kg, porém, com 11 kg de gordura e 15,7% de gordura corporal. A conclusão desse exemplo fictício (e improvável) é que o sujeito teria aumentado o percentual de gordura!

Não é fácil entender o argumento, pois, mesmo sendo improvável, no exemplo dado, o cliente ainda teria menos gordura absoluta que antes: 12 kg *versus* 11 kg! Já é sabido que a perda de peso é, sim, acompanhada por redução de massa magra, mas as estimativas indicam que, nesse processo, 75% da perda seria de massa gorda e 25%, de massa magra (Dulloo, 1993). Esse dado contradiz completamente a linha de raciocínio no exemplo fornecido pelo *site*. De acordo com essas estimativas mais realistas, dos 10 kg perdidos, 7,5 kg seriam massa gorda e 2,5 kg, massa magra. Logo, o indivíduo estaria com 4,5 kg de massa gorda (6,8%) e 65,5 kg de massa magra (93,2%)!

Outro argumento frequentemente utilizado para "criminalizar" o treinamento aeróbio se baseia no fato (equivocadamente interpretado) de que esse tipo de treinamento físico promove o aumento dos estoques intramusculares de lipídios (King *et al.*, 2009). Com base nessa interpretação, é postulado que o treinamento aeróbio engorda o músculo! Claro que não! Em contrapartida, já é sabido que, em indivíduos *sedentários*, esse acúmulo de gordura no músculo interfere na sinalização da insulina, levando ao quadro de resistência à insulina. Logo, nessa linha de argumentação, totalmente errada, de que o exercício aeróbio engorda, o aumento dos estoques de lipídios induzido pelo treinamento aeróbio nos músculos também seria responsável por causar o quadro de resistência à insulina nos músculos de atletas. Entretanto, no caso do treinamento aeróbio, essa hipótese não é válida. Esse acúmulo de lipídios, mais especificamente de triacilglicerol intramuscular, não interfere na sinalização da insulina e não gera o quadro de resistência ao referido hormônio (pelo contrário, atletas tendem a ter sensibilidade aumentada a esse hormônio e maior capacidade de captação de glicose) (Keshel e Coker, 2015). Na realidade, em indivíduos treinados, o acúmulo de triacilglicerol no músculo facilita o uso desse substrato energético durante o exercício aeróbio (Belmonte e Aoki, 2005). Esse fenômeno é conhecido como o *paradoxo do atleta*.

21.7 Treinamento físico e apetite: isso dá uma fome!

Antes de iniciar esse tópico, é necessário esclarecer que existe uma variabilidade enorme em relação ao efeito compensatório sobre o apetite (aumento da ingestão energética), causado pelo gasto energético imposto pelo exercício físico. Essa resposta compensatória varia muito de pessoa para pessoa. Uma explicação plausível para a mencionada variabilidade de resposta são os efeitos induzidos pelo exercício físico sobre diferentes componentes do controle do apetite. Por exemplo, nos estudos em médio prazo, tem sido demonstrado que o exercício físico exerce "duplo controle" sobre a expressão da fome (Green, 1997; Martins *et al.*, 2010).

Inicialmente, ocorre o aumento da fome induzido pelo exercício físico durante os períodos de jejum ou logo pela manhã cedo. No entanto, em contraste, o exercício melhora a saciedade, aumentando a sensibilidade pós-prandial aos nutrientes ingeridos nas refeições. Interessantemente, o aumento da saciedade pós-prandial (Stensel, 2010) é mostrado por todas as pessoas que realizam o exercício físico.

No entanto, o efeito do exercício sobre a fome em períodos de jejum é bastante variável. Portanto, pode-se deduzir que a amplitude dos efeitos do exercício físico sobre a ingestão energética total depende da mudança individual na fome basal, associada ao ajuste na saciedade pós-prandial (Martins *et al.*, 2010).

É importante destacar que as respostas objetivamente medidas sobre o comportamento do apetite, que, por sua vez, alteram a ingestão energética, podem ser explicadas pelo impacto do exercício físico em diversos processos fisiológicos. O exercício físico, reconhecidamente, produz ajustes no fluxo sanguíneo, respostas hormonais gastrointestinais, esvaziamento gástrico, metabolismo celular muscular, bioquímica do tecido adiposo, bem como atividade cerebral que, inevitavelmente, interferirá com vários dos mecanismos envolvidos no controle do apetite. As respostas agudas ao exercício físico incluem as alterações nos hormônios que regulam o apetite, como a grelina, o peptídeo semelhante a glucagon 1 (GLP-1) e o peptídeo YY (PYY) (Hopkins *et al.*, 2011), bem como as alterações variáveis na taxa de oxidação dos substratos no músculo e no fígado, que podem estar relacionadas às mudanças pós-exercício na fome e na ingestão alimentar (Lee *et al.*, 2009).

Além disso, quando o exercício físico é repetido ao longo de meses (caracterizando treinamento físico), são observados os efeitos crônicos sobre a composição corporal. Essas adaptações crônicas normalmente promovem a diminuição da massa gorda, com manutenção ou aumento da massa magra (Caudwell *et al.*, 2013). Essas mudanças mais graduais trarão ajustes no controle tônico do apetite.

A mudança no metabolismo de repouso (taxa de metabolismo basal – TMB) em virtude de alterações na massa magra e na massa gorda parece ser determinante para o tamanho das refeições, a magnitude da ingestão energética diária (Flint *et al.*, 2007) e as mudanças na sensibilidade à insulina (decorrentes indiretamente da redução do tecido adiposo), que influenciam a saciedade pós-prandial (Blundell *et al.*, 2015).

Consequentemente, é possível formular uma explicação sobre os mecanismos pelos quais o exercício pode influenciar o peso corporal. Os efeitos agudos do exercício sobre o apetite serão mediados por sinais episódicos de "saciedade" (decorrentes do ato de comer), por mudanças na oxidação do substrato (durante ou imediatamente após o exercício), por esvaziamento gástrico ou outros eventos estomacais, e por atividades do músculo esquelético (que, segundo é postulado, alteram o nível de dopamina e outros transmissores no cérebro). Já o efeito do treinamento físico será mediado por mudanças na composição corporal, além das mudanças agudas observadas anteriormente. De fato, o papel da massa magra e da massa gorda sobre o controle do apetite parece crucial para a compreensão dos complexos mecanismos de ação envolvidos nesse processo. O aumento da massa magra aumentará a procura de energia (para atender às necessidades energéticas aumentadas), o que implicará um aumento da fome basal. A diminuição da massa gorda irá levar ao maior controle inibitório do apetite pós-prandial (saciedade), em parte, pelo aumento da sensibilidade aos hormônios insulina e leptina.

Portanto, treinamento físico levará a uma maior sensibilidade dos mecanismos de controle do apetite. Isso significa que a ingestão energética será mais bem adaptada ao gasto energético. *Entretanto, uma consequência disso é que a ingestão energética diária pode ser aumentada.* Essa adaptação, que busca restabelecer a homeostase energética, tem implicações diretas no planejamento nutricional dos indivíduos que buscam o emagrecimento. O nutricionista precisa considerar essa possibilidade e monitorar constantemente o padrão de ingestão energética ao longo do programa de emagrecimento, em especial quando ocorrem alterações relevantes na composição corporal.

Em suma, o controle do apetite é determinado pelo efeito cumulativo do exercício sobre a composição corporal, com implicações na sensibilidade hormonal, juntamente com as alterações nos peptídeos gastrintestinais responsáveis pela sinalização da saciedade, que podem levar à modulação variável da resposta compensatória. O efeito da intensidade e da duração específicas de cada tipo de exercício sobre as adaptações individuais (por exemplo, liberação de hormônios ou na alteração composição corporal) levaria a ajustes específicos em relação à motivação para comer e à resposta de saciedade nos alimentos consumidos. Em consequência, qualquer compensação ao treinamento físico dependerá, em grande medida, da variabilidade da responsividade biológica entre os indivíduos. Portanto, a compensação pode ser explicada pela ação do exercício sobre os mecanismos fisiológicos do controle do apetite. Por sua vez, a variação biológica desses mecanismos de pessoa para pessoa pode explicar o efeito variável do exercício sobre o peso corporal (e a composição corporal).

Essa relação entre o gasto energético associado ao exercício/treinamento físico e o controle do apetite é uma área de pesquisa promissora. Na verdade, esse último tópico buscou apenas despertar o interesse dos profissionais da área da saúde para esse aspecto fundamental do processo de emagrecimento, sem a pretensão de aprofundar e dissecar essa complexa relação. Sem dúvida, esse assunto mereceria um capítulo exclusivo, ou, até mesmo, um livro completo. Como indicação adicional de leitura, recomenda-se: Tuominen *et al.* (1996); Schubert *et al.* (2014); Thackray *et al.* (2016).

21.8 Recomendações práticas

- Do ponto de vista comportamental, o profissional de Educação Física deve planejar o programa de treinamento físico direcionado para o processo de emagrecimento considerando os gostos e as preferências do cliente. As atividades prazerosas tendem a aumentar a aderência ao programa de treinamento físico. Crie um cenário que minimize as barreiras para a prática. O suporte de amigos e familiares é fundamental. Procure engajá-los.
- Da óptica fisiológica, o profissional de Educação Física deve prescrever cada sessão de exercício físico para maximizar o gasto energético. Para tanto, a complexa relação entre a intensidade e o volume precisa ser considerada. O aumento exponencial da intensidade

pode reduzir drasticamente o volume, minimizando o gasto energético. Em contrapartida, as sessões muito longas esbarram na limitação de tempo, que é muito utilizada como barreira para a prática regular de exercícios físicos. O profissional deve procurar o limite de intensidade que pode ser sustentado pelo maior tempo disponível.

- O HIIT é uma estratégia válida que pode ser aplicada no contexto do emagrecimento, mas não é a solução mágica, como tem sido preconizado por muitos profissionais da área da saúde. Fique atento! O gasto energético da sessão e o EPOC da sessão de HIIT não necessariamente serão superiores ao treinamento aeróbio clássico. Atente-se, também, ao possível efeito do HIIT sobre a regulação do apetite. Essa modulação do apetite associada ao HIIT é promissora, mas ainda precisa ser mais investigada.
- O treinamento aeróbio clássico (baixa a moderada intensidade e alto volume) é uma ferramenta que pode ser utilizada para auxiliar o processo de emagrecimento. Não há evidência científica de que esse tipo de treinamento físico esteja, de alguma forma, relacionado ao sobrepeso e à obesidade. Esse tipo de informação é um desserviço para a área da saúde, e não passa de uma estratégia (ininteligível) de *marketing*! O profissional de Educação Física pode utilizar a sessão de treinamento aeróbio como meio de promover gasto energético relevante, auxiliando o manejo de sobrepeso/obesidade, além de outras patologias (diabetes, hipertensão, dislipidemia etc.).
- O AEJ, assim como o HIIT, pode ser implementado, desde que não atrapalhe a execução da sessão de treinamento na relação de intensidade e volume programados. É fundamental garantir tal relação para maximizar o gasto energético associado ao trabalho físico. A realização de uma refeição com carboidratos na noite anterior (dentro dos limites de ingestão determinados pelo planejamento nutricional) é uma forma de minimizar os possíveis riscos do AEJ. O profissional de Educação Física precisa ter em mente que a maior oxidação de ácidos graxos durante uma sessão de AEJ não é garantia de sucesso para o processo de emagrecimento. A redução da massa gorda é um processo crônico, que depende de diversos fatores, não podendo ser associado exclusivamente a uma resposta aguda de maior taxa de oxidação de lipídios no exercício. Por fim, é preciso ressaltar que a execução da sessão de AEJ não promove melhores resultados em termos de composição corporal, em comparação com a realização da sessão de treinamento aeróbio no estado alimentado, quando o gasto energético das sessões é equalizado e a ingestão energética é equivalente.
- O EPOC existe, não é um conto de fadas! Porém, a sua real contribuição tem sido superestimada pelos profissionais da área da saúde. É importante lembrar

que a contribuição do EPOC é relativamente pequena (5%-15% do gasto energético do exercício físico). Só para ilustrar, em um estudo conduzido após a maratona (Tuominen *et al.*, 1996), a magnitude do EPOC acumulado por 22 horas (pós-maratona) atingiu somente 152 kcal. Esse valor representa cerca de 6% do total de energia gasto em uma maratona (2.500 kcal).

- O efeito do exercício físico sobre o apetite é uma resposta complexa de ser investigada. Os resultados disponíveis indicam que a variabilidade de resposta (modulação do apetite) é enorme entre indivíduos que se exercitam. O exercício parece modular o apetite por meio da regulação da fome no jejum e no período pós-prandial. O nutricionista deve explicar ao cliente que a sensação de fome durante os períodos de jejum pode aumentar na tentativa de compensar o gasto energético do exercício físico.
- Vale lembrar que muitos estudos citados neste capítulo apresentaram resultados referentes à execução de uma única sessão de exercício físico, caracterizando o efeito agudo. Conforme mencionado, o emagrecimento ocorre em longo prazo (resposta crônica); portanto, é preciso cautela ao interpretar os resultados desses estudos. Nem sempre é possível extrapolar os resultados de uma única sessão para efeitos em longo prazo!

Considerações finais

Conforme mencionado no início do capítulo, emagrecer é um processo complexo e, sem dúvida, o treinamento físico tem um papel relevante em promover o gasto energético necessário para a redução de gordura. O profissional que enfrenta esse desafio no cotidiano deve buscar o maior número possível de informações, porém, com todo o cuidado de verificar as fontes, a qualidade e a procedência dessas informações. Com o melhor nível disponível de informações, aliando a sua experiência profissional ao bom senso, esse profissional deve customizar o melhor programa de treinamento físico para cada cliente, respeitando suas limitações e suas potencialidades. Dessa forma, o elemento norteador dessa conduta profissional será a prática baseada em evidências.

Os autores deste capítulo esperam ter contribuído para a atuação prática de cada leitor ao apresentar informações sobre tópicos polêmicos, que nem sempre são discutidos com imparcialidade e rigor científico.

Referências

ABBOUD, G. J. *et al.* Effects of load-volume on EPOC after acute bouts of resistance training in resistance-trained men. *J. Strength Cond. Res.*, v. 27, n. 7, p. 1936-41, 2013.

BELMONTE, M. A.; AOKI, M. S. Triacilglicerol intramuscular: um importante substrato energético para o exercício de endurance. *Rev. Bras. Med. Esporte*, v. 11, n. 2, p. 135-40, 2005.

BLUNDELL, J. E. *et al.* Appetite control and energy balance: impact of exercise. *Obes. Rev.*, v. 16, p. 67-76, 2015. Supplement 1.

CAUDWELL, P. *et al.* Resting metabolic rate is associated with hunger, self-determined meal size, and daily energy intake and may represent a marker for appetite. *Am. J. Clin. Nutr.*, v. 97, n. 1, p. 7-14, 2013.

DULLOO, A. G. Strategies to counteract readjustments toward lower metabolic rates during obesity management. *Nutrition*, v. 9, n. 4, p. 366-72, 1993.

FLINT, A. *et al.* Associations between postprandial insulin and blood glucose responses, appetite sensations and energy intake in normal weight and overweight individuals: a meta-analysis of test meal studies. *Br. J. Nutr.*, v. 98, n. 1, p. 17-25, 2007.

GREEN, S. M. A satiety quotient: a formulation to assess the satiating effect of food. *Appetite*, v. 29, n. 3, p. 291-304, 1997.

HOPKINS, M. *et al.* The relationship between substrate metabolism, exercise and appetite control. *Sports Med.*, v. 41, n. 6, p. 507-21, 2011.

KESHEL, T. E.; COKER, R. H. Exercise training and insulin resistance: a current review. *J. Obes. Weight Loss Ther.*, v. 5, n. 5, p. S5-003, 2015.

KING, N. A. *et al.* Dual-process action of exercise on appetite control: increase in orexigenic drive but improvement in meal-induced satiety. *Am. J. Clin. Nutr.*, v. 90, n. 4, p. 921-7, 2009.

KOMAROFF, M. For researchers on obesity: historical review of extra body weight definitions. *J. Obes.*, v. 2016, p. 1-9, 2016.

LAFORGIA, J.; WITHERS, R. T.; GORE, C. J. Effects of exercise intensity and duration on the excess post-exercise oxygen consumption. *J. Sports Sci.*, v. 24, n. 12, p. 1247-64, 2006.

LEE, M. G. *et al.* Resting metabolic rate after endurance exercise training. *Med. Sci. Sports Exerc.*, v. 41, n. 7, p. 1444-51, 2009.

MACLEAN, P. S. *et al.* Biological control of appetite: a dauting complexity. *Obesity (Silver Spring)*, v. 25, S8-S16, 2017. Supplement 1.

MARTINS, C. *et al.* The effects of exercise-induced weight loss on appetite-related peptides and motivation to eat. *J. Clin. Endocrinol. Metab.*, v. 95, n. 4, p. 1609-16, 2010.

MELANSON, E. L. *et al.* Effect of exercise intensity on 24-h energy expenditure and nutrient oxidation. *J. Appl. Physiol. (1985)*, v. 92, n. 3, p. 1045-52, 2002a.

MELANSON, E. L. *et al.* Resistance and aerobic exercise have similar effects on 24-h nutrient oxidation. *Med. Sci. Sports Exerc.*, v. 34, n. 11, p. 1793-800, 2002b.

NEWSHOLME, E. A.; LEECH, A. R. *Biochemistry for the medical sciences.* New Jersey: Willey, 1985.

RANDLE, P. J. *et al.* The glucose fatty-acid cycle. Its role in insulin sensitivity and the metabolic disturbances of diabetes mellitus. *Lancet*, v. 1, n. 7285, p. 785-9, 1963.

SCHOENFELD, B. J. *et al.* Body composition changes associated with fasted versus non-fasted aerobic exercise. *J. Int. Soc. Sports Nutr.*, v. 11, n. 1, p. 54, 2014.

SCHUBERT, M. M. *et al.* Acute exercise and hormones related to appetite regulation: a meta-analysis. *Sports Med.*, v. 44, n. 3, p. 387-403, 2014.

SCHUENKE, M. D.; MIKAT, R. P.; MCBRIDE, J. M. Effect of an acute period of resistance exercise on excess postexercise oxygen consumption: implications for body mass management. *Eur. J. Appl. Physiol.*, v. 86, n. 5, p. 411-7, 2002.

STENSEL, D. Exercise, appetite and appetite-regulating hormones: implications for food intake and weight control. *Ann. Nutr. Metab.*, v. 57, p. 36-42, 2010. Supplement 2.

THACKRAY, A. E. *et al.* Exercise, appetite and weight control: are there differences between men and women? *Nutrients*, v. 8, n. 9, p. 583, 2016.

TREUTH, M. S.; HUNTER, G. R.; WILLIAMS, M. Effects of exercise intensity on 24-h energy expenditure and substrate oxidation. *Med. Sci. Sports Exerc.*, v. 28, n. 9, p. 1138-43, 1996.

TUCKER, W. J.; ANGADI, S. S; GAESSER, G. A. Excess postexercise oxygen consumption after high-intensity and sprint interval exercise, and continuous steady-state exercise. *J. Strength Cond. Res.*, v. 30, n. 11, p. 3090-7, 2016.

TUOMINEN, J. A. *et al.* Postmarathon paradox: insulin resistance in the face of glycogen depletion. *Am. J. Physiol.*, v. 270, n. 2, E336-43, 1996. Part 1.

PARTE 9

FECHANDO A CONVERSA SOBRE EMAGRECIMENTO

22 Nutrição e gastronomia aplicadas ao emagrecimento saudável

Keny Torres

A nutrição é um processo biológico em que o organismo, por meio do alimento, fornece nutrientes para a realização das funções vitais, como o coração bater e a respiração fluir, por exemplo. Entretanto, na prática, há muito tempo, a relação do ser humano com o alimento deixou de ser apenas um processo biológico para se tornar uma parte fundamental na socialização cultural, nos resultados estéticos, na *performance* humana e, consequentemente, na qualidade de vida.

A descoberta do fogo pelo homem nos tempos pré-históricos possibilitou uma mudança no processo de transformação e de digestibilidade do alimento. Desde então, passou-se a viver uma constante evolução no que se leva à mesa, ou seja, é por meio dos sentidos (tato, visão, audição, olfato e, sobretudo, do paladar) que se opta por este ou por aquele alimento. Portanto, não é de hoje que a nutrição e a gastronomia caminham juntas, e são duas áreas do conhecimento que se completam perfeitamente nos dias atuais.

Para construir hábitos saudáveis, o fator *prazer* precisa estar presente, e, assim, torna-se mais fácil a adesão a um novo estilo de vida. Quando se associam informações nutricionais a um processo correto de cocção dos alimentos, e com um toque *gourmet*, fica ainda mais tranquilo viver em dieta.

Quando o objetivo é um emagrecimento inteligente e contínuo, é importante priorizar alimentos orgânicos, pois, assim, evita-se a ingestão de produtos químicos nocivos à saúde. É preciso reduzir a quantidade de ingredientes industrializados usados nas preparações diárias, como molhos e temperos prontos, e reduzir o excesso de realçadores de sabor (açúcar, sal e gordura). Idealmente, eles devem ser colocados apenas na finalização das receitas. Veja, a seguir, quais realçadores de sabor devem ser usados para que as receitas se tornem saudáveis e funcionais.

22.1 O sal não é o vilão nas suas receitas!

O sal é fonte de sódio, um mineral importante para o organismo, que auxilia na condução de impulsos nervosos e na contração muscular. Diversos alimentos já têm naturalmente a presença de sódio. Quando esse mineral se encontra em excesso na alimentação, é causador de doenças cardiovasculares, como a hipertensão.

Procure utilizar o sal que tenha menor concentração de sódio. Nesse caso, o sal *light* pode ser uma escolha mais acessível e, consequentemente, mais saudável. A flor de sal é um ingrediente bastante utilizado na gastronomia, com sabor único e sofisticado, mas, fique atento, pois tem a mesma quantidade de sódio que o sal refinado.

Tabela 22.1 – Tipos e quantidades de sal

Tipos de sal	Quantidade de mg de sódio por g de sal
Sal refinado	400 mg
Sal *light*	197 mg
Sal marinho	420 mg
Sal do Himalaia	230 mg

22.1.1 Receita

Sal de ervas (para utilizar em carnes, frangos, peixes e molhos)

Ingredientes

½ xícara (chá) de sal *light*
1 xícara (chá) de orégano desidratado
1 xícara (chá) de salsa desidratada
1 xícara (chá) de manjericão desidratado
½ xícara (chá) de gergelim levemente torrado

Preparo

Coloque todos os ingredientes no liquidificador, ou no miniprocessador de alimentos, e bata-os, até ficar bem triturado. Coloque em um recipiente de vidro com tampa e guarde em local fresco.

22.2 Como adoçar sem usar açúcar refinado e adoçantes

Opções como açúcar de coco, *maple syrup*, xilitol, açúcar demerara e mascavo são escolhas mais saudáveis, mas devem ser consumidas com moderação.

Os adoçantes artificiais devem ser evitados!

Baunilha, anis estrelado, cardamomo e cravo da índia são especiarias que realçam o sabor doce nas preparações. A canela, que é bastante conhecida pelo seu fator termogênico, também ajuda a dar um toque levemente doce nas receitas de bolos, tortas, *cookies* e, até mesmo, em café e chás.

Frutas secas, como tâmara, uva-passa, damasco e ameixa, são naturalmente doces e dão uma textura mais macia a bolos e pães, por exemplo.

O purê e o suco de maçã são excelentes opções para realçar o sabor doce em geleias, bolos, *cupcakes* e *muffins*, possibilitando um sabor doce sem alterar o sabor da receita.

Rico em fitonutrientes, enzimas, vitaminas e aminoácidos, o mel é um excelente substituto do açúcar refinado, desde que seja utilizado com moderação.

22.2.1 Receita

Muffin integral de banana sem açúcar

Ingredientes

4 bananas maduras
1 xícara (chá) de farinha de aveia
2 colheres (sopa) de chia
½ xícara (chá) de castanhas-do-pará picadas
1 xícara (chá) de tâmaras picadas e sem caroço
2 ovos
1 colher (sopa) de canela em pó
1 xícara (chá) de óleo de abacate
1 colher (sobremesa) de fermento

Preparo

Primeiro, bata no liquidificador os ovos e o óleo. Em seguida, acrescente as bananas, a farinha e as tâmaras. Bata novamente e coloque a canela em pó. Bata mais uma vez. Adicione o fermento e misture bem, sem bater. Coloque em forminhas de *muffin* e leve, por 25 min, ao forno preaquecido a 180 °C.

22.3 Melhores gorduras para cozimento e frituras

De modo geral, as gorduras desempenham um papel importante no organismo humano. Elas fazem parte das células e são precursoras de hormônios e do colesterol. As gorduras monoinsaturadas e poli-insaturadas são as que mais trazem benefícios para o organismo. As gorduras saturadas também se mostram resistentes a altas temperaturas, o que as torna opções saudáveis, porém, é preciso consumi-las com moderação. Veja exemplos de gorduras para serem utilizadas na culinária saudável:

- *Gorduras monoinsaturadas*: azeite de oliva, óleo de abacate.
- *Gordura poli-insaturada*: óleo de linhaça.
- *Gorduras saturadas*: óleo de coco, azeite de dendê, manteiga clarificada.

Melhores gorduras para o cozimento

Óleo de coco, manteiga clarificada, azeite de oliva.

Melhores gorduras para frituras

Óleo de chia, azeite de oliva, óleo de coco, azeite de dendê, óleo de coco, manteiga clarificada.

As gorduras são fundamentais para dar mais sabor às preparações e ajudar na biodisponibilidade das vitaminas e minerais, mas procure não colocá-las em excesso e sempre inclua a maior parte da gordura no final das preparações.

22.3.1 Receita

Manteiga clarificada

Ingrediente

250 g de manteiga sem sal

Preparo

Coloque a manteiga em banho-maria, em fogo baixo. Deixe derreter por, aproximadamente, 25 min. Em seguida, desligue o fogo e retire a espuma branca (lactose) que ficou por cima. Coloque em um pote de vidro e leve à geladeira de um dia para o outro. Se preferir, pode deixar em temperatura ambiente por até 3 meses.

22.4 Uso da modulação dietética no emagrecimento

Segundo a American Dietetic Association, a modulação dietética mostra a importância do estado de equilíbrio energético negativo para o emagrecimento, ou seja, quando a ingestão calórica é menor que a utilizada, possibilita o emagrecimento (Duyff, 2012). Portanto, ao preparar receitas caseiras, é preciso fazer escolhas inteligentes, para que a preparação final fique com baixas calorias.

Evite ingredientes refinados (principalmente farináceos); use o mínimo possível de gorduras para refogar, grelhar ou assar os alimentos; inclua, sempre que possível, compensadores dietéticos (sementes de linhaça ou chia, por exemplo) em bolos, sucos, *cookies* e biscoitos, pois eles irão possibilitar a redução da carga glicêmica; e não se esqueça: respeite o tempo e a temperatura, para manter o máximo de nutrientes existentes nos alimentos que irão para a cocção.

Toda preparação tem perdas nutricionais, mas é possível diminuir ao máximo essas perdas. Um exemplo clássico é o uso de ervas em cozidos e do refogado de cebola e alho nas receitas. Para manter as propriedades antioxidantes, e, em especial, a presença de vitamina C nos refogados de cebola e alho, esquente bem a panela, coloque a gordura escolhida e, depois, inclua a cebola e o alho para refogar, sempre em fogo baixo, até ficarem translúcidos. Não os deixe torrar. Quanto às ervas, prefira incluí-las somente ao final das preparações. Quanto menor for o tempo de cocção, maior será a preservação de vitaminas e minerais desses alimentos-curinga.

Aplique essas dicas ao preparar a receita de "arroz" de couve-flor cremoso vegano, a seguir, e você terá uma experiência deliciosamente saborosa e repleta de compostos bioativos.

22.4.1 Receita

"Arroz" de couve-flor cremoso vegano

Ingredientes

1 couve-flor
1 cebola roxa
2 dentes de alho
2 colheres (sopa) de alho-poró picado
1 colher (sopa) de açafrão
2 colheres (sopa) de azeite de oliva
1 xícara (chá) de salsa picada

Molho branco

100 ml leite de amêndoas
Noz-moscada, sal e pimenta-do-reino a gosto

Modo de preparo

Comece pelo molho branco: em uma panela, refogue duas colheres (sopa) de cebola roxa picada e um dente alho picado. Em seguida, acrescente o leite de amêndoas e misture bem. Depois, acrescente os temperos, mexa, deixe ferver, desligue o fogo e reserve. Corte a couve-flor bem picadinha e reserve. Refogue o restante da cebola picada e o outro dente de alho picado. Em seguida, acrescente a couve-flor e deixe refogar bem. Acrescente o molho branco, o açafrão e mexa delicadamente. Finalize com o alho-poró e metade da salsa. Sirva no prato com lâminas de amêndoas e salsa por cima.

22.5 Alimentos termogênicos na gastronomia saudável

As ervas e as especiarias desempenham um papel importante para a culinária, pois concedem mais sabor às receitas e, ainda, sendo ricas em antioxidantes, contribuem para uma melhora metabólica como auxiliadores em quadros de inchaço e de retenção de líquidos, tão comuns em pacientes que buscam o emagrecimento. Veja alguns alimentos-curinga que podem auxiliar no aumento do metabolismo:

- *Gengibre*: apesar de pouco utilizado na nossa culinária, o gengibre é bastante versátil. Entre seus benefícios, destacam-se seus efeitos anti-inflamatório e termogênico. Experimente utilizá-lo em marinadas de aves e de peixes, em refogados, chás, bolos, ou, simplesmente, faça uma água aromatizada com lascas de gengibre e consuma durante o dia.
- *Pimenta*: Bijttebier *et al.* (2014) demonstram que consumir cerca de 3 g de pimenta vermelha ao dia pode elevar o metabolismo em até 20%. Experimente fazer uma geleia de pimenta dedo-de-moça com especiarias e servir por cima de uma carne grelhada. Outra forma mais prática é incluir a pimenta picadinha durante o cozimento da carne moída (*vide* receita a seguir).
- *Canela*: proporciona um leve aumento da temperatura corporal, contribuindo

para o efeito termogênico. Essa especiaria combina com diversas preparações, por exemplo, com frutas (maçã, banana e abacaxi), com leites e iogurtes, e com receitas de bolos, tortas e panquecas.

- Há, ainda, outros alimentos, como o café, os chás e o cacau, que são ricos em fitoquímicos e antioxidantes importantes para auxiliar no emagrecimento saudável. Na culinária, pode-se incluir esses ingredientes em diversas formas e preparações, como *shakes*, sucos, bolos etc.

22.5.1 Receitas

Carne moída funcional

Ingredientes

300 g de patinho moído
150 g de ervilha congelada
3 pimentas dedo-de-moça picadas e sem sementes
½ cebola roxa picada
2 dentes de alho
4 colheres (sopa) de alho-poró em rodelas
1 colher (sopa) de mostarda de Dijon
½ colher (chá) de gengibre ralado
1 colher (sopa) rasa de canela em pó
1 colher (chá) de páprica doce
1 colher (chá) de páprica picante
½ maço de salsa
Sal rosa e pimenta-do-reino a gosto
Azeite de oliva, para refogar

Modo de preparo

Refogue no azeite a cebola e o alho, até dourar. Inclua a carne e refogue bem. Em seguida, acrescente os temperos, as especiarias, a mostarda de Dijon e mexa delicadamente. Depois, acrescente a ervilha congelada e deixe cozinhar por mais alguns minutos. Finalize com a salsa picada, mexendo delicadamente.

"Suchá" de melancia com hibisco

Ingredientes

1 fatia de melancia
200 ml de chá gelado de hibisco

Preparo

Comece fazendo a infusão do chá de hibisco: 200 ml de água morna com 1 colher (chá) de hibisco desidratado. Deixe agir por 5 minutos. Em seguida, retire as folhas e coloque o chá na geladeira, até ficar gelado. No liquidificador, coloque o chá de hibisco, a fatia de melancia com a parte branca e sem casca, acrescente umas pedrinhas de gelo e bata.

Smoothie de mocha com leite de amêndoas e cacau

Ingredientes

2 bananas congeladas
1 colher (chá) de café solúvel
1 colher (sopa) de cacau em pó
3 gotas de extrato de baunilha
100 ml de leite de amêndoas
6 pedras de gelo
1 colher (sopa) de melaço

Modo de preparo

Coloque todos os ingredientes no liquidificador e bata até virar uma mistura homogênea, com consistência de sorvete. Sirva gelado.

Referências

BIJTTEBIER, S. *et al.* Generic characterization of apolar metabolites in red chili peppers (*Capsicum frutescens* L.) by Orbitrap Mass Spectrometry. *J. Agric. Food Chem.*, v. 62, n. 20, p. 4812-31, 2014.

DUYFF, R. L. *American Dietetic Association complete food and nutrition guide.* 4th. ed. Boston, MA: Houghton Mifflin Harcourt, 2012.

23 Mitos e verdades em nutrição e emagrecimento

João Alfredo Pedroso

23.1 Comer carboidrato antes de dormir engorda?

Muita gente acredita que, à noite, o metabolismo diminui e, por isso, o consumo de carboidrato nesse período favoreceria o armazenamento desse nutriente como gordura, em razão do baixo gasto energético. No entanto, os estudos não sustentam essa teoria. Alguns trabalhos apontam que o gasto energético durante a noite é similar ao metabolismo durante o dia (Sharma e Kavuru, 2010). Além disso, outro trabalho investigou o efeito do consumo de carboidratos à noite na perda de peso. Nessa pesquisa, 78 indivíduos com índice de massa corporal (IMC) acima de 30 kg/m^2 foram submetidos a uma dieta de baixo valor calórico (1.300-1.500 kcal), com a distribuição-padrão dos macronutrientes (20% de proteínas, 30%-35% de gorduras e 45%-50% de carboidratos) (Sofer *et al.*, 2011). Todavia, enquanto um grupo consumia os carboidratos predominantemente no período noturno (80% dos carboidratos diários), o outro grupo os consumia ao longo do dia. Como resultado, os indivíduos que consumiram mais carboidratos à noite perderam mais peso do que o grupo de controle (que consumiu normalmente).

Muitos de nós conhecemos pessoas que "cortam" os carboidratos à noite e emagrecem. Todavia, vale lembrar que, ao adotar essa estratégia, elas também acabam promovendo balanço energético negativo. Será que não é por isso que elas emagrecem? E se elas "cortassem" os carboidratos pela manhã? Será que o resultado não seria similar?

23.2 Consumir frutas faz engordar (por causa da frutose) e provoca diabetes tipo II?

Em primeiro lugar, qualquer alimento em excesso pode aumentar o peso, visto que todos têm calorias e, quando consumidos em larga escala, podem levar a um balanço energético positivo. E isso não é uma propriedade exclusiva das frutas! Não se pode deixá-las sozinhas com a culpa! No que diz respeito ao diabetes tipo II, de fato, a frutose é metabolizada no fígado, e, com isso, o excesso do consumo de frutose promove algumas modificações metabólicas que culminam em alterações no perfil lipídico e na resistência à insulina.

Agora, o que se deve saber é que a fruta não é o principal alimento fonte de frutose consumido pela população. Sabe qual é? É o xarope de milho, com alto teor de frutose, adicionado em alimentos como misturas prontas para bolo, molhos prontos, cereais matinais, refrigerantes e sucos industrializados. A principal forma de consumo de frutose na dieta de americanos, por exemplo, é por meio de bebidas industrializadas, como refrigerantes. É preciso ter em mente que a recomendação diária do consumo de frutas não é suficiente para causar tais alterações.

23.3 Realizar exercícios em jejum ajuda a emagrecer?

As pessoas que realizam essa conduta partem do pressuposto de que após 8-12 horas de jejum, as reservas de glicogênio corporal estariam depletadas e, então, ao realizar o exercício sem se alimentar, o organismo deveria utilizar mais gordura como substrato energético.

Por mais que realizar aeróbio em jejum promova maior oxidação de gordura, o que se tem demonstrado em algumas pesquisas científicas é que essas adaptações metabólicas não são suficientes para promover uma mudança significativa da composição corporal em longo prazo, e a explicação é muito simples:

- Se o exercício for em jejum, deverá ser executado com baixa intensidade, e não pode ser prolongado, pois, caso contrário, pode causar hipoglicemia.
- Se o exercício for praticado nessas condições, o gasto energético não será tão alto.
- Se o gasto energético não for alto, mesmo que, no jejum, mais gordura fosse "queimada", será que isso realmente faria a diferença?
- Não se deve esquecer de que um pouco de gordura também é armazenado no músculo (intramuscular); então, provavelmente esse "extra" de gordura seria metabolizado no aeróbio em jejum, o que acaba refletindo pouco na mudança da composição corporal.

23.4 Alimentos de baixo índice glicêmico fazem emagrecer?

A principal justificativa dessa afirmativa seria a de que alimentos dessa classe promovem menor liberação de glicose no sangue, o que acarretaria a redução da secreção de insulina pelo pâncreas. A vantagem disso seria que esses efeitos promoveriam um sinal de saciedade prolongado e, assim, ajudariam a emagrecer. Além disso, pelo fato de a insulina estimular a lipogênese, o consumo de alimentos de baixo índice glicêmico promoveria menor produção de gordura por parte dos carboidratos. No entanto, na prática, não está muito claro se esses efeitos realmente contribuem de maneira significativa para o emagrecimento.

Artigo publicado em 2002 na *Obesity Reviews* verificou, em 31 estudos analisados pelos pesquisadores, que alimentos de baixo índice glicêmico promoveram aumento da saciedade em apenas 15 trabalhos, ao passo que, nos outros 16, não houve diferença (Raben, 2002). Além disso, os pesquisadores analisaram 20 outros estudos, com até 6 meses de duração, para verificar o impacto desses alimentos no emagrecimento. Eles observaram que a média de peso perdido para dietas de baixo índice glicêmico foi de 1,5 kg, ao passo que os indivíduos que seguiram dieta baseada em alimentos de alto índice glicêmico perderam 1,6 kg – ou seja, sem diferença.

23.5 Comer de 3 em 3 horas deixa o metabolismo acelerado e ajuda a emagrecer?

Embora muitos profissionais defendam essa bandeira, do ponto de vista científico, não está provado que comer de 3 em 3 horas é melhor para emagrecer. Alguns estudos demonstram que fazer 6 refeições por dia não aumentou o gasto energético – comparado com o grupo que consumiu 3 refeições (Kulovitz *et al.*, 2014). No que diz respeito à saciedade, também não está claro que comer mais vezes ao dia é melhor para inibir o apetite. Além disso, é preciso tomar cuidado com esse hábito, pois, às vezes, a pessoa acaba consumindo alimentos de 3 em 3 horas mesmo sem estar com fome, e, por isso, pode acabar fazendo maior ingestão de calorias do que o necessário, favorecendo o ganho de peso.

No entanto, isso também não quer dizer que comer de 3 em 3 horas é ruim e que se deve parar de fazer isso. Portanto, tenha em mente a importância da realização de uma boa avaliação nutricional com o paciente para ajustar a dieta conforme a sua especificidade, seja comendo de 3 em 3 horas ou não. A individualidade nutricional é a melhor conduta que se deve seguir.

23.6 Suco *detox* ajuda a emagrecer?

Uma vez que esse tipo de suco é feito com ingredientes de baixa quantidade calórica, sua utilização seria uma ferramenta interessante para promover balanço energético negativo e emagrecer. Por exemplo, seria uma ótima opção substituir o suco de caixinha (industrializado e com alta densidade calórica) por um suco *detox*, natural e de baixa caloria. No entanto, é preciso ter cautela, pois, apesar de o suco *detox* ser saudável, seu consumo exclusivo pode levar à desnutrição, pela escassez em gorduras essenciais, carboidratos e proteínas. Por isso, não é uma boa opção substituir as principais refeições por esse tipo de bebida.

23.7 Consumir ácidos graxos saturados prejudica a saúde?

Há muito tempo, ouve-se sobre a relação entre consumo de ácidos graxos saturados e problemas cardiovasculares. No entanto, um artigo científico publicado em 2015 não encontrou associação entre o consumo desses ácidos graxos e o risco de doenças coronarianas, sugerindo que o consumo dessas substâncias não faz mal à saúde (Puaschitz *et al.*, 2015).

É preciso entender que os ácidos graxos saturados são formados por um grupo heterogêneo de componentes, e parece que o efeito metabólico deles varia conforme a sua característica estrutural. Ou seja, não se pode generalizar, acreditando que todos os tipos de ácidos graxos saturados apresentam o mesmo efeito.

Por exemplo, o ácido graxo saturado palmitato parece aumentar os níveis de LDL, ao passo que o estearato, não. A fonte alimentar também pode influenciar. Observou-se que o consumo de ácidos graxos saturados presentes na carne aumentou o risco para doenças cardiovasculares, ao passo que o consumo proveniente de produtos lácteos reduziu o risco.

Portanto, é necessário aguardar futuras evidências para aprofundar o conhecimento sobre esse assunto e entender qual tipo de ácido graxo saturado pode ser bom ou ruim para a saúde.

23.8 Suplementos termogênicos fazem emagrecer?

Como o próprio nome já diz, suplementos termogênicos têm a capacidade de aumentar o gasto energético mediante o aumento da produção de calor. Todavia, é preciso esclarecer que pesquisas sistemáticas têm mostrado que, independentemente da substância investigada, essa classe de produto não é capaz de aumentar mais do que 10% o gasto energético em até 3 horas (Manore, 2012). Por exemplo, para um homem cuja taxa metabólica basal (TMB) seja de 1.800 kcal, o gasto será de 75 kcal por hora. Nesse caso, 10% equivalem a 7,5 kcal. Corrigindo para 3 horas: 7,5 × 3 = 22,5 kcal. Se houver o consumo desse produto 4 vezes por dia: 22,5 × 4 = 90 kcal. Essa seria a "ajuda" que o termogênico daria para o emagrecimento. Por isso, os seus efeitos na perda de gordura corporal são relativamente baixos. Conforme já demonstrado, nenhum suplemento "emagrecedor" promove uma perda de peso significativa (mais que 2 kg), especialmente em longo prazo.

23.9 Quanto mais eu suar, mais vou emagrecer?

Muitas pessoas treinam com blusa de frio, mesmo em dias quentes, ou preferem realizar o treino com o ventilador desligado. A justificativa é sempre a mesma: irão suar mais, e, assim, emagrecerão mais rápido. Mas isso não é verdade! Para entender melhor essa questão, é preciso recordar que somos seres homeotérmicos, ou seja, para sobrevivermos, precisamos manter nossa temperatura corporal constante, sem variação. Quando realizamos algum tipo de exercício, produzimos calor e, para nos mantermos em equilíbrio, nosso corpo precisa eliminá-lo. No caso, existem quatro formas para eliminar o calor produzido: condução, convecção, radiação e evaporação. Assim, o que ocorre é que, ao realizar algum tipo de exercício com o ventilador desligado ou, até mesmo, com blusa de frio em dias quentes, acontece um prejuízo nos mecanismos fisiológicos de perda de calor, e, desse modo, a evaporação pelo suor acaba sendo o mecanismo mais importante para que isso ocorra.

Por isso, é necessário ter em mente que se pode suar mais ou suar menos, dependendo do ambiente no qual se está praticando o exercício, mas isso não está relacionado com o gasto energético. Trata-se de um gasto associado com a intensidade e a duração do exercício, mas não com a taxa de suor. Muitos indivíduos que realizam esse tipo de estratégia de fato observam que o peso na balança diminui. No entanto, essa perda de peso é exclusivamente hídrica, o que pode levar à desidratação. O emagrecimento, entendido como redução de gordura corporal, não ocorrerá dessa maneira.

23.10 O efeito sanfona realmente existe?

O que, na prática, chama-se de "*efeito sanfona*", na literatura científica é conhecido como *teoria adipostática*, ou *teoria do set point*. A ideia supõe que o corpo produz um sinal que indica a quantidade de energia armazenada na forma de gordura corporal. Esse sinal é recebido pelo sistema nervoso central (SNC), que regula mecanismos compensatórios (consumo alimentar e gasto energético), a fim de restaurar o peso e a adiposidade para valores previamente determinados pelo próprio organismo. Dessa forma, na tentativa de evitar o emagrecimento, o corpo promove adaptações, como:

- *Redução no gasto calórico.* Uma vez que se começa a consumir uma dieta de baixa caloria, o organismo começa a gastar menos energia para "economizar" e manter o peso corporal.
- *Alteração na produção de hormônios que regulam o controle alimentar.* Ao perder peso, a concentração de um hormônio, conhecido como leptina, diminui no sangue. Qual é a relação disso com a dificuldade de emagrecer? Entre as principais funções da leptina, destaca-se o seu potente efeito na saciedade. Ou seja, ao perder peso, a produção de leptina diminui e, por isso, sente-se mais fome!
- *Aumento na eficiência alimentar.* Estudos desenvolvidos com humanos e com animais demonstram que, durante a restrição calórica, o organismo fica mais eficiente, precisando de menos calorias para manter suas atividades fisiológicas, dificultando, portanto, a perda de peso (Sumithran e Proietto, 2013).
- *Preferência em armazenar energia na forma de gordura.* Quando se fica em *deficit* calórico por um dado período e, depois desse tempo, volta-se a ter uma alimentação normal, o corpo tende a armazenar mais energia na forma de gordura no tecido adiposo. Por que isso acontece? Trata-se de uma maneira de o nosso organismo armazenar energia para utilizar em um próximo evento de redução do consumo calórico.

Todos esses fatores certamente explicam a dificuldade em perder ou, até mesmo, em manter o peso reduzido por um longo período de tempo. Mas, qual seria a explicação para isso? Por que nosso organismo "luta" contra o emagrecimento? Apesar de até hoje não estar muito claro, acredita-se que essas adaptações foram importantíssimas durante a evolução da espécie humana. Em um momento em que o ser humano não conseguia produzir seu próprio alimento e a sobrevivência era exclusivamente da caça, tais ajustes foram decisivos para garantir a energia necessária durante períodos de escassez alimentar.

23.11 É possível ganhar massa muscular e perder gordura ao mesmo tempo?

Em geral, a resposta é não! Isso porque, para um, seria necessário balanço energético positivo e, para outro, restrição energética. No entanto, na prática, nas primeiras semanas de treinamento e de alimentação modificada, nota-se essa mudança, o que sugere que o corpo não funciona como uma calculadora. Nesse contexto, um estudo publicado pelo grupo do professor Stuart Phillips (Longland *et al.*, 2016) mostrou que isso é possível de acontecer, em particular ao se treinar adequadamente e ao se consumir quantidades elevadas de proteína.

No referido trabalho, os participantes (indivíduos recreativamente ativos, ou seja, não eram pessoas treinadas) seguiram uma dieta de restrição energética de 40% das recomendações (o que resultou no consumo de 33 kcal/kg/dia). Além disso, os participantes treinaram 6 vezes por semana, alternando os treinos entre: musculação (10 repetições/série; 3 séries a 80% de 1 RM), HIT (10 *sprints* de 1 min, a 90% do pico de potência) e, por fim, exercício no cicloergômetro, no qual eles deveriam "gastar" 250 kcal o mais rápido possível (Longland *et al.*, 2016). Até aí, era igual para todos; a única diferença foi no consumo de proteína, quando um grupo consumiu 1,2 g/kg por dia (CONT), e o outro, 2,4 g/kg (HIGH). Como resultado, ao final de 4 semanas, o grupo HIGH perdeu maior quantidade de gordura (4,8 kg), em comparação com o grupo CONT (3,5 kg). Além disso, consumir mais proteína promoveu um aumento na massa livre de gordura (1,2 kg), o que não foi visto no grupo CONT (0,1 kg).

Entretanto, vale a pena destacar as especificidades desse estudo: tratava-se de indivíduos não treinados, que foram submetidos a um programa de treino intenso associado a uma dieta de restrição calórica e elevado consumo de proteína. Portanto, é necessário investigar se esses resultados seriam iguais em outras condições (por exemplo, em sujeitos treinados submetidos a outro protocolo de treino etc.).

Referências

KULOVITZ, M. G. *et al.* Potential role of meal frequency as a strategy for weight loss and health in overweight or obese adults. *Nutrition*, v. 30, n. 4, p. 386-92, 2014.

LONGLAND, T. M. *et al.* Higher compared with lower dietary protein during an energy deficit combined with intense exercise promotes greater lean mass gain and fat mass loss: a randomized trial. *Am. J. Clin. Nutr.*, v. 103, n. 3, p. 738-46, 2016.

MANORE, M. M. Dietary supplements for improving body composition and reducing body weight: where is the evidence? *Int. J. Sport Nutr. Exerc. Metab.*, v. 22, n. 2, p. 139-54, 2012.

PUASCHITZ, N. G. *et al.* Dietary intake of saturated fat is not associated with risk of coronary events or mortality in patients with established coronary artery disease. *J. Nutr.*, v. 145, n. 2, p. 299-305, 2015.

RABEN, A. Should obese patients be counselled to follow a low-glycaemic index diet? No. *Obes. Rev.*, v. 3, n. 4, p. 245-56, 2002.

SHARMA, S.; KAVURU, M. Sleep and metabolism: an overview. *Int. J. Endocrinol.*, v. 2010, 2010.

SOFER, S. *et al.* Greater weight loss and hormonal changes after 6 months diet with carbohydrates eaten mostly at dinner. *Obesity (Silver Spring)*, v. 19, n. 10, p. 2006-14, 2011.

SUMITHRAN, P.; PROIETTO, J. The defence of body weight: a physiological basis for weight regain after weight loss. *Clin. Sci. (Lond)*, v. 124, n. 4, p. 231-41, 2013.

Considerações finais

Após a leitura deste livro, esperamos que seu entendimento sobre emagrecimento tenha sido hipertrofiado, seja por ter agregado novos conceitos, seja por ter concordado com o que foi explicitado, seja, até mesmo, por ter discordado do conteúdo em algum momento, afinal não somos detentores da verdade absoluta.

A complexidade das informações contidas nesta obra é um reflexo da grande dificuldade do mundo moderno em lidar com prevalências cada vez mais epidêmicas de sobrepeso e de obesidade, pois, se o emagrecimento fosse de fácil entendimento, talvez o panorama mundial não representasse tal situação.

A produção deste conteúdo não teve como objetivo criar uma solução "milagrosa" para o emagrecimento, para que, assim, pudéssemos nos beneficiar financeiramente nesse comércio de falácias promovido por alguns facilitadores da era virtual. Buscamos, sim, elucidar a compreensão do emagrecimento sob diversas perspectivas, em virtude, principalmente, de sua abordagem multifatorial, possibilitando, assim, adicionar ferramentas de avaliação, de interpretação, de raciocínio clínico e de intervenção na sua conduta.

Por mais que o emagrecimento seja uma estratégia de tratamento (no caso do sobrepeso e da obesidade), nossa abordagem também se fundamenta na medicina preventiva. Uma vez entendidos todos os pontos de ressalva no emagrecimento, eles podem ser monitorados e controlados em indivíduos hígidos, reduzindo, desse modo, a possibilidade de complicações à saúde e de instalação de doenças.

Podemos considerar a nutrição como uma ciência dinâmica e aplicada, na qual somos constantemente bombardeados com diversas informações, seja por novas e milagrosas estratégias, seja por retomar conceitos pregados pelos nossos ancestrais, que viviam em uma época em que a obesidade era uma condição rara de doença. Isso nos estimula a manter estudos e pesquisas sempre atualizados, para que, assim, possamos justificar ou contestar a aplicabilidade de "novas condutas".

Sobre os organizadores e os autores

Paulo Muzy (organizador)

Professor titular de Ciências do Exercício da Escola Paulista de Ciências Médicas. Médico da International Federation of Bodybuilding and Fitness (IFBB). Graduado em Medicina pela EPM-Unifesp. Especialista em Ortopedia e Traumatologia pela Unifesp.

Renato Augusto Santos (organizador)

Sócio-Diretor do Grupo Plenitude. Graduado em Nutrição pelo Centro Universitário São Camilo. Graduado em Educação Física pela Escola de Educação Física e Esporte (EEFE) da Universidade de São Paulo (USP).

Anderson Mulin

Graduado em Nutrição e Metabolismo e especialista em Nutrição Esportiva pela USP.

André Heibel

Nutricionista e mestre em Bioquímica Nutricional pela Universidade de Brasília (UnB). Graduação-sanduíche na Universidade Rutgers (New Jersey, EUA). Professor de graduação e pós-graduação pela VP Centro de Nutrição Funcional.

Andreia Friques

Nutricionista e enfermeira. Especialista em Neonatologia, em Educação, em Nutrição Materno-Infantil. Mestre em Ciências Farmacêuticas e doutoranda em Ciências Fisiológicas pela Universidade Federal do Espírito Santo.

Antonio Herbert Lancha Junior

Graduado em Educação Física pela EEFE-USP. Mestrado e doutorado em Nutrição pela Faculdade de Ciências Farmacêuticas (FCF) da USP. Pós-doutorado em Medicina Interna pela Washington University (EUA). Professor visitante na AgroParisTech-INRA. *Personal trainer/ professional coach* formado pela Sociedade Brasileira de Coaching. *Wellness coach* formado pela Wellcoaches do American College of Sports Medicine (ACSM). Certificação em Mindfulness pelo Mindfulness e Movimentos de Integração.

Bruno Pitanga

Médico ortopedista e traumatologista. Pós-graduado em Endocrinologia e Nutrologia.

Daniel Coimbra Amorim

Graduado em Ciências da Nutrição pela Universidade de Fortaleza (Unifor). Especialização em Nutrição e Exercício Físico pela Universidade Estadual do Ceará (Uece). Doutor em Biotecnologia pelo Programa de Doutorado em Biotecnologia – Rede Nordeste de Biotecnologia (Renorbio) da Uece.

Euclésio Bragança

Médico cirurgião pela Faculdade de Medicina da Universidade Federal do Espírito Santo (Ufes). Residente em Ginecologia e Obstetrícia pela Escola Paulista de Medicina (EPM) da Universidade Federal de São Paulo (Unifesp), com ênfase em Fisiologia Hormonal Feminina. Pós-graduado em Integração de Medicina, Nutrição e Atividade Física na Promoção da Saúde pela Faculdade de Ciências Médicas e Biológicas de Botucatu (FCMBB) da Universidade Estadual Paulista (Unesp). Pós-graduado em Fisiologia do Exercício pela USP e pela Unifesp. Especialista em Medicina do Exercício e Esporte pela Sociedade Brasileira de Exercício e Medicina Esportiva (SBMEE). Pós-graduado e especialista em Nutrologia pela Associação Brasileira de Nutrologia (Abran). Mestre em Biotecnologia pela Universidade Potiguar (UnP). Doutorando em Ciências da Saúde.

Everton Bottega

Graduado em Nutrição e em Educação Física. Especialista em Administração e Marketing Esportivo. Formado em PNL. Docente do curso de pós-graduação em Fisiculturismo e Fitness pelo Instituto de Pesquisas, Ensino e Gestão em Saúde (iPGS).

Guilherme Schweitzer

Graduado em Nutrição pela UnB. Graduação-sanduíche em Nutrition and Nutraceutical Sciences na Universidade de Guelph (Canadá). Docente na pós-graduação do VP Centro de Nutrição Funcional. Mestrando em Nutrição Humana pela UnB. Pós-graduado em Nutrição Clínica Funcional pelo VP Centro de Nutrição Funcional. Pós-graduando em Nutrição Esportiva e Fitoterapia pela Faculdade Estácio de Sá.

Gustavo Barquilha

Mestrado em Ciências do Movimento Humano pela Universidade Cruzeiro do Sul (Unicsul). Graduação em Educação Física pelas Faculdades Integradas de Bauru (FIB). Professor do curso de pós-graduação em Nutrição Esportiva Funcional do VP Centro de Nutrição Funcional e da Fundação de Apoio à Pesquisa e Estudo na Área da Saúde (Fapes).

Hugo Comparotto

Nutricionista pela Faculdade de Medicina de Ribeirão Preto (FMRP-USP). Especialista em Obesidade e Emagrecimento, em Nutrição Esportiva Funcional e em Fitoterapia.

Humberto Nicastro

Nutricionista. Especialização em Nutrição Ortomolecular, com ênfase em Nutrigenômica. Professor dos cursos de pós-graduação da Fapes em Nutrição Clínica e Esportiva.

Jefferson Bitencourt Borges

Nutricionista. Palestrante. Docente da pós-graduação em Nutrição Clínica Funcional do VP Centro de Nutrição Funcional. Pós-graduado em Nutrição Clínica Funcional pelo VP Centro de Nutrição Funcional. Pós-graduado em Nutrição Esportiva e Fisiologia do Exercício pela Universidade Federal de Goiás (UFG). Pós-graduando em Nutrição Clínica Baseada nas Práticas Ortomoleculares pela Fapes.

João Alfredo Pedroso

Graduado em Nutrição pelo Centro Universitário Filadélfia (Unifil). Especialista em Fisiologia do Exercício pela Universidade Norte do Paraná (Unopar). Mestre em Ciências pelo programa de Ciências dos Alimentos da Faculdade de Ciências Farmacêuticas da Universidade de São Paulo (FCF-USP.) Doutor pelo programa de Fisiologia Humana do Instituto de Ciências Biomédicas (ICB) da USP.

João Paim

Nutricionista. Especialista em Nutrição Clínica e Esportiva.

Juliana Orrico

Psicóloga. Mestre em Família pela Universidade Católica do Salvador (UCSal). Formação em Transtorno Alimentar pelo Programa de Transtornos Alimentares do Instituto de Psiquiatria do Hospital das Clínicas da Faculdade de Medicina da Universidade de São Paulo (Ambulim/IPQ/HCFMUSP). Especialista em Mindfulness pelo IPQ-HC-FMUSP. Especialista em Casal e Família pela Faculdade Ruy Barbosa. Especialista em Terapia Cognitivo-Comportamental pela Universidade de Araraquara (Uniara). Especialista em Docência do Ensino Superior pela Universidade Salvador (Unifacs). Formação em Gerenciamento do Stress pela International Stress Management Association do Brasil (ISMA-BR) e pela Portland State University (PSU), em Terapia Narrativa pelo Instituto de Práticas Narrativas e Colaborativas, e em Terapia Corporal por Márcia Braga.

Keny Torres

Nutricionista. Especialista em Nutrição Aplicada à Gastronomia pela NutriNew, com atuação em suplementação nutricional para praticantes de atividade física. Ministrante de cursos nas áreas de nutrição esportiva, nutrição funcional, gastronomia, *personal diet* e elaboração de cardápios. Desenvolvedor do trabalho inédito de NutriChef Esportivo, que une a Nutrição e a Gastronomia. Formado pelo Natural Gourmet Institute, de Nova York, para, por meio do atendimento *personal cook*, ajudar os esportistas a terem prazer em comer bem, com foco e sem monotonia alimentar. Membro da equipe do *spa* Engenho do Corpo. Corresponsável pelo projeto Nutrichefs. Realizou atendimentos em academias por dois anos. Atualmente atende em consultório próprio, nas cidades de Maceió e Salvador.

Larissa Pastrello Conte Comparotto

Nutricionista. Especialista em Nutrição Esportiva Funcional e em Fitoterapia.

Leila Soares Ferreira

Graduada em Odontologia pela Faculdade de Odontologia da USP. Pós-doutorado, doutorado e especialização em Dentística. Intercâmbio de Pesquisa em *Laser* Brasil-Alemanha. Doutorado Sanduíche na Universidade do Texas (Houston, EUA).

Luciana Oquendo Pereira Lancha

Nutricionista pela Faculdade de Saúde Pública (FSP) da USP. Bacharel em Esporte pela EEFE-USP. Mestrado em Biologia Celular pelo Instituto de Biologia da Universidade Estadual de Campinas (Unicamp). Doutorado em Ciências pelo Instituto de Ciências Biomédicas da USP. Pós-doutorado no Institut de la Recherche Agronomique (Paris). *Personal trainer/professional coach* formada pela Sociedade Brasileira de Coaching. *Wellness coach* formada pela Wellcoaches do ACSM. Certificação em Mindfulness pelo Mindfulness e Movimentos de Integração.

Marcelo Macedo Rogero

Nutricionista graduado pela FSP-USP. Especialista em Nutrição em Esporte pela Associação Brasileira de Nutrição (Asbran). Mestre e doutor em Ciências dos Alimentos pela FCF-USP. Pós-doutorado em Ciências dos Alimentos pela FCF-USP e pela Faculdade de Medicina da Universidade de Southampton (Inglaterra). Professor associado do Departamento de Nutrição da FSP-USP. Coordenador do Laboratório de Genômica Nutricional e Inflamação (Genuin) da FSP-USP.

Marcelo Saldanha Aoki

Licenciado em Educação Física pela EEFE-USP. Graduado em Nutrição pela Universidade Guarulhos (UNG). Mestre em Biologia Celular e Tecidual e doutor em Biologia Celular e Tecidual. Pós-doutorado pelo ICB-USP e pela School of Leisure, Sport and Tourism da Universidade de Tecnologia de Sydney (Austrália). Atualmente ocupa o cargo de professor associado no curso de bacharelado em Educação Física e Saúde da USP, e de coordenador do Grupo de Pesquisa em Adaptações Biológicas ao Exercício Físico.

Mônica Yamada

Nutricionista graduada pela FSP-USP. Mestre em Nutrição em Saúde Pública pela FSP-USP. Especialista em Nutrigenômica e Nutrigenética na Prática Clínica pela Faculdade Unyleya.

Rafael Félix Cabral

Nutricionista. Palestrante. Especialista em Nutrição Ortomolecular Nutrigenômica e Metabolismo pela Fapes. Pós-graduando em Nutrição Clínica Esportiva pelo iPGS. Pós-graduando em Fitoterapia pela Fapes.

Reury Frank Pereira Bacurau

Licenciado em Educação Física pela EEFE-USP. Mestre em Fisiologia Humana pelo ICB-USP. Doutor em Ciências pelo ICB-USP. Pós-doutorado pela Unifesp. Graduando em Nutrição. Livre-docente em Educação Física e Saúde da Escola de Artes, Ciências e Humanidades (EACH) da USP.

Roberta Carbonari Muzy

Bacharel em Administração e Marketing. Especialista em Leadership Coaching, Managing, Directing pelo Memphis Institute. Auditora especialista em ferramentas de qualidade ISO 9000 pela Lloyds (Londres) e pela Fundação Vanzolini (USP). Graduada em Nutrição pelo Centro Universitário São Camilo e pós-graduada em Terapia do Comportamento Alimentar pela POSFG. Professora convidada da pós-graduação em Gestão de Alimentos pelo Centro Universitário São Camilo. Professora da pós-graduação em Nutrição Esportiva pelo Instituto Nacional de Ensino Superior (Inades).

Rodrigo Minoru Manda

Graduado em Biomedicina; aprimoramento profissional em Bioquímica do Metabolismo Nutricional e Desportivo; especialista em Atuação Multiprofissional em Medicina do Exercício Físico e do Esporte; mestre e doutor em Patologia pela FCMBB-Unesp.

Rodrigo Moreira

Nutricionista, palestrante e professor universitário.

Thiago Freitas

Nutricionista graduado pelo Centro Universitário São Camilo. Especialista em Nutrição Aplicada ao Exercício Físico pela USP. Mestre em Ciências da Saúde Aplicada à Cardiologia pela Unifesp.

Valentim Magalhães

Nutricionista. Mestre pela Fundação Oswaldo Cruz (Fiocruz).

Victor Silvestre

Formado em Nutrição e pós-graduado em Prescrição de Fitoterápicos e Suplementação Nutricional e em Nutrição Esportiva.

Vinícius Vilacoba Cecconi

Nutricionista pela FMRP-USP. Especializado em Nutrição Esportiva pelo Centro de Estudos de Fisiologia do Exercício e Treinamento (Cefit).

Sobre o Livro
Formato: 21 x 28 cm
Mancha: 15 x 21,5 cm
Papel: Offset 90g
nº páginas: 296
1ª edição: 2020

Equipe de Realização
Assistência editorial
Liris Tribuzzi

Edição de texto
Gerson Silva (Supervisão de revisão)
Roberta Heringer de Souza Villar (Preparação do original e copidesque)
Gerson Silva (Revisão)

Editoração eletrônica
Évelin Kovaliauskas Custódia (Projeto gráfico e diagramação)
Douglas Docelino e Ricardo Howards (Ilustrações)
Equipe Phorte Editora (Capa)

Fotografia
Thiago Teixeira e wragg | iStock (Capa)

Impressão
LIS grafica